削るう蝕
削らないう蝕

監修：今里 聡
編集：林 美加子
　　　伊藤 中

クインテッセンス出版株式会社　2013

Tokyo, Berlin, Chicago, London, Paris, Barcelona, Istanbul, Milano, São Paulo, Moscow, Prague, Warsaw,
Delhi, Beijing, Bucharest, and Singapore

はじめに

　う蝕の治療……もっともオーソドックスで、何の変哲もないと思われがちなこの歯科治療の考えかたが、ここ十数年で大きく変貌していることに、どれほどの歯科医師が意識を払っているだろうか？

　う蝕が溢れていた時代には、どのような病変であっても『削る』ことが治療行為の大半を占めていたし、一般の人たちにとっては、『う蝕の drill & fill』が今もって歯科治療の代名詞となっていることも事実である。しかし、う蝕という疾患が『脱灰と再石灰化のバランス』の上に成り立っていることを認識すれば、『う蝕の治療＝削ること』という図式が非常に偏ったものであることは容易に理解できる。言うまでもなく、う蝕には、『削る』べきものと『削らなくてよい』ものがあるのである。

　FDI World Dental Federation が、2002年に Minimal Intervention（MI）の概念に基づくう蝕治療に関する声明を発表して以来、MI という言葉はわが国でも着実に浸透しつつある。ただし、この声明は、単にう蝕病変をできるだけ小さく削ることを推奨するものではない。FDI が提唱する MI に基づくう蝕治療では、

1. 口腔内細菌叢の改善
2. 患者教育
3. う窩を形成していない初期脱灰病変の再石灰化促進
4. う窩を形成した病変への最小限の侵襲
5. 欠陥のある修復物の補修

が5つの柱となっている。歯の切削量を減らすことはあくまでも一項目に過ぎず、それ以上に、う蝕が発生しやすい口腔に対処することが重視されていると言ってよい。すなわち、まず『削る』ありきではなく、患者のう蝕経験や生活習慣など、う蝕の発生に影響を及ぼしている要因を詳しく分析し、歯の診査と患者個人の統合的評価のもとに、再石灰化促進や最小限の侵襲的処置を適切に選択することが強調されている。そして、これらを実践しようとすれば、う蝕という疾患を時間軸で捉えていくことが不可欠であることは明らかである。

　疾患の病態は不変であっても、考えかたの変革と技術の進歩に応じて、その治療法が根本的に変わることはけっして珍しいことではない。『削るう蝕』と『削らないう蝕』があるという意識改革、その見極めのための知識とツールの効果的な活用、そして『削る』場合の適切なアプローチ ──これらを軸に構成された本書は、現代のカリオロジーを理解し、う蝕に真正面から向き合うためのひとつのロードマップである。

監修：今里 聡

CONTENTS

CHAPTER 1
う蝕とはどういう疾患か 13

Chapter 1-1 鼎談／今里 聡・林 美加子・伊藤 中

臨床医は、う蝕を日常臨床でどう捉え、マネジメントしていくべきか 14
1. 修復治療でう蝕は治癒するのだろうか 14
2. 歯科医療はう蝕にどう向き合うべきか 16
   - Column　掲載症例におけるレーダーチャートについて 18

Chapter 1-2／伊藤 中

う蝕の疫学　―う蝕は本当に減少したのか？― 20
1. DMFT指数の臨床疫学データから見えてくるもの 20
   1) う蝕の減少に隠れた歪んだ分布（skewed distribution） 20
   2) う蝕経験はハイリスク者の同定に使えるアセスメント項目か 22
2. 疾患のnatural historyに関する理解の変化 26

Chapter 1-3／伊藤 中

う蝕 ≠ う蝕病変 36
1. う蝕に対する本質的な治療とは 36
   1) 『う蝕に関するドグマ』の影 36
   2) 『う蝕』に対する治療か、『う窩』に対する治療か 43
   3) う蝕は局所の診査・診断では不十分である 44
   4) 家族単位で診ていくことの利益は大きい 44
2. 時間経過のなかで判断する初期う蝕病変 45
3. 理想的なう蝕治療とは 45

CHAPTER 2
カリエスリスクアセスメントとリスクの重みづけ… 51

Chapter 2-1 鼎談／今里 聡・林 美加子・伊藤 中
カリエスリスクをどう考慮するか ―リスクの把握からリスクの重みづけへの転換― … 52
1. なぜ8年間でここまで崩壊してしまったのか … 52
2. リスクを把握する時代から、リスクの重みを重視する時代へ … 55

Chapter 2-2 ／伊藤 中
カリエスリスクアセスメントの概要 … 56
1. なぜリスクアセスメントなのか … 56
2. リスクアセスメント項目 … 57
   1) 視診、口腔内写真、デンタルエックス線写真 … 57
   2) 問診 … 60
   3) 付加的検査 … 62
3. 改善プログラムの立案 … 66
4. 個人から家族へ … 66
   Column 一般開業医でもできる唾液減少への対応 … 61

Chapter 2-3 ／林 美加子
カリエスリスクアセスメントに関する既存概念モデル … 72
1. システマティックレビューに見るリスクアセスメントモデル … 73
2. ヨーロッパ発祥のリスクアセスメントモデル … 74
3. 米国におけるリスクアセスメントモデル … 74
4. レーダーチャートによるリスクの提示 … 75

CONTENTS

Chapter 2-4 ／伊藤 中

カリエスリスクアセスメント項目の重みづけ ……………… 76
1．リスクの大きさを検証すべき対象病変……………………………………… 76
　　1）『歯冠部う蝕』と『根面う蝕』………………………………………… 76
　　2）『初発病変』と『二次う蝕病変』……………………………………… 76
2．データマイニングに見る各リスクアセスメント項目の重み……………… 76
　　1）統計分析／データマイニングとは…………………………………… 78
　　2）初発病変および二次う蝕病変のCART……………………………… 82
　　3）唾液分泌量・唾液緩衝能をどう捉えるか…………………………… 83
　　4）CARTにより変わる症例の見えかた………………………………… 84
3．特異度の高いリスクアセスメントシステムの意味………………………… 86
4．患者個人（個体）毎で症例を考えるスタンス……………………………… 88
　　Column データマイニングとCART……………………………………… 78

CHAPTER 3
う蝕の診査・診断と介入・非介入の判断…… 93

Chapter 3-1 鼎談／今里 聡・林 美加子・伊藤 中

初期病変をどう診るか　―時間軸による臨床判断―………… 94

Chapter 3-2 ／林 美加子

新しいう蝕病変の診査・評価システム……………………… 98
1．これまでのう蝕の診断基準…………………………………………………… 98
2．初期脱灰病変に焦点を当てたICDAS………………………………………… 100
　　1）ICDASの誕生…………………………………………………………… 100
　　2）ICDASと日本のう蝕診断基準との違い……………………………… 103
　　3）ICDASによるう蝕診断の習得方法…………………………………… 104

3．わが国の歯科検診と ICDAS ………………………………………………………… 104
4．ICDAS の疫学、公衆衛生、教育への展開 ………………………………………… 106
　　1）疫学・公衆衛生分野への ICDAS の展開 ……………………………………… 106
　　2）う蝕学教育への ICDAS の導入 ………………………………………………… 108
5．う蝕に関する臨床研究と ICDAS …………………………………………………… 109

Chapter 3-3／林 美加子
う蝕病変の活動性判定の重要性 ……………………………………… 110

Chapter 3-4／伊藤 中
介入と非介入の判断の重要性 ………………………………………… 112
1．う蝕病変の減少・軽症化時代の診査・診断 ………………………………………… 112
　　1）『非介入』と判断するうえでの大前提 …………………………………………… 112
　　2）『介入』と判断するうえでの大前提 ……………………………………………… 113
　　3）不可逆的な介入には慎重にも慎重を …………………………………………… 113
2．情報化社会ゆえの情報提供の難しさ ………………………………………………… 119

Chapter 3-5／伊藤 中・三宅直子・林 美加子
介入と非介入の判断基準を視野に入れたう蝕診断法 ……… 120
1．病変の検出とモニタリング …………………………………………………………… 120
　　1）視診・触診 ………………………………………………………………………… 120
　　2）エックス線検査 …………………………………………………………………… 121
　　3）DIAGNOdent ……………………………………………………………………… 122
2．病変の活動性をどう評価するか ……………………………………………………… 126
　　1）介入・非介入の意思決定には総合判断が求められる ………………………… 126
　　2）治療方針の決定における患者とのディスカッションの重要性 ……………… 127
3．う蝕病変はどのように扱うべきか …………………………………………………… 128

CONTENTS

CHAPTER 4
再石灰化促進療法と修復処置 ……………… 133

Chapter 4-1 鼎談／今里 聡・林 美加子・伊藤 中
その"削りかた"は、現在のコンセプトに合致しているか… 134
　1．この歯は削る必要があったのだろうか……………………………… 134
　2．削るならば、現在のコンセプトを理解したうえで削る……………… 136

Chapter 4-2／稲葉大輔
歯質再石灰化のメカニズム……………………………… 138
　1．エナメル質の再石灰化…………………………………………… 138
　　1）化学反応モデルに見るエナメル質の再石灰化メカニズム……… 138
　　2）口腔内環境におけるエナメル質の再石灰化メカニズム………… 140
　　3）エナメル質の再石灰化の要件……………………………………… 141
　　4）臨床的に見るエナメル質の脱灰・再石灰化のバランス………… 142
　2．象牙質の再石灰化………………………………………………… 142

Chapter 4-3／稲葉大輔
再石灰化促進の手段……………………………………… 144
　1．口腔内環境で再石灰化が促進される要件……………………… 144
　2．唾液接触の維持を実現するための手法………………………… 145
　　1）唾液の分泌促進…………………………………………………… 145
　　2）唾液成分の改質アイテムとしての食品の利用………………… 145
　3．脱灰抑制を実現するための手法………………………………… 146
　　1）甘味摂取制限を中心とした食生活習慣の改善………………… 146
　　2）プロフェッショナルケア（PMTCと3DS）の実施 ……………… 146
　4．セルフケアによる再石灰化の促進……………………………… 147
　　1）セルフケアにおけるフッ化物応用時の注意点………………… 147
　　2）可溶性カルシウム含有製品による再石灰化の促進…………… 147

Chapter 4-4／岩見行晃

う蝕象牙質除去の指標と方法 …………………………………… 148

- 1．除去すべきう蝕象牙質……………………………………………………… 148
- 2．う蝕象牙質除去の指標……………………………………………………… 149
  - 1）う蝕検知液……………………………………………………………… 149
  - 2）硬さ……………………………………………………………………… 151
  - 3）レーザー診断…………………………………………………………… 152
- 3．う蝕象牙質除去の具体的方法……………………………………………… 153
  - 1）除去すべき象牙質の判断基準………………………………………… 153
  - 2）除去に用いる切削器具………………………………………………… 154
- 4．う蝕象牙質除去についての問題点と将来展望…………………………… 155
  - 1）客観性の高い診断法の必要性………………………………………… 155
  - 2）術後経過による診断基準策定の必要性……………………………… 155

Chapter 4-5／二階堂 徹・高垣智博・田上順次

臼歯の修復処置 ………………………………………………………… 156

- 1．臼歯部の修復法……………………………………………………………… 156
- 2．コンポジットレジン修復かメタルインレー修復か……………………… 157
- 3．接着材料の進歩と象牙質接着の信頼性…………………………………… 158
- 4．コンポジットレジン修復とメタルインレー修復の臨床的エビデンス… 160
- 5．コンポジットレジン修復の臨床手順……………………………………… 160
- 6．間接修復へのレジンコーティング法の応用……………………………… 162
  - 1）レジンコーティング法の術式………………………………………… 163
  - 2）レジンコーティングによる象牙質の封鎖と歯髄保護……………… 164
  - 3）レジンコーティング法を応用した歯質保存的インレー修復……… 164

Chapter 4-6／久保至誠

リペア（補修修復） ………………………………………………… 166

- 1．今、なぜリペア（補修修復）か…………………………………………… 166

CONTENTS

 2．再治療の判断基準 ………………………………………………………………… 169
 3．リペアの適応症 …………………………………………………………………… 172
 4．臨床成績 …………………………………………………………………………… 172

CHAPTER 5
テーラーメイド医療としてのう蝕のマネジメント … 179

Chapter 5-1 鼎談／今里 聡・林 美加子・伊藤 中
テーラーメイド医療としてう蝕マネジメントを考える …… 180
 1．なぜ長く関わることが求められるのか ……………………………………… 180
 2．テーラーメイドう蝕マネジメントのススメ ………………………………… 182

Chapter 5-2 ／伊藤 中
時間軸で考えるう蝕治療の重要性 …………………………… 184
 1．メインテナンスはう蝕病変発生を抑制するか ……………………………… 184
  1）メインテナンスの効果の評価 ………………………………………………… 184
  2）臨床データに見るメインテナンスの効果 …………………………………… 184
 2．メインテナンスの意義 ………………………………………………………… 187
 3．メインテナンスは長期にわたって継続されなければならない …………… 188
 4．もっともう蝕病変が発生しやすい若年期をどう乗り切るか ……………… 188

Chapter 5-3／伊藤 中

う蝕のメインテナンスの考えかた ……………………………… 202
1．う蝕のメインテナンスの目的………………………………………………… 202
2．う蝕のメインテナンスの実際………………………………………………… 203
3．適正なメインテナンス間隔とは……………………………………………… 203
　Visual Guidance　う蝕のメインテナンスの実際 ………………………… 204

Chapter 5-4／林 美加子

ヘルスプロモーションとしてのう蝕マネジメント ………… 206
1．新しいう蝕マネジメントの枠組み…………………………………………… 206
2．う蝕マネジメントの経験をヘルスプロモーションに生かす……………… 208

おわりに……………………………………………………………………………… 209
参考文献一覧………………………………………………………………………… 210
さくいん……………………………………………………………………………… 214

執筆者一覧…………………………………………………………………………… 12
監修・編著者略歴…………………………………………………………………… 216

執筆者一覧

【監修】

今里 聡　　　大阪大学大学院歯学研究科 顎口腔機能再建学講座（歯科理工学教室）・教授

【編集】

林 美加子　　大阪大学大学院歯学研究科 口腔分子感染制御学講座（歯科保存学教室）・教授

伊藤 中　　　医療法人 伊藤歯科クリニック・理事長／院長
　　　　　　　大阪大学歯学部・臨床准教授

【執筆】（50音順）

稲葉大輔　　　岩手医科大学歯学部 口腔医学講座 予防歯科学分野・准教授

岩見行晃　　　大阪大学大学院歯学研究科 口腔分子感染制御学講座（歯科保存学教室）・助教

久保至誠　　　長崎大学病院 医療教育開発センター・准教授

小谷泰子　　　医療法人美和会 平成歯科クリニック・院長
　　　　　　　大阪大学歯学部附属病院 顎口腔機能治療部・臨床講師

高垣智博　　　東京医科歯科大学大学院医歯学総合研究科 摂食機能保存学講座 う蝕制御学分野・助教

田上順次　　　東京医科歯科大学大学院医歯学総合研究科 摂食機能保存学講座 う蝕制御学分野・教授

二階堂 徹　　東京医科歯科大学大学院医歯学総合研究科 摂食機能保存学講座 う蝕制御学分野・講師

三宅直子　　　医療法人 伊藤歯科クリニック

CHAPTER 1

う蝕とはどういう疾患か

　私たちは毎日のように二次う蝕病変の再治療を行っている。そして患者の多くが、「充填の既往のある歯のほうが、健全歯よりもトラブルが起こりやすい」と感じている。

　しかし、歯科医療従事者がこの現象を正確に説明できる理論を提示できなければ、結局は患者のホームケアの不足、食生活の乱れ、はては歯の弱さなどがその原因であるとされてしまう。もちろんこれらの要因も関与していることに間違いはないが、それらのみを必要以上に強調することは、患者に無駄な負担をかけることになるばかりか、ハイリスクの症例では、新たなう蝕病変の発生を助長する危険性すらはらんでいる。

　本来解決されるべき問題が放置されたまま、あきらめのなかで修復治療だけがくり返されれば、その口腔内は崩壊に導かれていくことになる。

Chapter 1-1 鼎談

臨床医は、
う蝕を日常臨床でどう捉え、
マネジメントしていくべきか

今里 聡・林 美加子・伊藤 中

1. 修復治療でう蝕は治癒するのだろうか

今里 症例1-1-1の患者さんは、ほぼ全顎修復されている状態で来院されていますね。被覆冠の形態や修復方法を見ると、おそらく複数の歯科医院で治療を受けてきたと推察できます。

林 何回も治療を重ねていらっしゃることに関して、この患者さんは心配や不安を抱かなかったのでしょうか。自分がリスクを持っているという認識があれば、もしかしたら違った結果になったかもしれませんね。

伊藤 一般の患者さんからすれば、リスクの有無よりも、「私は歯が弱い」というイメージのほうが普通かもしれません。

今里 「むし歯になってもしかたがない」と患者さんはよくおっしゃいますからね。「歯が弱い」と個人的に思い込んでいる患者さんは、40〜50歳代になると治療を受けて当たり前という認識になりがちです。もしかしたらこの患者さんも「私の歯はこういうもの」と思っていて、削ってやりなおすことに抵抗がなく、むしろ修復をくり返すことで「治った」と思っているのかもしれません。

これだけ根管治療がなされていて、たくさんの被覆冠が装着されていれば、患者さんにすると「これで完了」と思ってしまうかもしれません。しかし、今後その被覆冠の内部がどうなっていくかといったリスクについての認識が少ないとしたら、非常に危険だと思います。

林 『失活歯になると進行が加速する』という事実は、患者さんは知らない情報ですからね。

伊藤 こういった患者さんが抱くイメージは、歯科医療の供給側である私たちの鏡だと考えています。歯に実質欠損が生じても、修復処置をすることで『歯は元に戻せる』という前提で、これまでう蝕治療は行われてきましたからね。実際、「外れにくい」という思いこみでフルカバーを選択し、残せる歯質も安易に削るという風潮は、これまでたしかに存在しましたから。そして、それが破折を招いたり、二次う蝕になりやすい状況を作り出すといった問題につながっていることにも目をつむってきました。

今里 『形だけ元に戻った』というのがいちばん問題です。何よりも、修復した後に歯質をどう守るか、ということを考えることが必要なんです。

修復処置は、『生体を守る』とい

症例1-1-1
くり返し歯科治療を受け、全顎に修復処置がなされた症例

　初診時47歳・女性。3|の補綴物脱離を主訴に来院した。う蝕原性細菌が非常に多く、唾液分泌量もきわめて少ない（カリエスリスクの詳細は16ページ参照）。口腔内はパサパサした感じで、咀嚼しても泡程度の唾液しか分泌しない。主訴以外の治療は、再根管治療など緊急性を要するものを主として行った。ミュータンス菌、唾液に配慮したリスクコントロールとして、キシリトールの摂取を推奨した。

　しばらくメインテナンスに通院していたが、乳がんに罹患して以来、通院は途絶えている。

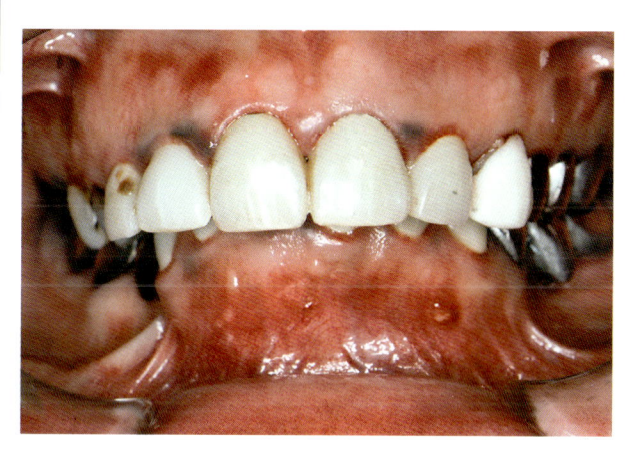

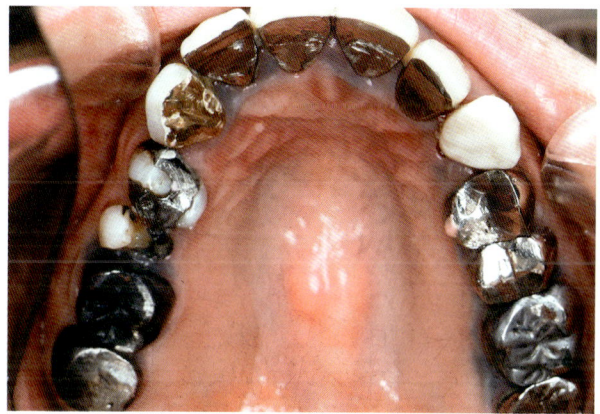

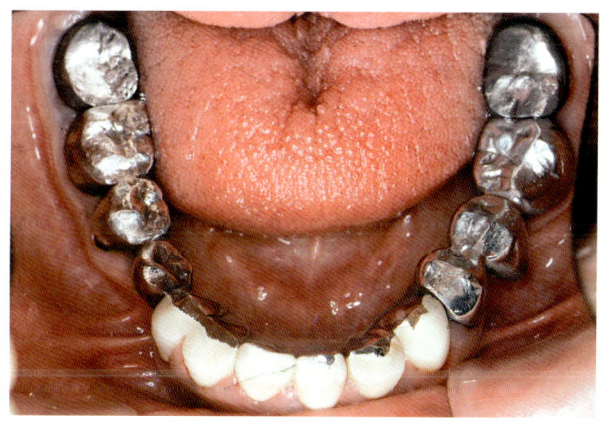

症例1-1-1a 初診来院時口腔内写真。けっして治療を中断したわけではなく、まじめに歯科医院に通院しながら、この状態に至っている。修復治療や補綴処置は行われているが、う蝕という『疾患』自体に対する治療や、歯周治療はまったく行われていないといえる。

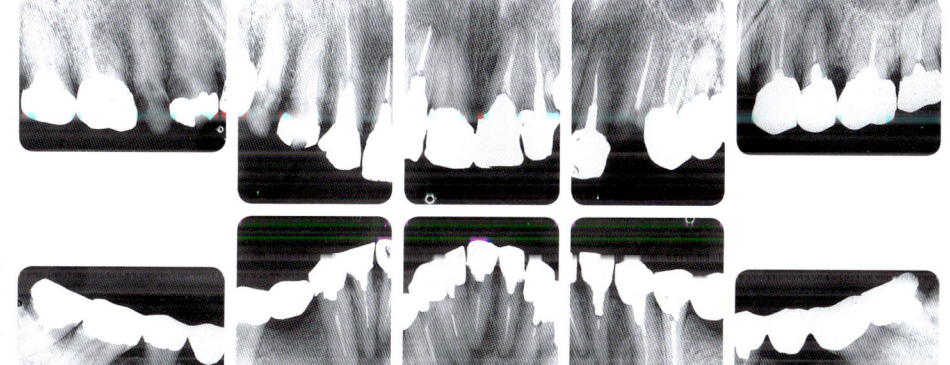

症例1-1-1b 初診来院時エックス線写真。下顎の前歯にまで補綴物が装着されており、何らかの重大なカリエスリスク要因の関与が強く疑われた。

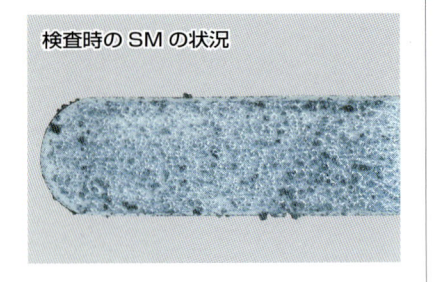

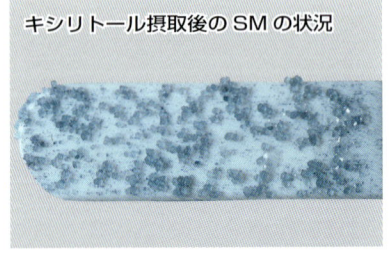

症例1-1-1c カリエスリスク検査結果。う蝕原性細菌数が多く強い攻撃があるにもかかわらず、唾液分泌量が少なく防御がほとんど機能していない。スーパーハイリスクとでもいえるような状況である。検査時はフッ化物を使用し始めていたが、リスク改善のためキシリトールガムを毎食後に噛むことと、飲食回数の減少を指導した。その結果、ミュータンス菌の減少が確認できた。

う考えに基づいてなされなければなりません。ですから極端な表現かもしれませんが、たとえフルカバーすることになってしまっても、きちんと接着処置を施すことがう蝕予防につながるわけです。

もちろんそのような状態になる前に手を打つことが大事ですが、たとえなってしまっても、そこから先のことを考えないことには、いつまでたっても修復をくり返してしまうことになるでしょう。

2. 歯科医療はう蝕にどう向き合うべきか

今里 先ほど伊藤先生は、患者さんが抱く『修復すれば治る』というイメージは歯科医療の鏡だとおっしゃいましたが、やはりわれわれ自身が、『う蝕は単なるう蝕病変ではない』ということを理解することが、そこから脱却するスタート地点になりますよね。

林 患者さんを啓発するよりも、まずは私たち歯科医療従事者が変わらなければならない、ということですね。

今里 現在の若い歯科医師は、『う蝕がダイナミックな病変である』ということを教育を通じて学んでいるはずなので、今後大きく変わっていく資質は備わっていると思います。一時はたしかに『歯の修理屋さん』を養成してきた側面はありましたが、現在はカリオロジーという学問があり、大学教育でも力を入れていますからね。

伊藤 しかし実際は、それを臨床でどう表現するかが、いちばん難しいところなんです。

「こういう欠損があったら、こういう形成をして、こういう修復物を入れなさい」というのは簡単ですが、「このう蝕をどうマネジメントする？」ということになると、どうしたらいいのかわからなくなる。修復しなければいけない場面があるのは間違いないけれど、「その線引きはどうすればいいの？」ということまでは、教育ではなかなか教えきれないところがあると思います。

林 残念ながらそこをターゲット

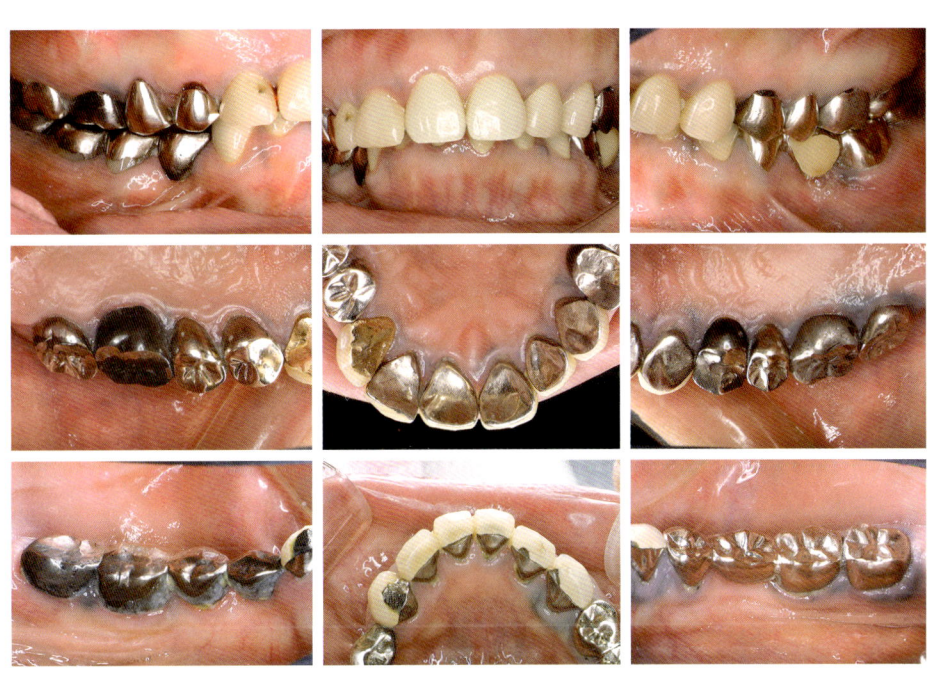

症例1-1-1d メインテナンス来院時（初診来院時から5年8か月後）の口腔内写真。52歳。2か月ごとのメインテナンスでなんとか崩壊への流れを食い止めている状態である。この後、メインテナンス来院が途絶えた。

にしたエビデンスは少なく、またリスクについても系統立てて教育しているところも少ないのが現状ですから。

伊藤 とすると、すべて教育に任せるのではなく、臨床現場に出てきた人が、目の前の疾患から学んでいかなければならないんでしょうね。例えば1つの初期病変をずっと診ていくことで、修復しなくても大丈夫だったとか、修復しなければいけなかったとか——こういった経験をすることで、多くのことを学ぶことができると思うんです。

経験を客観的に積み重ねることで、これまで削る症例と一義的に割り振っていたもののなかにも、もしかしたら削らなくてもすむものが見つかるかもしれない。こういったものは、それぞれの人が自分で診て習得していかなければ、身につかないのではないでしょうか。

今里 私もそれは正しいと思います。林先生がおっしゃったように、はざかいの部分、つまり介入するかしないかの部分の臨床研究はほとんどありません。「エビデンスが出てくるのを待って、それから削る・削らないを考えましょう」といつ姿勢で待っていたら、いったい何年先になることやら。臨床研究は絶対に必要なんですが、現実的には臨床現場から『実感』として習得していくことは必要なんでしょうね。

伊藤 臨床のおもしろさって、『自分の行った行為がこういう結果になった』ということを評価することにあると思うんです。つまり時間軸で判断することの醍醐味です。これは大学でも一般の開業医でも皆がしなければならないことですし、実はいちばん欠けているところでもあります。この発想が欠けているから『見えない』のではないでしょうか。

Column 掲載症例におけるレーダーチャートについて

　カリエスリスクを表現する方法には、いろいろなものが紹介されている。本書では、伊藤歯科クリニックで使用しているレーダーチャートで、症例の概要を表現することにした。レーダーチャート上では、それぞれの要因の重みがわからないという弱点はあるが、一見してリスクプロフィールを把握できるという長所がある。

　このレーダーチャートの特徴は、防御因子と攻撃因子を分けて表現していることである。防御因子には、唾液関連の要因、フッ化物、抗う蝕食品の使用状況、ホームケアの習慣が含まれる。一方、攻撃因子には、う蝕原性細菌、飲食回数、ホームケアの質、疾患を助長するような修飾因子がそれぞれ含まれている。

● 各項目の詳細

防御因子

【緩衝能】
Dentobuff strip の色の変化を示す。『即青』と『青』の違いは、色が変化するまでの時間の違いである。

【フッ化物の使用状況】
『フッ化物をまったく使用していない』を3、『定期的に診療室で塗布を受けているが、家庭では使用していない』を2、『家庭で使用しているが、診療室での塗布を受けていない』を1、『家庭と診療室の両方での使用』を0とする。

【キシリトール】
『まったく消費していない』を3、『ときどき消費する』を2、『1日1回は消費している』を1、『毎食後消費している』を0とする。

【唾液量(ml/min)】
パラフィンを5分間咀嚼したときに分泌される刺激唾液量。

【ブラッシング回数】
ホームケアが生活習慣として確立しているかどうかを評価する。

攻撃因子

【SM菌数】
ミュータンス菌数。Dentoclut® SM Stripmutans のスコア。

【LB菌数】
ラクトバシラス菌数。Dentocult® LB のスコア。

【飲食回数】
発酵性炭水化物を摂取した回数。ジュースなどを少し口に含んだだけでも1回にカウントする。食事の問診票で把握する。

【その他の危険因子】
脱灰を促進するような全身疾患や、薬剤の服用、歯・歯列の状態や習癖（口呼吸など）のような因子の数を表現する。

【プラークの蓄積量】
ホームケアの質を表現している。プラークを染色し、プラークスコアにて評価する。

●具体的な表示例

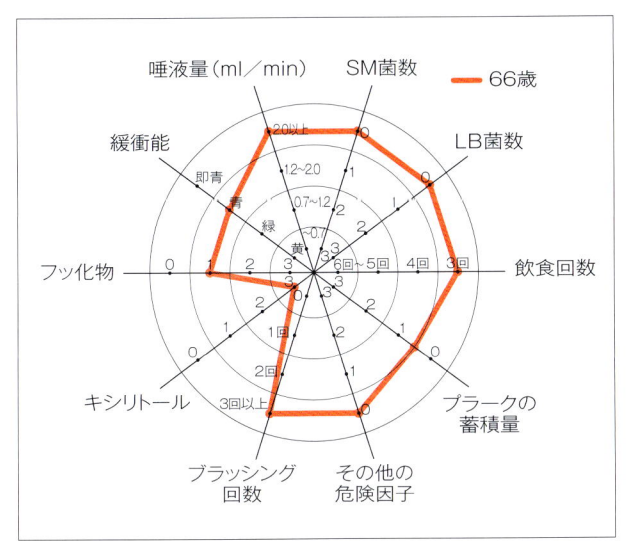

●ローリスクのレーダーチャート例（77ページ参照）
攻撃因子が弱く、防御因子が十分なローリスク状態を示している。

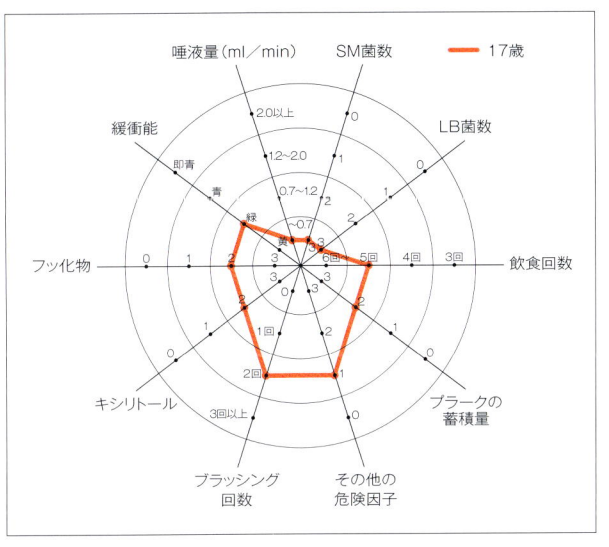

●ハイリスクのレーダーチャート例（59ページ参照）
攻撃因子のなかでもう蝕原性細菌が多く、唾液による防御が非常に弱いハイリスクの状態を示している。

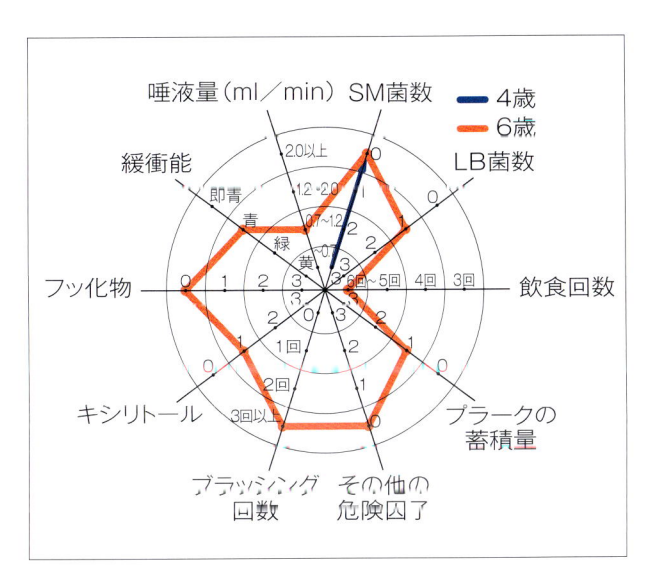

●攻撃因子の減少傾向が見えるレーダーチャート例（195ページ参照）
SMスコアが大きく改善できたことを示している。

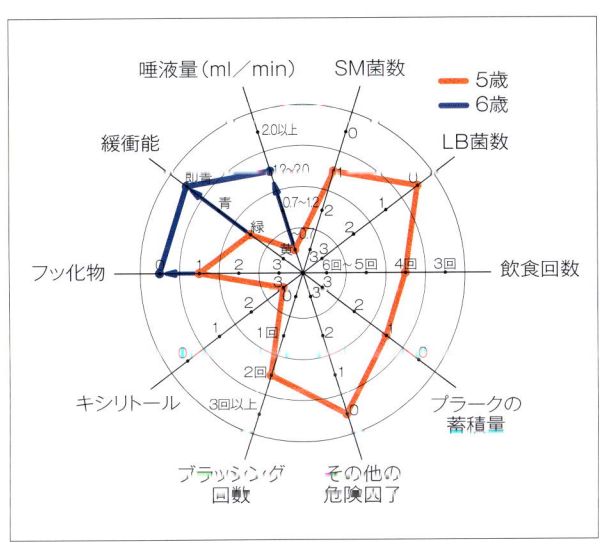

●防御因子の増加が見えるレーダーチャート例（48ページ参照）
フッ化物の使用状況の改善と、成長による唾液のパラメータの改善が認められた。

Chapter 1 う蝕とはどういう疾患か 19

Chapter 1-2

う蝕の疫学
－う蝕は本当に減少したのか－

伊藤 中

1．DMFT指数の臨床疫学データから見えてくるもの

1）う蝕の減少に隠れた歪んだ分布（skewed distribution）

う蝕の減少は、世界中の先進国で確認されている現象である。その原因については、多くのカリオロジーの専門家がフッ化物配合歯磨剤の普及が重要であると考えているようである[1]。これに加えて、人々の歯の健康に対する関心の高まりや歯科的に好ましい行動、つまり質の高いホームケアや健康的な食生活、定期的なメインテナンス受診などさまざまな要因が相まって、う蝕の減少傾向は確たるものとなっている。

日本もその例外ではない。歯科疾患実態調査では、1人平均dft指数およびDMFT指数の減少傾向が認められる。この傾向はすべての年齢階級に共通であるが、特に若年者で著明である（表1-2-1）。

平均DMFTの減少は望ましいことであるが、それに伴う変化にも注意を払う必要がある。SheihamとSabbah[2]は、う蝕の一般的なパターンについてまとめている。そのなかで平均DMFTの低い集団と高い集団を比較したときに見られる特徴として、平均DMFTの低い集団ほど

- カリエスフリー率が高くなる
- 歯の萌出からう窩が発生するまでの時間が長くなる
- 病変がエナメル質を貫通する進行速度が遅くなる

ことを挙げている。そうであるとすれば、う蝕という疾患が克服されたのではなく、発症が先送りされただけなのかもしれない。このように考えれば、歯科疾患実態調査（表1-2-1）で30歳代以降のDMFTがあまり変化していないこともうなずける。

カリエスフリー率の変化は、疾患の分布の変化を意味している。また、う窩発生までの時間が長くなることと、進行速度が遅くなることは、病変の検出やモニタリング、修復治療のタイミングなどに関して示唆を与えるものである（24ページ症例1-2-1参照）。

さらに、歯科疾患実態調査で小児、若年者で平均DMFTの低下が著明であることや、中学生、高校生のころからう蝕病変の発生が目立ってくるというような臨床実感も、これらのことと無関係ではないのかもしれない。この年代は生活習慣が乱れやすい時期でもあるが、それだけではなく、う蝕の疫学的パターンが変化してしまった現代において、10歳代後半から20歳代前半をう蝕発生リスクの高い年齢群と考えて、細心の注意を払ってマネジメントしていく必要性を強く感じている。

う蝕経験の減少とともに、分布

表1-2-1 う蝕経験の年次推移（歯科疾患実態調査より引用改変）

表1-2-1a 若年者の1人平均dft歯数（単位：dft）

年齢（歳）	平成11年	平成17年	平成23年
1	0.0	0.0	0.0
2	0.8	0.4	0.2
3	2.1	0.9	0.6
4	2.5	2.9	1.5
5	3.7	2.3	2.8
6	5.0	3.7	1.8

　これらのデータで大切なのは、dft、DMFTの数値ではない。減少傾向は確固たるものであるし、dft、DMFTが今後急激に増加することもないであろう。私たちがこの表から考えるべきことは、そのような時代に、どのようにして『う蝕』に対応していくのかということである。そこに答えを見出し、臨床を構築できれば、ほぼ横ばいを続けている成人の罹患状況も改善されるのではなかろうか。

表1-2-1b 1人平均DMFT歯数（単位：本）

年齢（歳）	平成11年	平成17年	平成23年
5	0.0	—	—
6	0.2	0.2	—
7	0.4	0.2	0.1
8	0.9	0.5	0.3
9	1.1	0.9	0.4
10	2.3	0.9	0.5
11	2.2	1.6	0.7
12	2.4	1.7	1.4
13	3.7	2.6	1.8
14	5.2	3.3	1.3

年齢階級（歳）	平成11年	平成17年	平成23年
15～19	7.2	4.4	3.2
20～24	9.5	8.0	5.9
25～29	12.0	9.6	8.5
30～34	13.7	12.8	10.7
35～39	15.2	14.2	11.9
40～44	15.6	15.5	12.7
45～49	16.0	16.1	15.2
50～54	16.9	16.3	16.2
55～59	17.6	16.8	17.5
60～64	19.0	18.0	18.1
65～69	21.6	20.8	18.9
70～74	23.8	22.6	21.1
75～79	25.6	24.6	22.9
80～84	25.7	25.4	24.2
85～	27.2	26.8	26.5

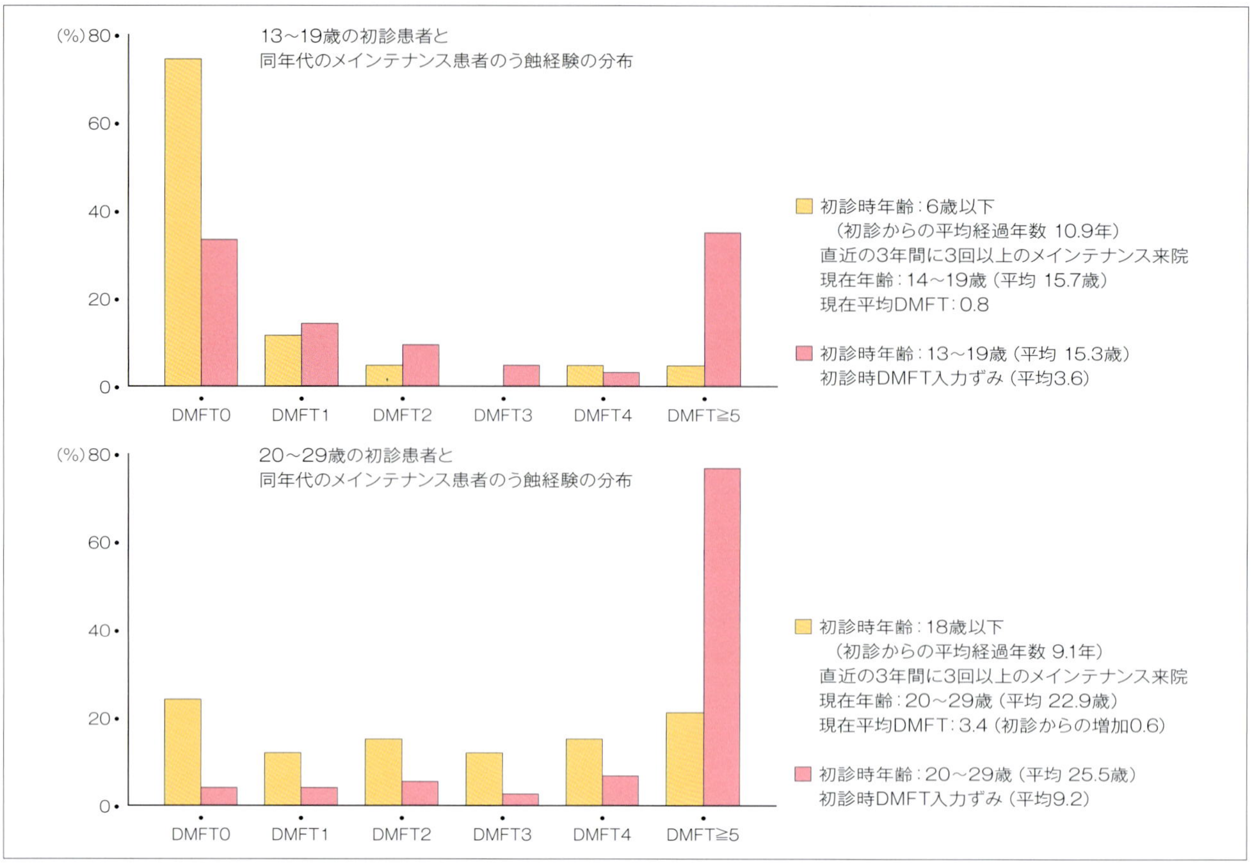

図1-2-1 メインテナンス患者と初診患者のDMFT分布。2008年1月から2010年12月までに初診で伊藤歯科クリニックを受診した10歳代、20歳代の患者と、メインテナンスを3年以上受けている同年代患者のDMFT分布を比較すると、両群の分布の違いは明らかである。病変の発生の減少とともにハイリスク者が浮かび上がってくる。『早期にハイリスク者を同定してリスクコントロールを行う』という個人単位でのう蝕の疾病コントロールの考えかたは、疫学データをその根拠としている。

の偏りも報告されている[3,4]。つまり、一部のハイリスク者に多数の病変が集中する現象が起こっている。このような傾向は、口腔内の健康を守るための定期的な受診が一般的なものになっていくほど顕著になっていくと考えている。

たとえば筆者の診療室を訪れた10歳代および20歳代の患者を、まったくの初診患者と長期にわたりメインテナンスを受けている患者に分けて平均DMFTを比較してみると、両者間に大きな差があることがわかる。さらにDMFTの分布を比較してみると、メインテナンスを受けている群のほうがDMFTの少ないほうに分布が偏っている（**図1-2-1**）。そして比較的少数のハイリスク者がDMFTの高い部分に取り残されている。このような歪んだ分布（skewed distribution）を示す疾患においては、ハイリスク者をできるだけ早く同定し、リスクコントロールを行うことが求められる[5,6]。

2）う蝕経験はハイリスク者の同定に使えるアセスメント項目か

ここで問題となるのは、どのような条件でハイリスクを定義するのかである。詳細はChapter 2で考察するが、カリエスリスクアセスメントの第一段階は、う蝕経験の評価である。多くの研究がハイリスク群の条件のなかにう蝕経験を含めている。

う蝕経験を評価する場合には、評価される個人の年齢を考慮する必要がある。**図1-2-2**は、筆者の診療室を受診した初診患者の年代ごとのDMFT分布である。DMFTは蓄積していくものなので、集団の状況を見ると、年齢層が高くなるほどDMFTの高い個人の比率が高くなるのは当然のことである。**図1-2-2**から以下のことが読み取れる。

＊ ＊ ＊

①若年者において『う蝕経験が少ない』からといって、必ずしもローリスクとはいい切れない。

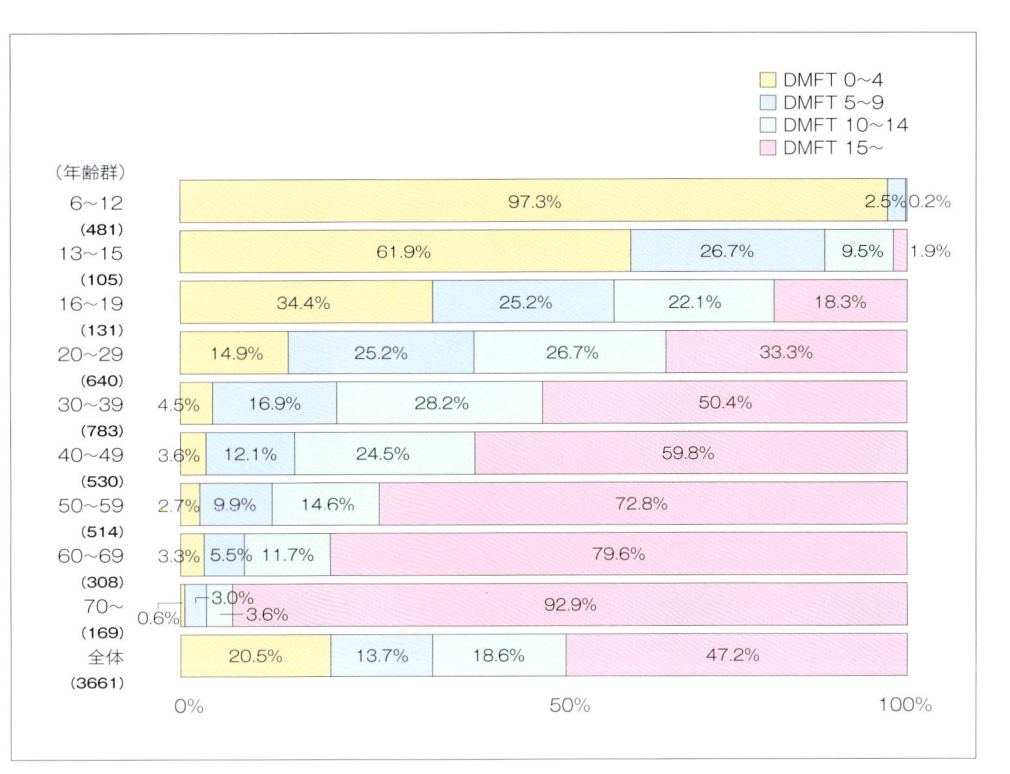

図1-2-2 伊藤歯科クリニックの初診患者DMFTの年代別分布。これまでの修復治療に偏った歯科医療を受けてきた期間が長くなるほど、う蝕経験が多くなるのは当然である。しかし、13～20歳間の急激なDMFTの増加は、現代の歯科医療の抱える課題を示している。『う蝕という疾患』のコントロールを小児のころから受けてきた世代が成人し、高齢者になるころには、このような疾患構造が変化するであろう。

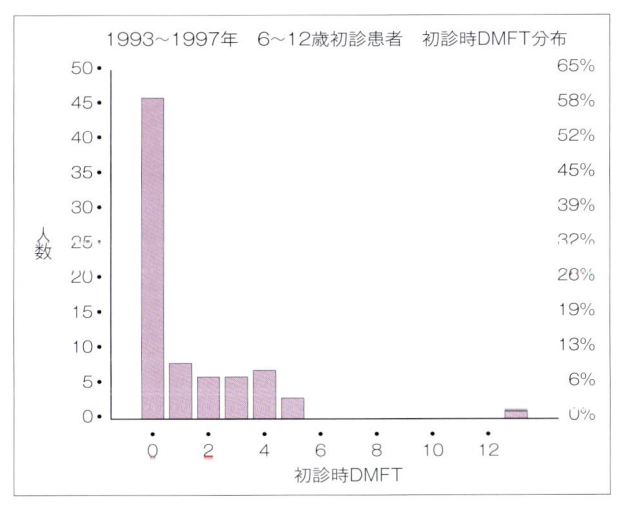

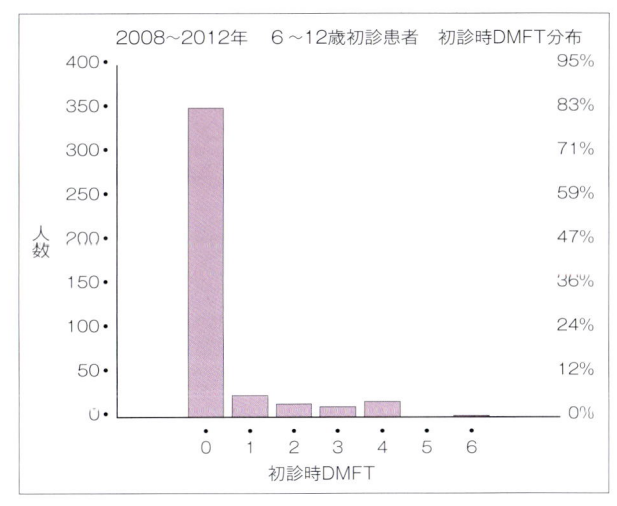

図1-2-3 伊藤歯科クリニックを1993～1997年と2008～2012年に初診で受診した6～12歳の患者のDMFT分布。15年間で永久歯カリエスフリー率が約60%から約80%に上昇し、より疾患の局在化が進んでいることがわかる。

逆にう蝕経験が多い個人は、ハイリスクの可能性が高いと推察される。

②わが国では修復に偏った歯科医療が提供されてきた背景があり、高齢になるほどう蝕経験が少なければ、カリエスリスクは低いと言える。逆にう蝕経験が多いからといって、必ずしもハイリスクとは限らない。

このように、う蝕経験は年齢と組み合わせて評価することによって、カリエスリスクアセスメントに役立てることが可能である。

なお、個々の症例で適切な臨床判断を下したり、診療システムをより来院患者に適したものにアップデートしていくためには、各診療室において来院患者のDMFT分布を把握する必要がある。また、疾患分布の変化を数年単位で見直すことも重要であると考えている（**図1-2-3**）。

Chapter 1　う蝕とはどういう疾患か

症例1-2-1
カリエスリスクが低いためう蝕病変の進行が遅く、無症状のまま慢性化したと考えられる症例

初診来院時31歳・男性。1|1 2 および |6 に修復を要するう蝕病変が認められるが、すべて慢性化した病変である。ホームケアはよいとは言えないが、カリエスリスクは低いと思われる（実際のリスク検査の結果もローリスクであった）。この患者は、つい最近4か所の病変が発生したのではなく、おそらく10歳代後半か20歳代前半に発生した病変が、進行速度の遅さから顕在化せず、慢性化したものと思われる。このような患者は、適切に修復処置を行い、カリエスリスクをそれほど気にせずに負担の少ないメインテナンスプログラムを継続していけばよい。

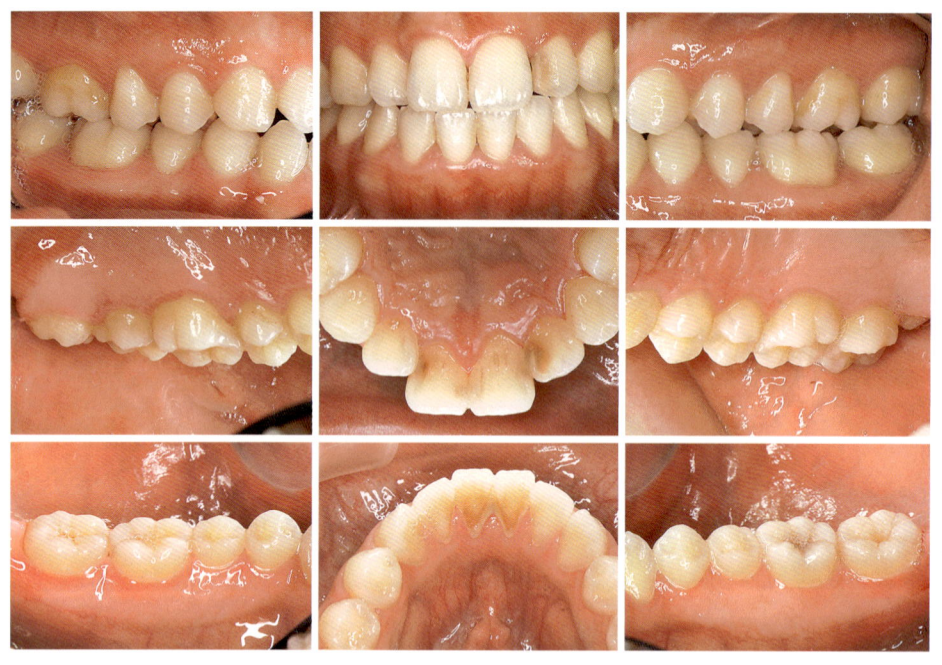

症例1-2-1a 初診来院時の口腔内写真。これまで定期的なメインテナンスを受けておらず、細菌性沈着物が目立つ口腔内であるが、う蝕経験は少ない。

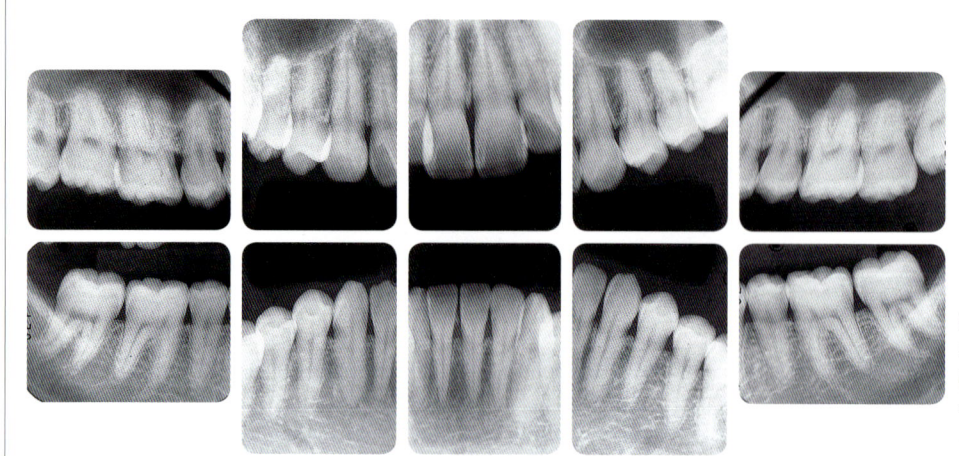

症例1-2-1b 初診来院時のエックス線写真。視診で確認できた病変以外に、修復治療を要する部位は認められなかった。

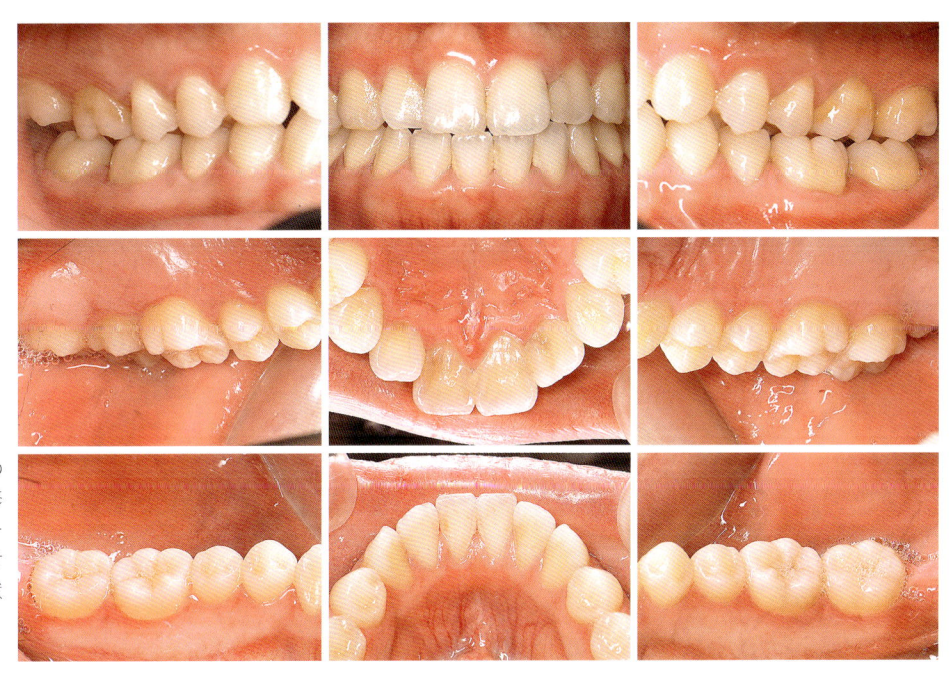

症例1-2-1c 再評価時の口腔内写真。歯周治療と修復治療を終えた状態。ホームケアをもう少し向上させなければならない。この状態を守っていくことこそ、歯科医療の『幹』である。

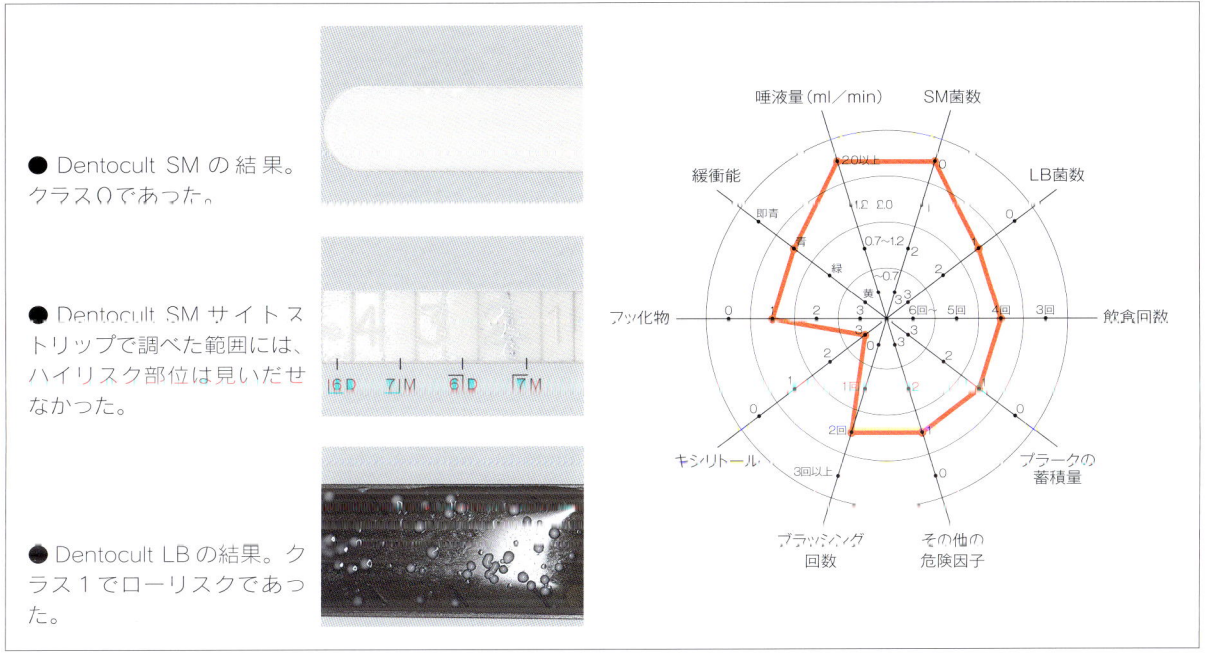

- Dentocult SM の結果。クラス0であった。

- Dentocult SM サイトストリップで調べた範囲には、ハイリスク部位は見いだせなかった。

- Dentocult LB の結果。クラス1でローリスクであった。

症例1-2-1d ローリスクであることが予想されていたが、患者本人の希望があり検査を行った。結果は予想どおりで、う蝕のコントロールにはそれほど気をつかわずにすみそうである。

Chapter 1 う蝕とはどういう疾患か 25

症例1-2-2
カリエスリスクの低い患者の、う蝕病変への介入時期について考えさせられた症例

　初診来院時36歳・男性（17年6か月経過症例）。歯周病を主訴に来院した患者である。DMFTは6で、年齢を重ねて考えるとカリエスリスクは低いと考えられる。年に3回ほどのメンテナンスをずっと継続してきたが、17年6か月経過した段階で、6|の遠心に実質欠損が生じた。メインテナンス中、触診で実質欠損は探知できなかった。過去のエックス線写真を見ると、透過像らしき像は認められるが、脱灰が進行していくようすはない。このような病変に、どのように対処するかは非常に悩む。

　実質欠損の写真（**症例1-2-2h**）を見ても、通常のう蝕病変とは違う雰囲気が感じられる。う窩を開拡していったときの所見では、隣接面のエナメル質は破壊されていなかった。この病変はどこからスタートしたのだろうか（辺縁隆線のクラックが関与しているとも考えられる）。

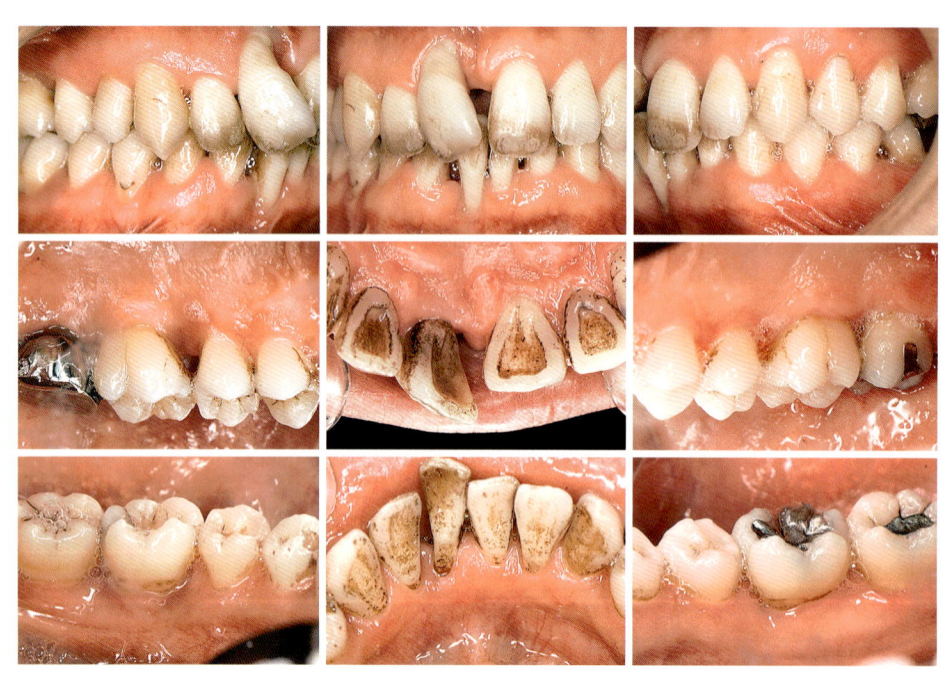

症例1-2-2a　初診来院時の口腔内写真。ステインが目立つが、喫煙経験はない。他にも歯周炎のリスクは確認できなかった。DMFT6で、う蝕についてもローリスクと考えられた。ホームケアもけっして悪いわけではない。

2. 疾患の natural history に関する理解の変化

　以前は、『むし歯というのは一方的に進行していくものである』と理解されていた。このような考えかたのもとでは、『早期発見、早期修復治療』が行われて当然であろう。しかし、病変の進行速度が遅くなっている現代においては、臨床判断はより複雑なものとなっている。つまり、初期病変を長い時間軸のなかで注意深く観察し続けていくことが求められる。

　また、萌出からう窩が発生するまでの時間が長くなっているとすれば、10歳代後半ごろからう蝕病変の発生が目立ち始めることも理解しやすい。この時期を乗り切ることが当面の課題であろう。小児のう蝕発症予防は、これまでよりも息の長いものとなったのである。さらにメインテナンス下の成人、ローリスクの成人においても、修復介入の意思決定には、慎重な判断が求められる（**症例1-2-2、症例1-2-3**）。

　Chapter 1-2では、疫学的側面からう蝕病変への対応を考えてきた。歯科医療チームに求められているのは、早期に病態を把握し、疾患をコントロール（『脱灰＞再石灰化』の状況を逆転）し、その後、継続的にモニタリングし、再石灰化優位の状態を保っていくことである。そのためには、患者に来院し続けてもらえるような体制や技術、配慮を、歯科医師・歯科衛生士・歯科助手・受付などのすべての人員が身につけていくことが、きわめて重要であると考えている。

症例1-2-2b　初診来院時のエックス線写真。歯周炎の後天的なリスクがなかったことと、中切歯や第一大臼歯の歯槽骨破壊が著明なことから、侵襲性歯周炎(当時は若年性歯周炎)の活動性が停止した状態であると診断した。

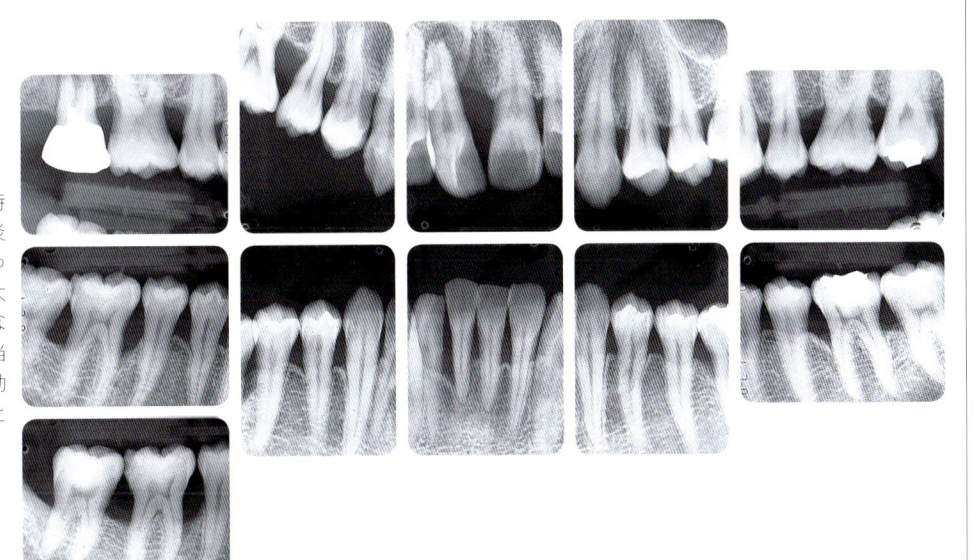

症例1-2-2c　メインテナンス来院時(2年4か月経過時)のエックス線写真。1|は抜歯してもよい状態であったが、患者と相談した結果、そのまま保存している。

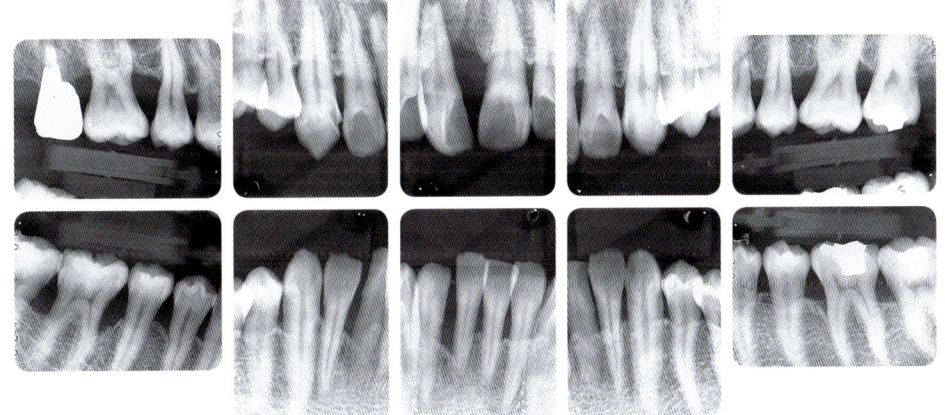

症例1-2-2d　メインテナンス来院時(5年4か月経過時)のエックス線写真。4か月毎のメインテナンスで歯周組織の状態も落ち着いている。修復処置の必要性も生じていない。

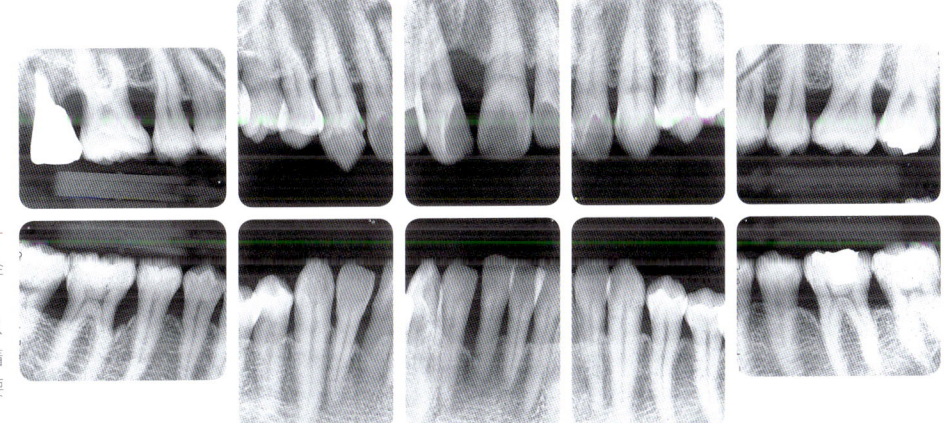

次ページに続く

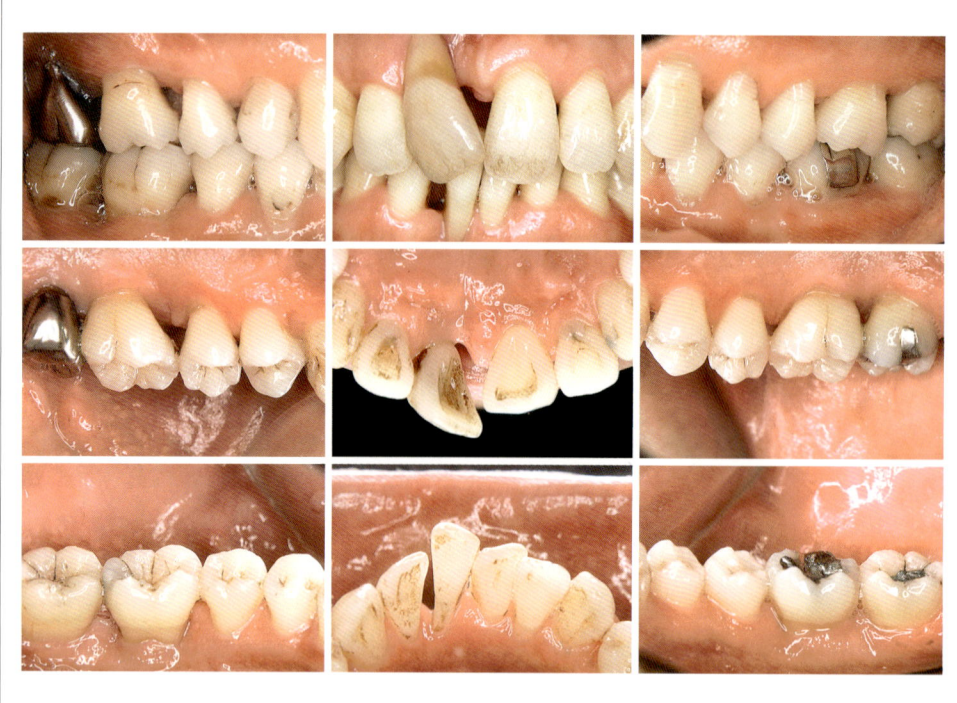

症例1-2-2e メインテナンス来院時（6年5か月経過時）の口腔内写真。安定した状態が維持されている。

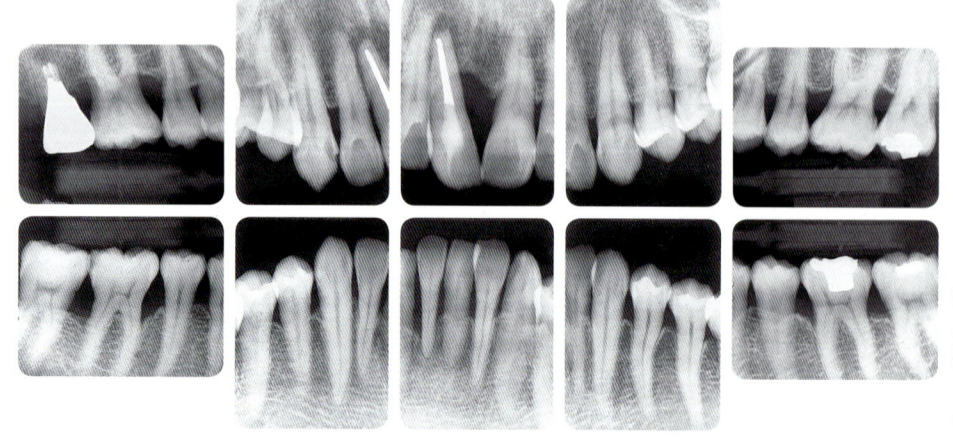

症例1-2-2f メインテナンス来院時（13年3か月経過時）のエックス線写真。1｣は歯髄の失活を確認したため、根管処置を行っている。

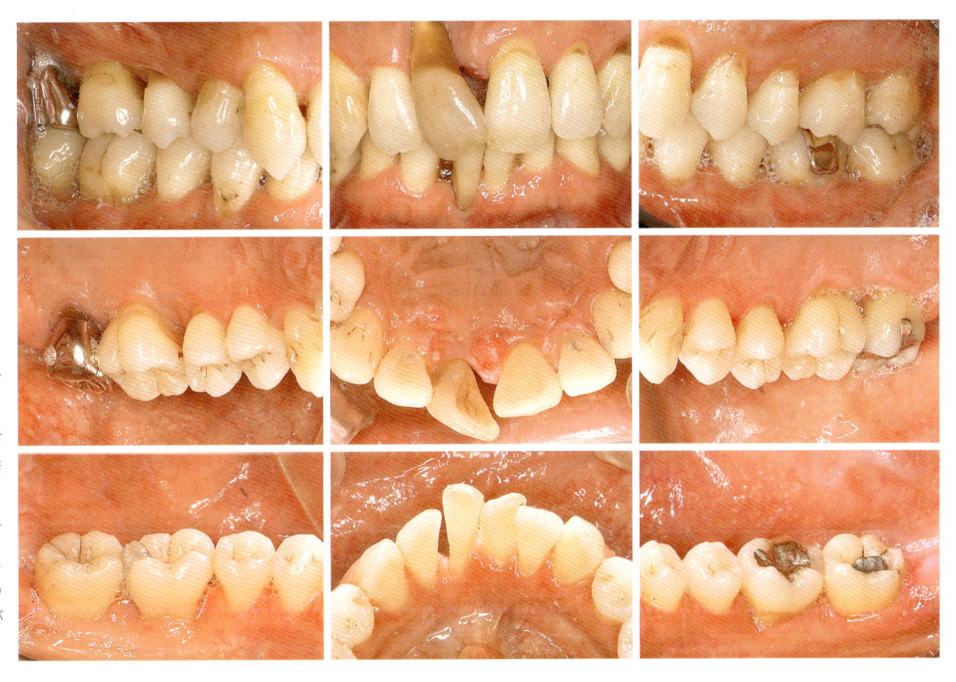

症例1-2-2g メインテナンス来院時（16年経過時）の口腔内写真。歯周炎に対する罹病リスクが高いと考えられる患者であっても、定期的な歯肉縁下のバイオフィルム除去を継続することによって、長期間にわたって組織破壊を避けることができることを経験した。

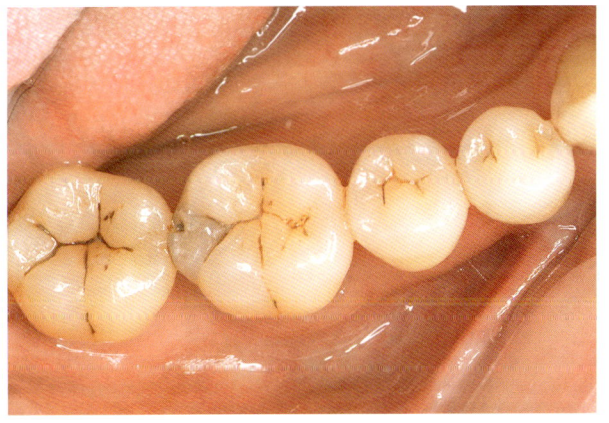

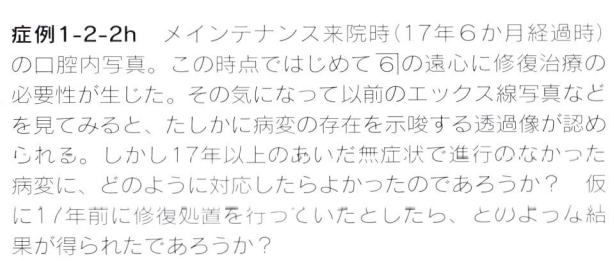

症例1-2-2h メインテナンス来院時（17年6か月経過時）の口腔内写真。この時点ではじめて 6| の遠心に修復治療の必要性が生じた。その気になって以前のエックス線写真などを見てみると、たしかに病変の存在を示唆する透過像が認められる。しかし17年以上のあいだ無症状で進行のなかった病変に、どのように対応したらよかったのであろうか？ 仮に17年前に修復処置を行っていたとしたら、どのような結果が得られたであろうか？

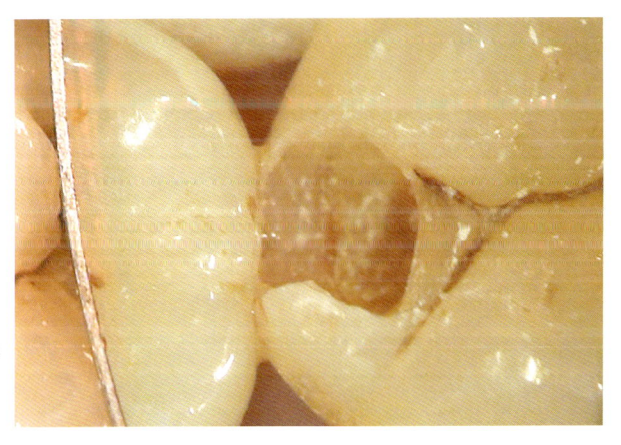

症例1-2-2i マイクロスコープ下で感染歯質を除去した。病変は小窩裂溝やコンタクトポイントから始まったものではなく、辺縁隆線に生じた微小なクラックからの感染により生じたもののように見えた。

Chapter 1　う蝕とはどういう疾患か　29

疾患の発症を防ごうとする立場の臨床歯科医師にとって、疾患の初発が、『いつ、どのように起こったのか』というのは非常に興味深い情報となる。乳歯列期のう蝕経験と、その後の10歳代半ばの永久歯のう蝕病変の発症との強い相関関係が報告されている[7]。

症例1-2-3
1歳からメインテナンスを受けている男児の症例

この患者は、1歳のころから両親とともにメインテナンスを受け始めた（**参考症例①、②参照**）。5歳時にカリエスリスクを確認し、SMスコアは低いことがわかったが、LBスコアはやや高かった。ホームケアや食習慣などは特に問題のない状態であった。

しかし、乳歯列の段階で D| に修復治療を必要とするう蝕病変が発生してしまった。リスクも低く、また生活習慣にも把握できるかぎりでは問題はなく、そしてメインテナンスにも欠かさず来院しているにもかかわらずう蝕病変が生じてしまったことは、少なからずショックであった。その後も、乳歯列3本に修復治療を要するう蝕病変が発生する時期があったが、現在は落ち着いている。|6 はエナメル質形成不全のため、修復治療を行った。

本症例はローリスクであると考えられたが、個々の要因がそれほど危険な状態ではなくても、いくつかの要因がある閾値以上の状態で揃ったことで発症してしまったのではなかろうか。もちろん乳歯であったことも関係していると考えられる。

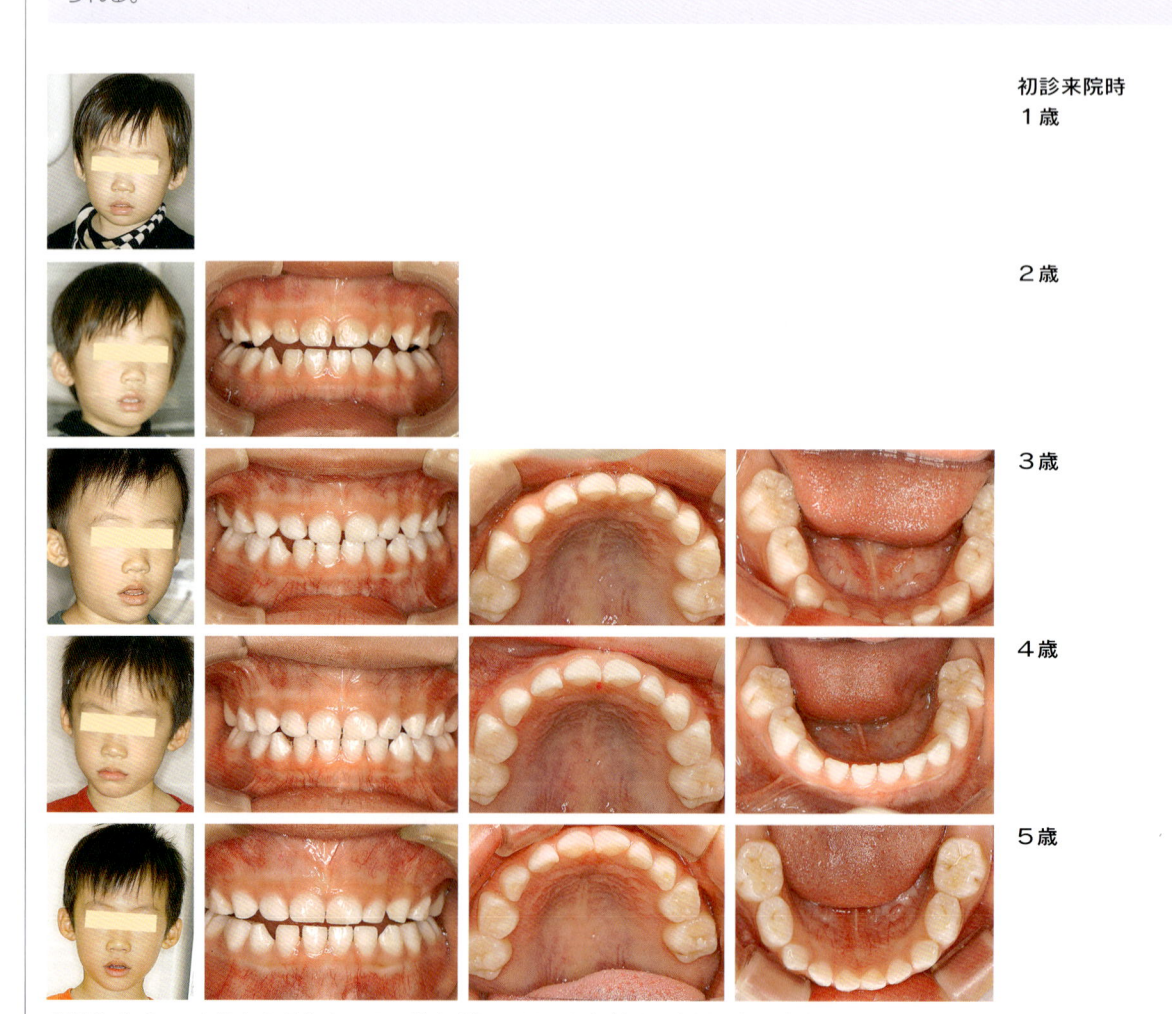

初診来院時
1歳

2歳

3歳

4歳

5歳

症例1-2-3a 1歳から5歳までの口腔内状況。リスクも低く、生活習慣も把握できるかぎりでは問題はなく、またメインテナンスにも欠かさず来院していたが、D| にう蝕病変が生じ、修復治療を行っている。

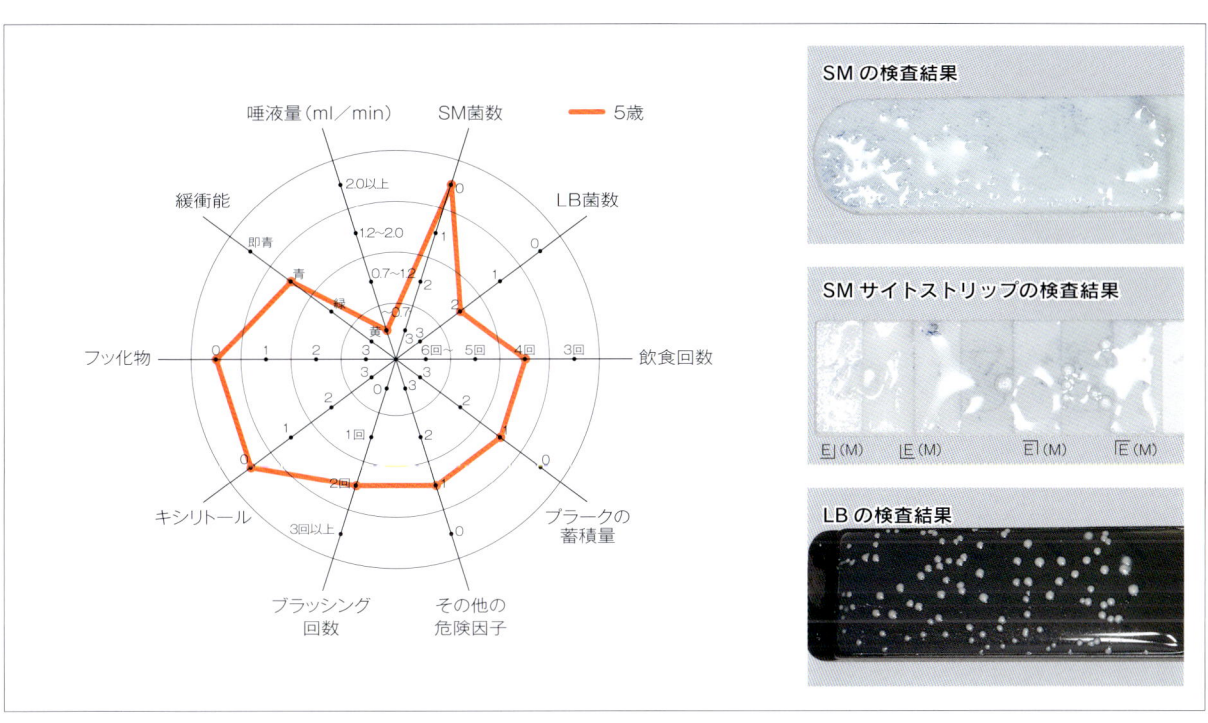

症例1-2-3b カリエスリスク検査結果（5歳）。SMスコアは低く、LBスコアはやや高かった。

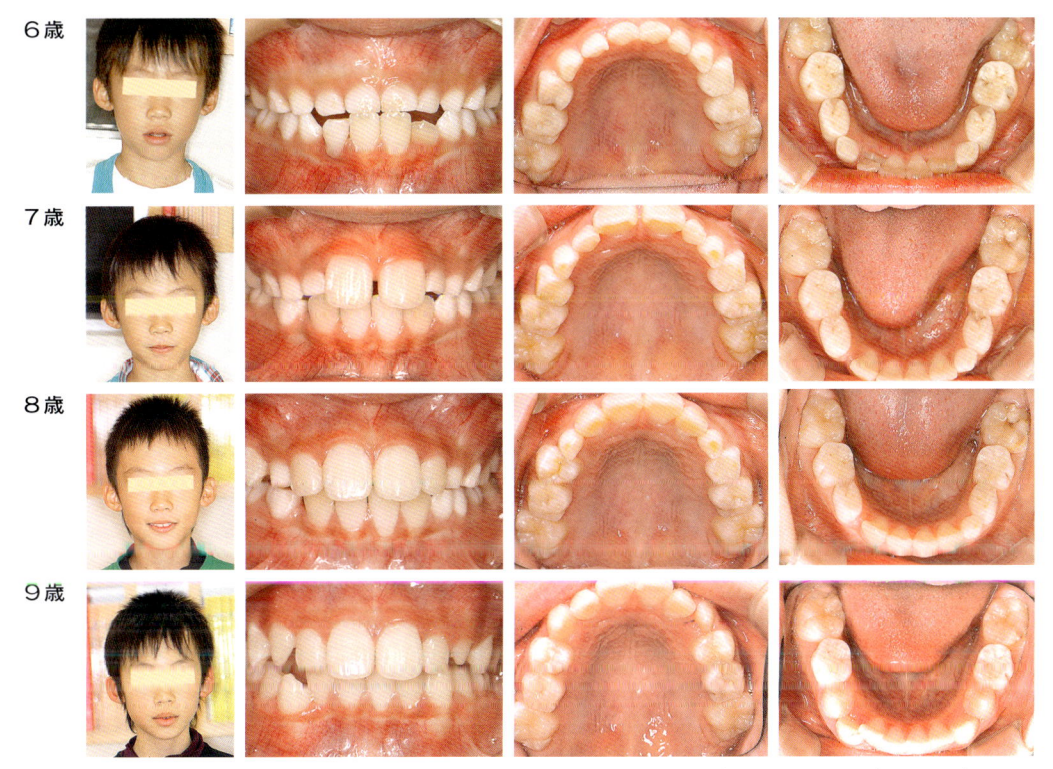

症例1-2-3c 6歳から9歳までの口腔内状況。乳歯列3本に修復治療を要するう蝕病変が発生する時期があったが、現在は落ち着いている。「6はエナメル質形成不全のため修復治療を行っている。

Chapter 1　う蝕とはどういう疾患か　31

参考症例①　カリエスリスクが高かったため、多数の修復がなされている母親

【症例の概要】
　初診来院時30歳・女性。「右上の噛み合わせがあっていない」「疲れると浮いたような感じになる」を主訴に来院した。SMスコアが高く、カリエスリスクは高い状態であった。コンプライアンスは高く、フッ化物とキシリトールの使用、そして定期的なメインテナンスが奏功して、SMスコアは低くなった。
　その後16年ほどの経過のなかで、新しいう蝕病変の発生は起こっていない。しかし、修復物の破損、根尖病変に対する治療、さらに歯根破折を起こし抜歯せざるを得なくなった。治療した歯にはいろいろなトラブルがつきまとうこと、それゆえに天然の無傷の歯をそのまま守っていくことの重要性を、あらためて感じさせられる。

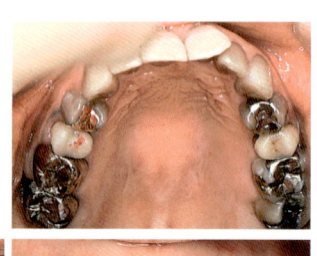

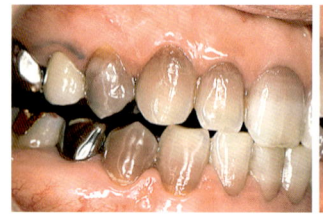

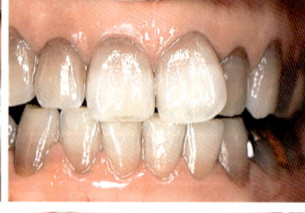

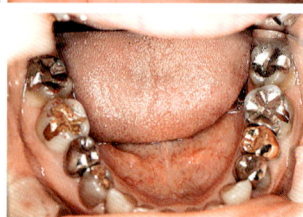

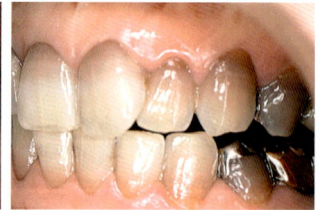

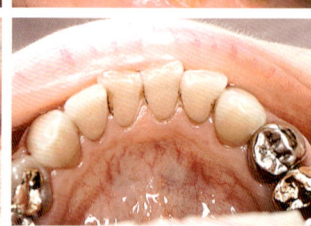

参考症例① a　初診来院時の口腔内状況（30歳）。ホームケアは悪くないにもかかわらず補綴物が多く、なにか重大なリスクの存在が疑われた。

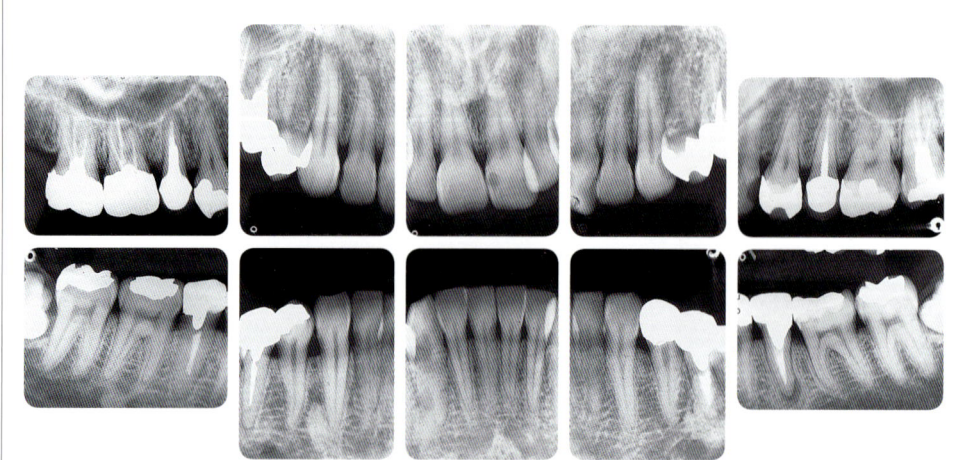

参考症例① b　初診来院時のデンタルエックス線写真（30歳）。年齢の割に無髄歯が多い。修復治療がくり返されてきたであろうことが、容易に想像できる。

参考症例①c カリエスリスク検査結果（30歳）。う蝕原性細菌のスコアが高いことと、フッ化物を使用していないことが大きな問題であった。フッ化第一スズやキシリトールの使用と定期的なメインテナンスにより、SMスコアはローリスクとなった。

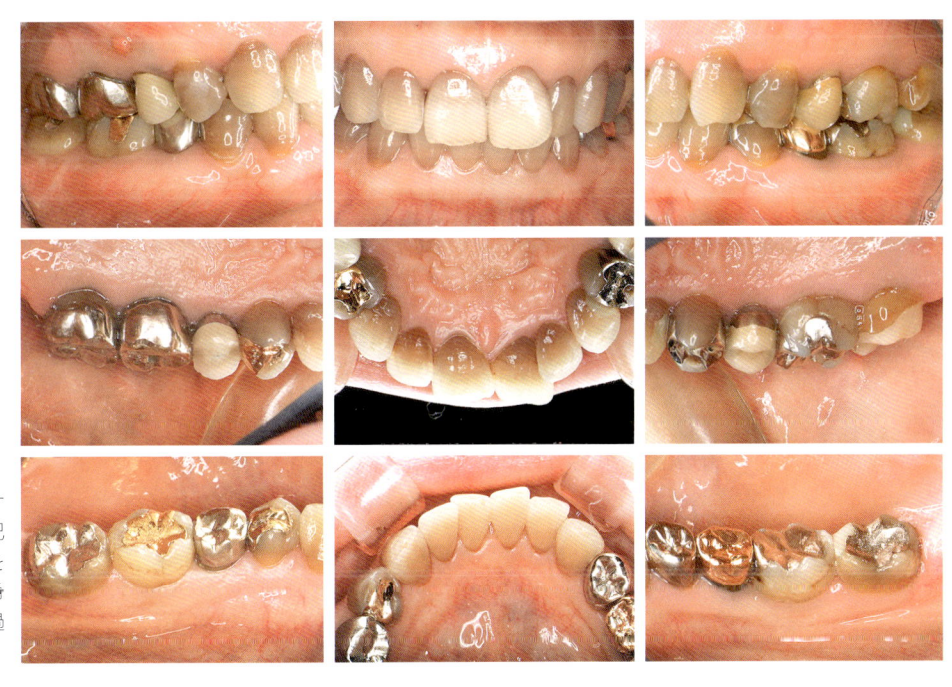

参考症例①d メインテナンス来院時の口腔内状況（32歳）。5┃は歯根破折を起こしているが、患者の希望により抜歯せずに経過を見ていた。

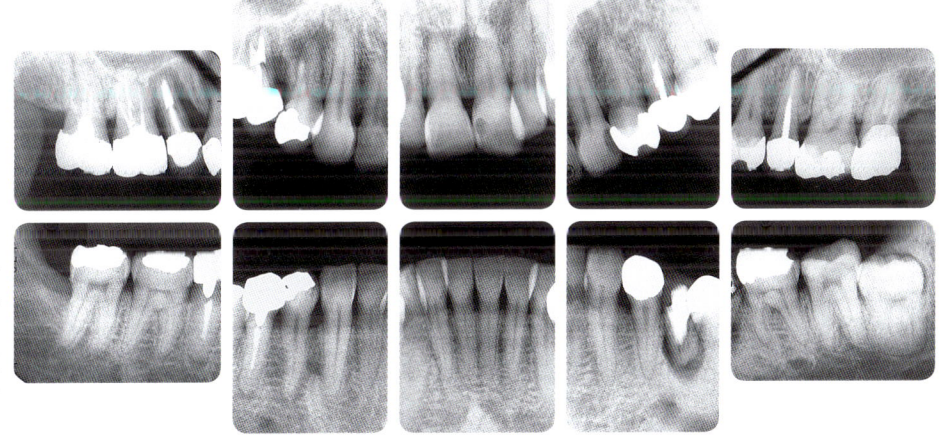

参考症例①e メインテナンス来院時のデンタルエックス線写真（46歳）。いよいよ限界で、5┃は抜歯された。また┃5にも歯根破折が起こっている。

Chapter 1 う蝕とはどういう疾患か 33

参考症例②　口腔内のマネジメントに無関心であった父親

【症例の概要】
　初診来院時29歳・男性。母親の結婚後初のメインテナンス時に、初診として来院。これまで、あまり自分の口腔内に関心を持っていなかったようであるが、口腔内の破壊はそれほどではない。カリエスリスクは低いと予測できる。
　歯周治療、修復・補綴治療が完了してからカリエスリスクを調べた結果、う蝕に対してはやはりローリスクであることが確認された。その後メインテナンス受診を欠かしていない。
　このようなマネジメントの容易な患者を確実に管理することは、一般開業歯科医院にとって重要な使命である。そして臨床疫学データがあれば、このような患者が少なくないことにも気づくはずである。

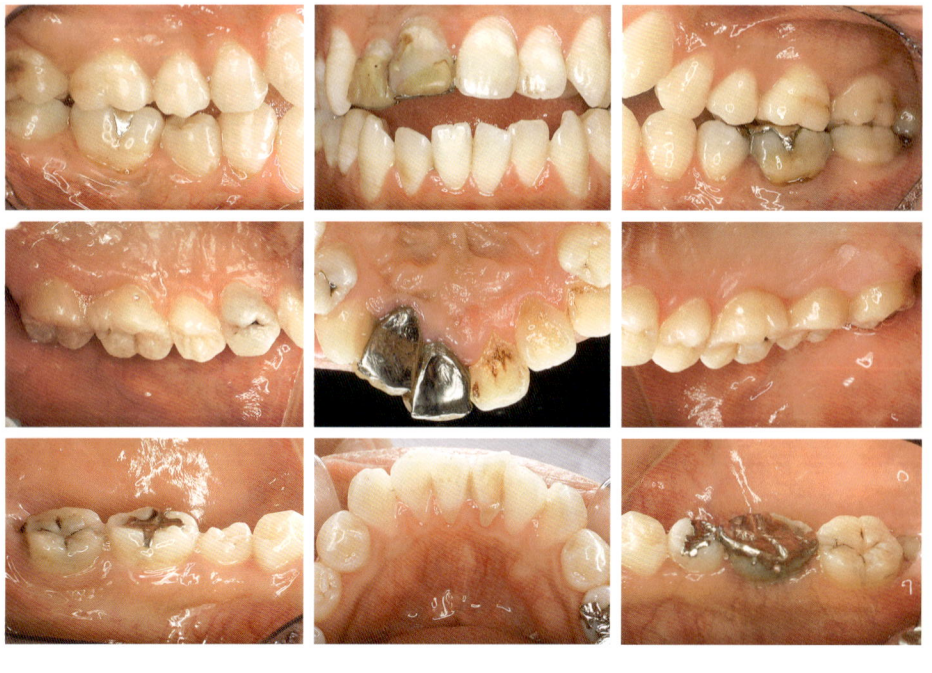

参考症例② a　初診来院時の口腔内状況（28歳）。上顎犬歯の状態を見ても、あまり自分の口腔内に関心を持っていなかったであろうことがうかがえる。ホームケアもけっしてよいとはいえない。

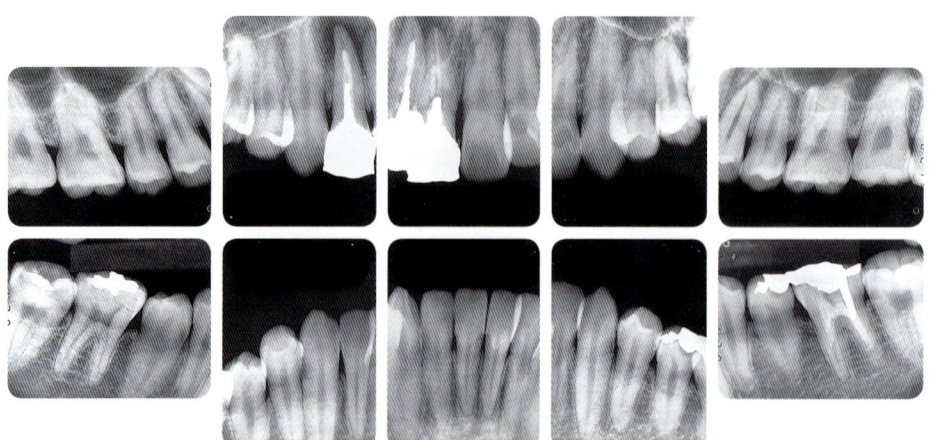

参考症例② b　初診来院時のデンタルエックス線写真（28歳）。歯および歯周組織破壊の程度は小さい。

参考症例②c 治療終了時に行ったカリエスリスク検査結果（29歳）。う蝕に対してはローリスクである。

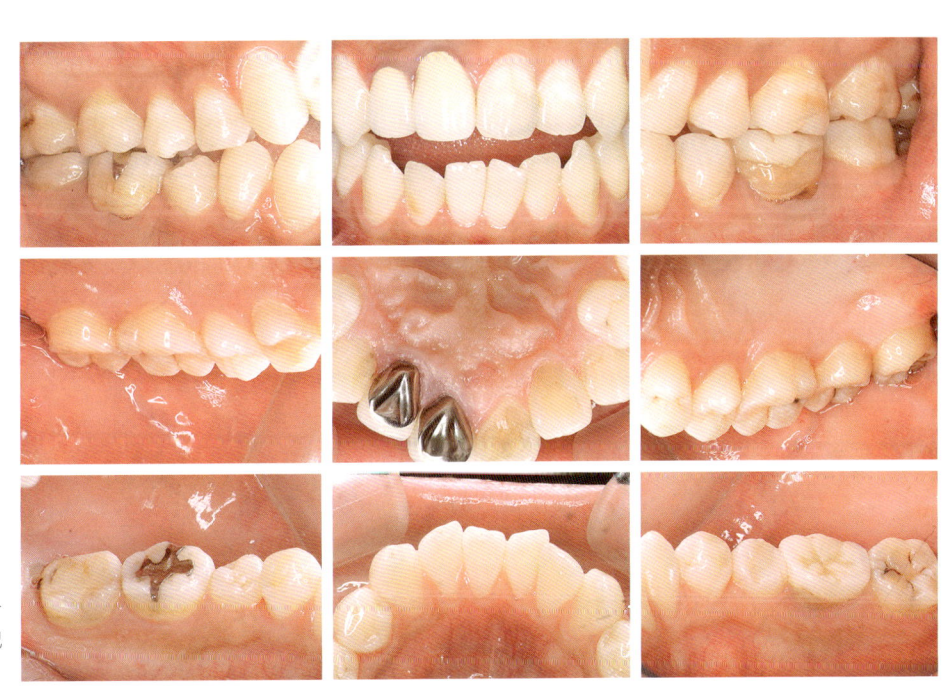

参考症例②d メインテナンス来院時の口腔内状況（37歳）。

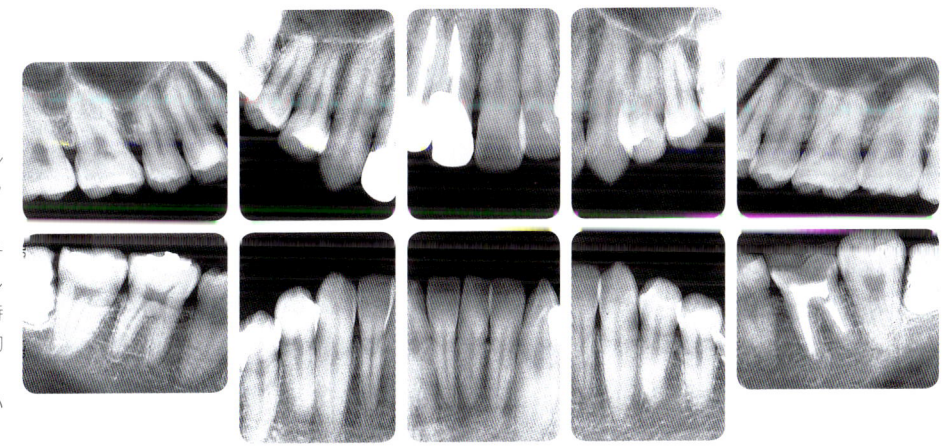

参考症②e メインテナンス来院時のデンタルエックス線写真（37歳）。ホームケアも向上し、メインテナンスも欠かさず来院しており、良好な状態を維持している。脱離した修復物の再治療は行っているが、新しい病変は発生していない。

Chapter 1-3

う蝕 ≠ う蝕病変

伊藤 中

1. う蝕に対する本質的な治療とは

1）『う蝕に関するドグマ』の影

　う蝕は現在までのところ、いまだ稀な疾患とはなりえていない。そのようなありふれた疾患でありながら、これほどまでに医療従事者によって診断・処置方針が異なる疾患はないのではなかろうか。この歯科医療の不均一さによって、患者が混乱に陥っている場面に遭遇することも珍しくはない。

　診療室を訪れる大多数の患者のう蝕に関する理解は、
- 歯の形さえ修復すれば、『むし歯』は治る
- 『むし歯』の原因は、歯磨き不足と砂糖である

というものである。もちろんこれが誤りであるということを大部分の歯科医療従事者は知っている。このような考えかたは、わが国の開業歯科医レベルでは約15年前に整理されているはずである。しかし、たとえばここ10年ほどのあいだに歯科医院を受診したことがある患者が、このような誤解を抱いていたとすれば、それは情報の供給や、整理された知識に基づく臨床を担うべき歯科医療従事者の姿勢に問題があったといえるかもしれない。本来であれば、すでに葬り去られているはずの『う蝕に関するドグマ』が、もしかしたら臨床に影を落としているのではなかろうか。

　症例1-3-1は、22本の歯に修復、補綴治療が施されている口腔内である。決して歯科を受診せずに放置していたわけではなく、修復、二次う蝕、脱離、歯内治療、再修復をくり返しながら、ここに至ったものと推測される。この患者に修復処置を行うことはもちろん必要であるが、それだけでこの患者に起こった問題を解決できるであろうか？

　う蝕を『患者の不注意によって生じた歯牙硬組織の実質欠損』と定義してしまえば話は簡単で、修復処置と口腔衛生指導、砂糖摂取制限をしておけばよい。しかし、この患者も実際にそのようなアプローチを受けてきたはずなのに、効果が現れていないわけである。

症例1-3-1
修復治療がくり返されている母親とその家族

　初診来院時36歳・女性。6̲の修復物脱離を主訴に来院した。非常に真面目でおとなしい感じの患者であった。子どもたちの教育に熱心で、自分の口腔内の健康のために時間を割く余裕がなかったように思えた。

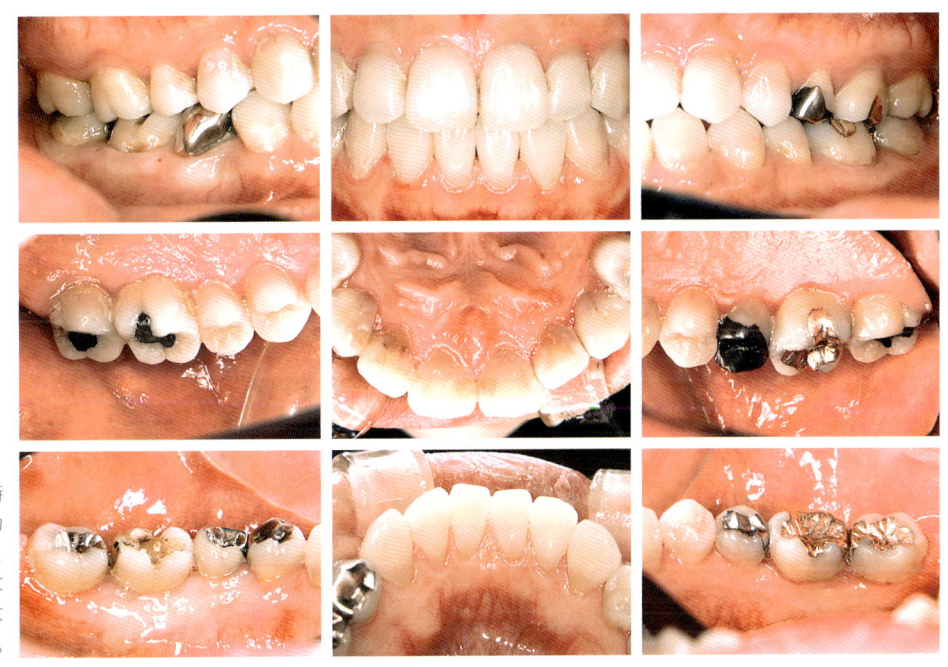

症例1-3-1a　初診来院時の口腔内写真（36歳）。カリエスリスクの把握、改善、歯周治療など、本来必要な疾患に対する処置を受けないまま、途中中断となった。

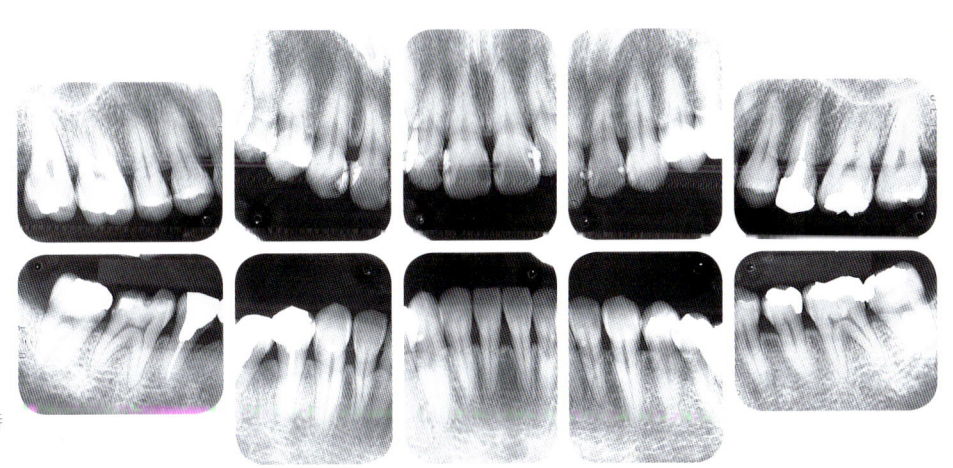

症例1-3-1b　初診来院時のエックス線写真。

次ページに続く

症例 1-3-1　修復治療がくり返されている母親とその家族。

Chapter 1　う蝕とはどういう疾患か　37

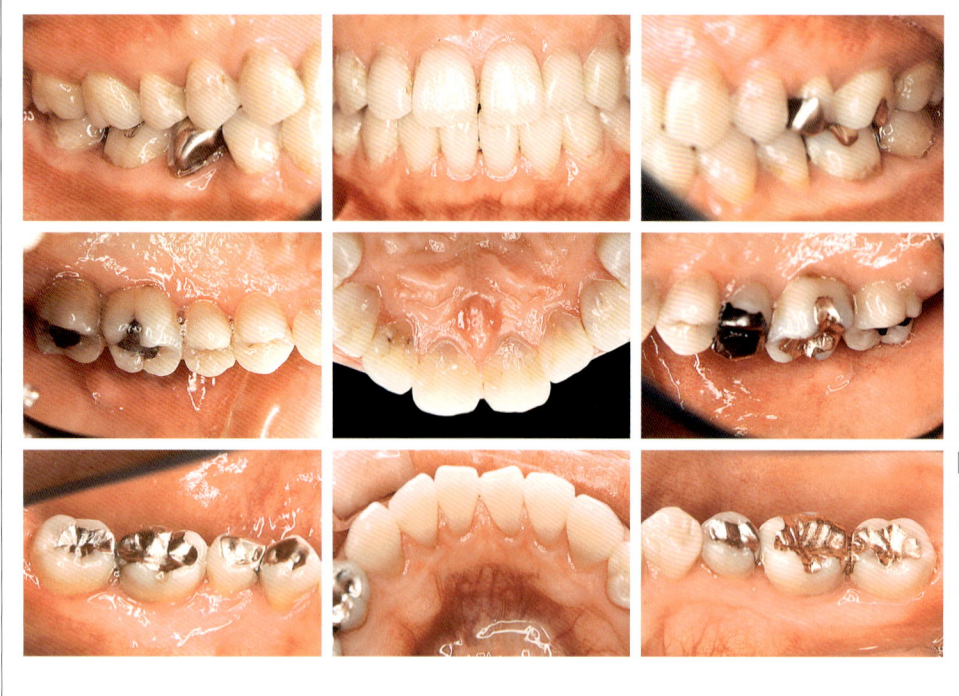

症例1-3-1c 再初診来院時の口腔内写真（39歳）。6⏋の冷水痛を主訴に再来院した。他にもう蝕病変が認められたため、修復治療を行った。前回来院時に行えなかったカリエスリスクコントロールや歯周治療も行った。

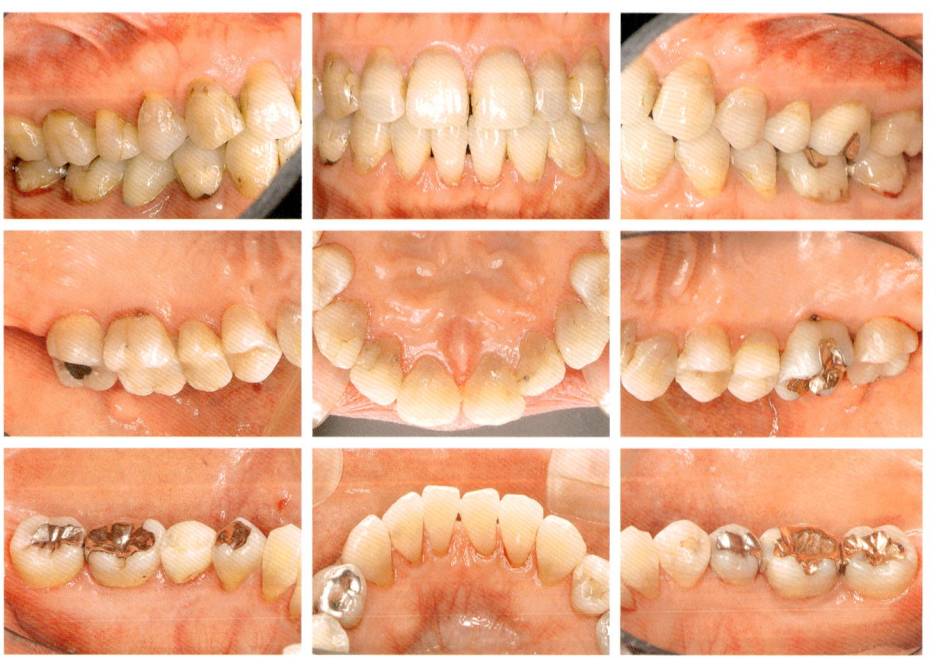

症例1-3-1d メインテナンス11年経過時の口腔内写真（48歳）。その後も、メインテナンスに応じたり、応じなかったりが続いた。メインテナンスに来院しても、予定より数か月遅れのことが多く、修復治療が必要なことも多かった。45歳ごろから口腔乾燥感を訴えるようになった。この写真からも、唾液の減少がうかがえる。

参考症例① 症例1-3-1の長男の口腔内写真

初診来院時
6歳

7歳

8歳

9歳

10歳

11歳

参考症例① 6歳ですでに乳歯冠が3本も装着されているハイリスクの口腔内である。不定期ながらもメインテナンスしてきたが、小学校卒業のころに中断している。

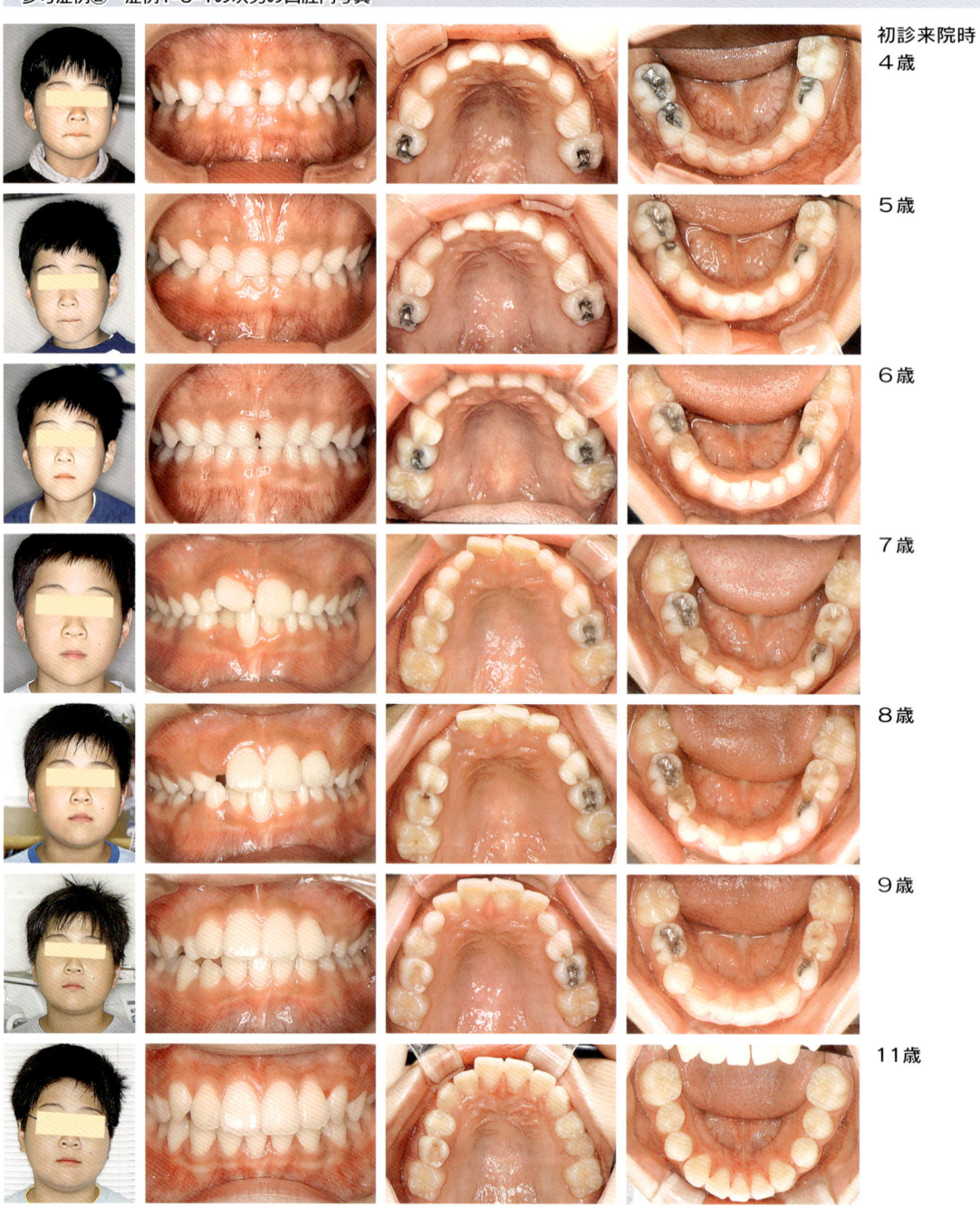

参考症例②　症例1-3-1の次男の口腔内写真

初診来院時
4歳

5歳

6歳

7歳

8歳

9歳

11歳

参考症例②a　兄よりも管理下に入るのが少し早かった分、乳歯列の破壊は小さい。

12歳

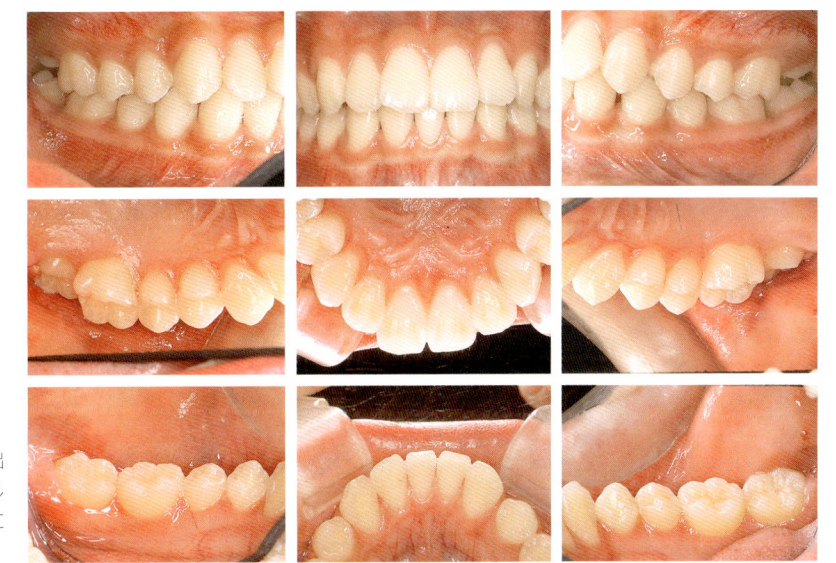

参考症例②b 上下顎第二大臼歯が萌出するところまでメインテナンスに応じていたが、やはり小学校卒業のころに中断している。

参考症例③ 症例1-3-1の夫の口腔内写真

初診来院時
35歳

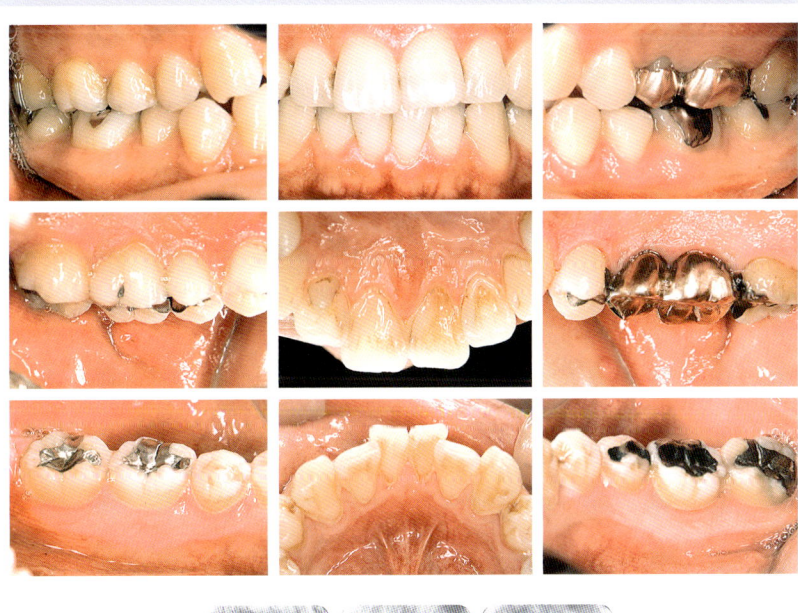

参考症例③a 初診来院時35歳。クリーニングを希望して来院した。7⏌と⏌7に二次う蝕病変が認められた。歯石やステインの沈着が目立つ口腔内である。

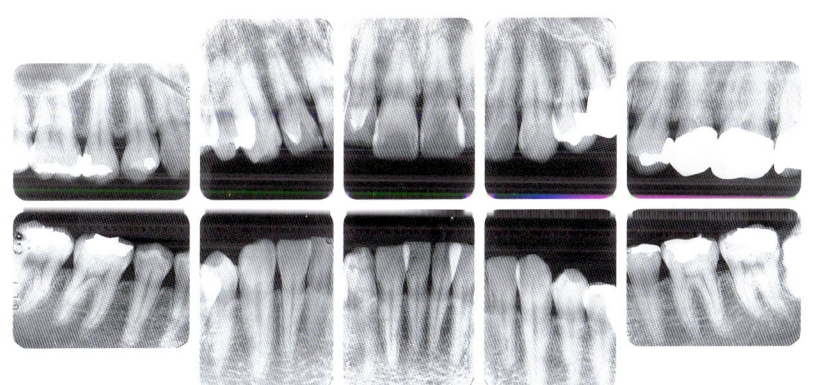

参考症例③b 初期の歯槽骨吸収像が認められるが、う蝕についてはリスクの高さが感じられなかったため、唾液検査は実施しなかった。

次ページに続く

Chapter 1 う蝕とはどういう疾患か 41

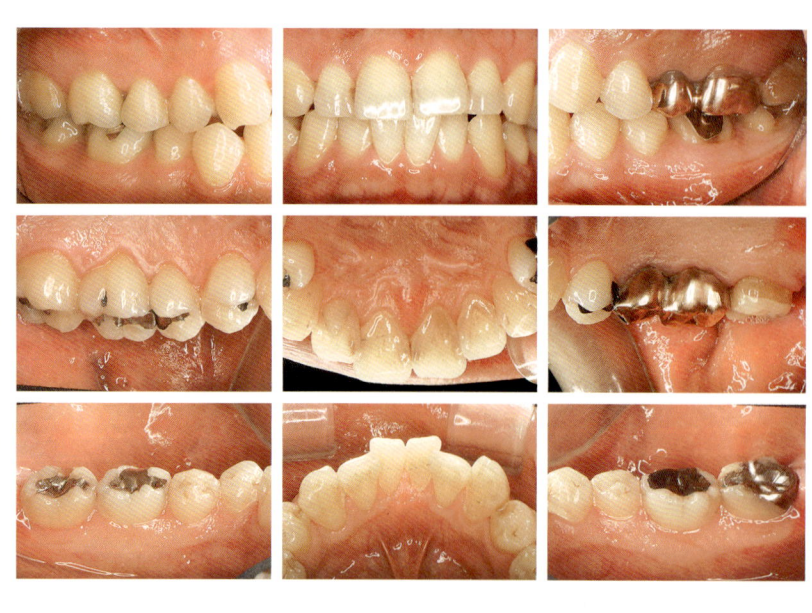

42歳

参考症例③c メインテナンス来院時（初診から6年経過時）の口腔内写真。年に2～3回のメインテナンスを継続しており、新たなう蝕病変の発生は見られない。

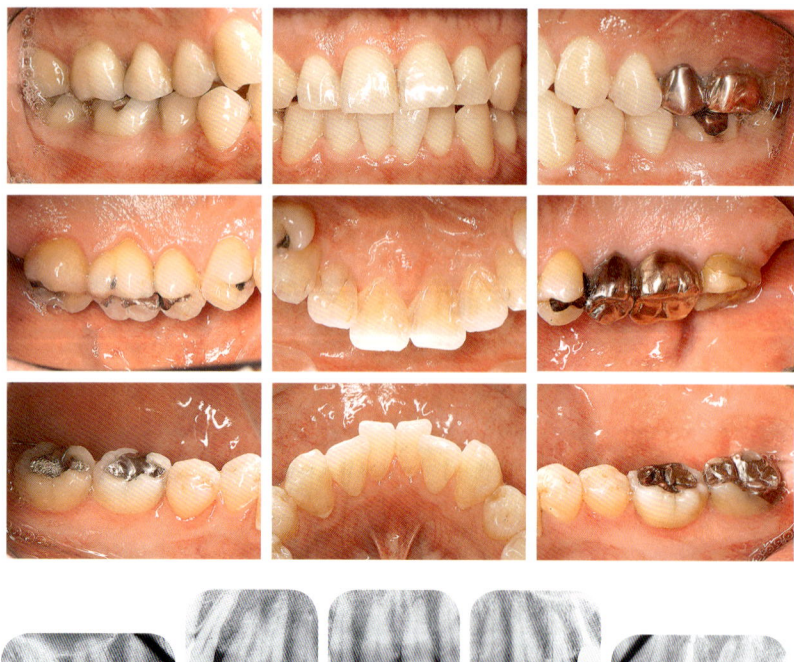

49歳

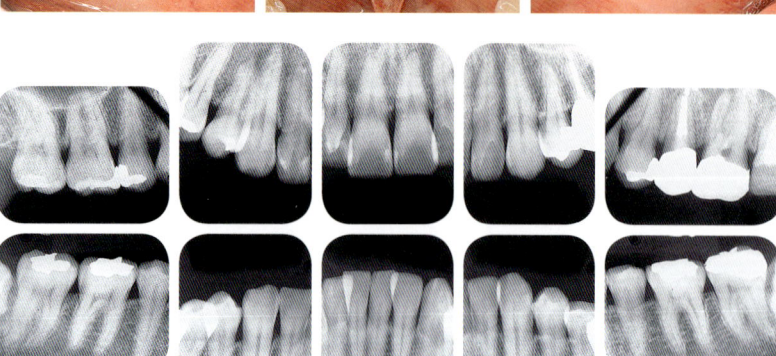

参考症例③d メインテナンス来院時（初診から13年経過時）の口腔内写真。感染根管処置を行った|5のみ再補綴を行ったが、う蝕病変の発生はない。

参考症例③e 初診から13年以上、う蝕、歯周病ともに大きな変化なく維持されている。ほとんどの個人は、大きな破壊が起こる前から管理することで、比較的容易に良好に経過させていくことができる。

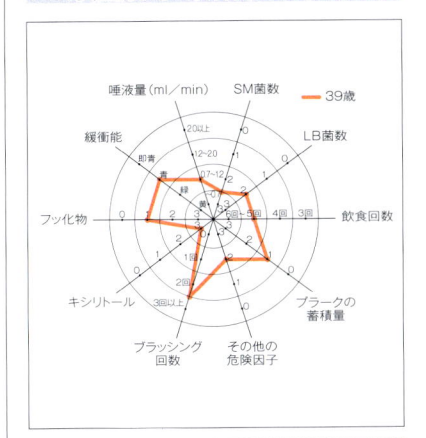

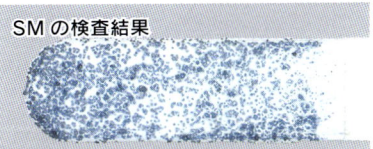

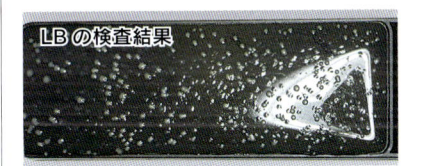

症例1-3-1e 唾液の量が少なめで、う蝕原性細菌の数も多い。カリエスリスクとしては非常に高い状態である。

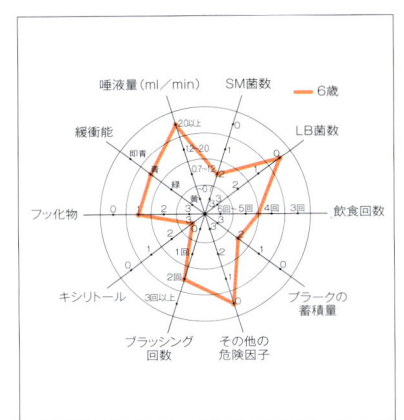

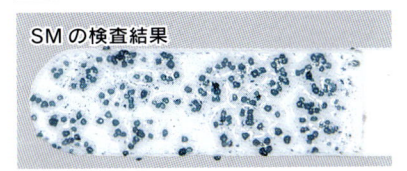

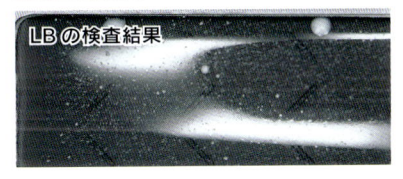

参考症例① ミュータンス菌がやや多い。キシリトールの使用などを勧めてコントロールを図ると同時に、ホームケア、食習慣を正しくするように指導することが重要。

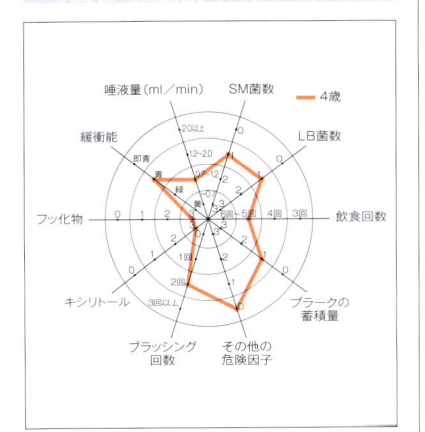

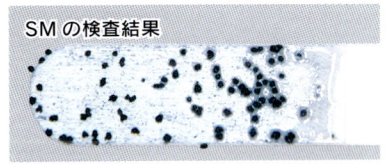

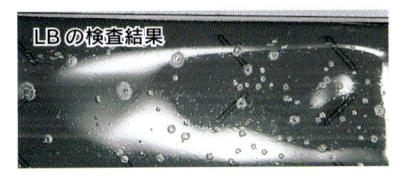

参考症例② 家族単位でメインテナンスしていると、生活パターンに関する指導などは効率的に行える。唾液量については唾液腺の成熟度の問題もあるので、10歳ごろに再検査を行うこともある。

2）『う蝕』に対する治療か、『う窩』に対する治療か

それでは、いったい何が足りなかったのであろうか？ それは、『う蝕とは、歯牙硬組織に実質欠損を起こさせる疾患である』という認識であろう。この認識に立って考えると、修復処置は『単に破壊された組織を人工物で置換することにすぎない』と理解することは難しいことではない。疾患の本質を見失ったまま、修復処置がくり返されたことによって、**症例1-3-1**の口腔内はここまで破壊されてしまった。これは、『う蝕≠う窩』と考えることで理解しやすくなるだろう。

『う蝕』とは、脱灰と再石灰化のバランスが脱灰に偏っている状態を意味し、この状態が長期間継続した結果生じた組織破壊が『う窩』である。この患者には修復処置がくり返されているが、う蝕に対する治療はまったくなされていない。この患者には、う蝕に関する診査・診断と、それに基づく治療が求められる。つまり、脱灰、再石灰化のそれぞれに関与する因子を把握し、再石灰化が脱灰を上回るように口腔内環境を整備していく必要がある。このう蝕の診査がいわゆるカリエスリスクアセスメントで、う蝕原性細菌、唾液、食習慣などについての情報を把握することである。

症例1-3-1のカリエスリスクプロフィールは**症例1-3-1e**のとおりである。う蝕原性細菌が非常に多く、リスクの高い状態であった。この状態を改善するために、キシリトールガムを毎食後噛むように習慣づけることを指導した。当然、継続的なメインテナンスも必須である[1]。それでもさらに唾液分泌量が減少し、う蝕のコントロールは難しくなった。

Chapter 1 う蝕とはどういう疾患か 43

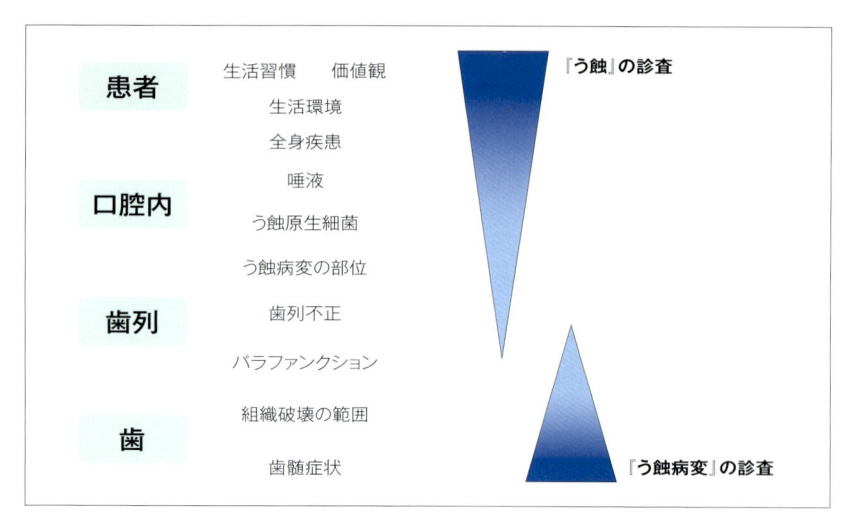

図1-3-1 う蝕のコントロールにあたっては、『疾患』そのものを大きな視点から、『病変』の状態をより局所的な視点から把握していくことが重要である。

3) う蝕は局所の診査・診断では不十分である

『疾患を考える際には、局所だけではなく患者全体を診るように』とは、これまでに言い尽くされてきたことである。

う蝕では、個々の病変の進行程度をエックス線写真などで把握し、歯髄症状などを考慮して、歯内療法あるいは歯髄保護の必要性を判断し、残存歯質や歯列、咬合関係などを参考に修復方法を決定する。ここまでが局所に関する診断になる。つまり『う窩』の診査・診断である。

それに対し『う蝕』の診査・診断は、患者全体を診るということになるだろう。患者全体を診るにあたっては、う蝕という疾患の性質上、患者の生活環境や習慣、価値観なども考慮する必要がある。このような治療技術では改善できないような要因が関与しているため、う蝕のコントロールは難しいといえる。ここで必要になるのは、高血圧や糖尿病のような慢性疾患に対するのと同様のアプローチである。具体的には、時間経過とともに変化する生活背景などの情報を収集しながら、歯面に形成されたバイオフィルムの除去を継続していくことが基本になる。

う窩に対する外科的なアプローチとともに、う蝕に対する内科的な視点を持つことが、これからの歯科医療には求められる（**図1-3-1**）。

長期的な視点に立つと、修復治療のみをくり返すことに大した意味はない。逆に疾患に対する治療を意識しすぎるあまり、本来ならば必要な治療介入を手控えることも誤りである。疾患と病変の診査・診断をくり返しながら、時間軸のなかで治療計画を見直すことが非常に重要である[2]。

4) 家族単位で診ていくことの利益は大きい

う蝕に対するアプローチでもう1つ重要な視点は、家族単位でコントロール下に置くという考えかたである。とくに破壊が進んでいない子どもたちや若年者を、両親の口腔内の状態を参考にしながら守っていくことの意義は大きい。

症例1-3-1では長男（**参考症例①**）と次男（**参考症例②**）をメインテナンス下に置くことができた。次男はカリエスフリーの永久歯列を完成することができたが、兄弟とも中学入学のころからメインテナンス来院は途絶えている。

家族の場合、生活習慣に関するリスクを共有している場合も多く、家族単位でのアプローチが、個々の患者のリスクコントロールに相乗効果を生み出すことも期待できる。

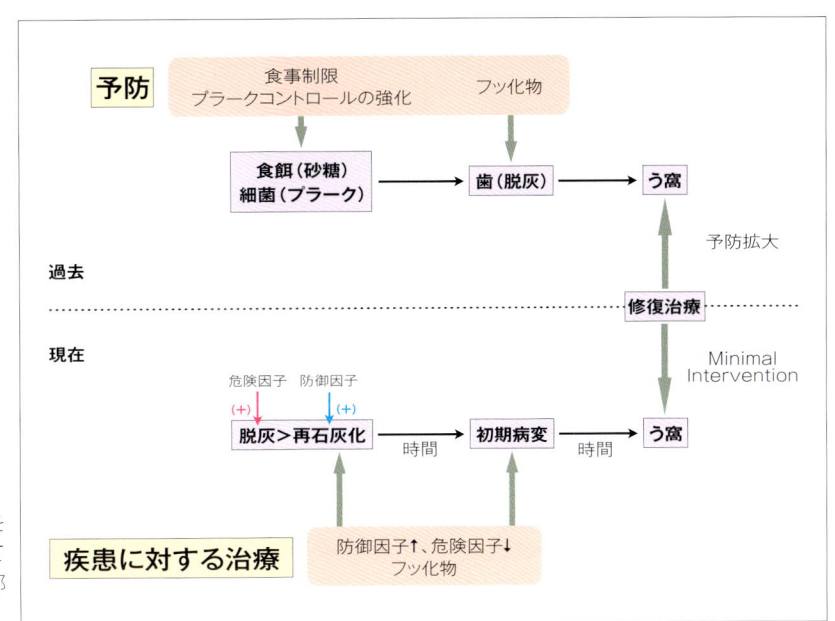

図1-3-2 疾患の病因論やnatural historyを考慮すると、これまで『う蝕予防』とされてきたものは、実は疾患に対する治療の一部であったことが理解できる。

2. 時間経過のなかで判断する初期う蝕病変

　実質欠損を伴ううう蝕病変が減少している背景には、フッ化物の普及などによる病変の軽症化が存在していると考えられる（Chapter 1-2参照）。白斑病変のような修復治療を必要としない病変は、日常臨床のなかでも珍しくない。

　初期う蝕病変のマネジメントにおいては、修復が必要であるかどうかの判断、カリエスリスクの把握と改善、病変の再石灰化処置とモニタリングが必要となる（それぞれの詳細については、Chapter 3-4に詳細に解説）。

　筆者は、実質欠損を伴わない初期病変については、時間経過のなかで介入するかどうかの診断の精度を上げるように心がけている。再石灰化を促すような対策を講じながらの経過観察なので、仮に修復処置が必要になったとしても、最小限の歯質の削除で処置できると考えている（46ページ**症例1-3-2**参照）。

　初期う蝕病変のマネジメントの成功には、患者に継続的に来院してもらえるかどうかが鍵となってくる。そのためには、個々の患者に病態に関する情報を客観的に伝え、歯科医療従事者と患者の役割分担を明確にしなければならない。リスク軽減のために何ができるのかをディスカッションし、共通の目標を設定して、お互いの責任を果たしていくことができれば理想的である[3,4]。う蝕は、歯周病よりも患者のコンプライアンスが大きく影響する疾患である。

3. 理想的なう蝕治療とは

　48ページ**症例1-3-3**は、乳歯列のときから定期的なメインテナンスを欠かさず、修復治療の経験のないまま成人を迎えた女性である。理想的なう蝕治療とは、外科的侵襲を加えなくてもよいように介入することであると考えている。このような介入は、予防ではなく、疾患の成立プロセスに対する治療であるということを強調しておきたい（**図1-3-2**）[2,5]。

Chapter 1　う蝕とはどういう疾患か　45

症例1-3-2
カリエスリスクをコントロールすることにより、初期う蝕病変に対して慎重に対応している症例

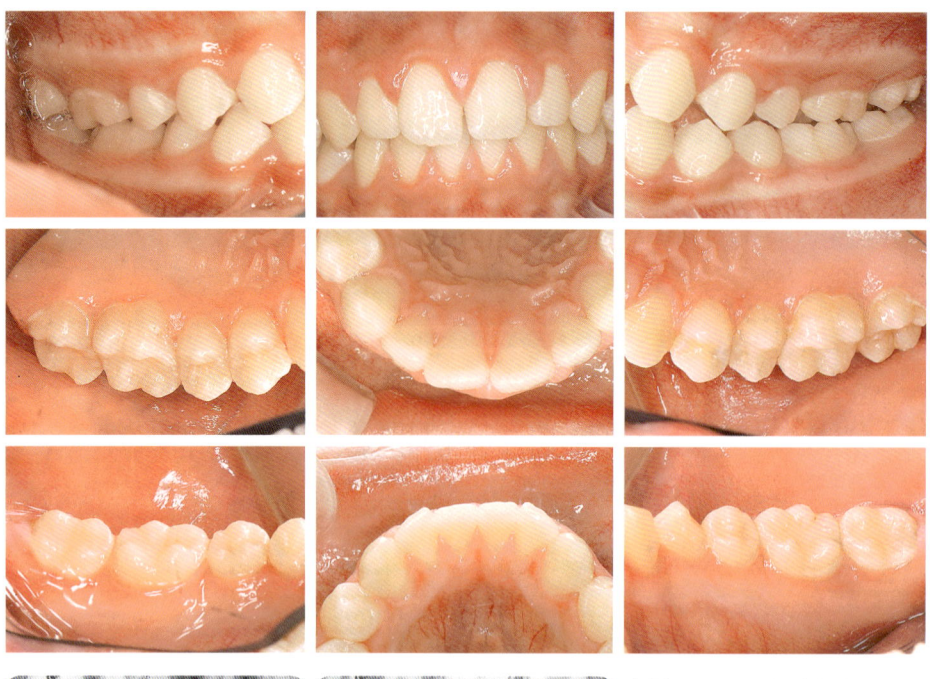

初診来院時14歳・男性。4 5の痛みを訴えて来院した。

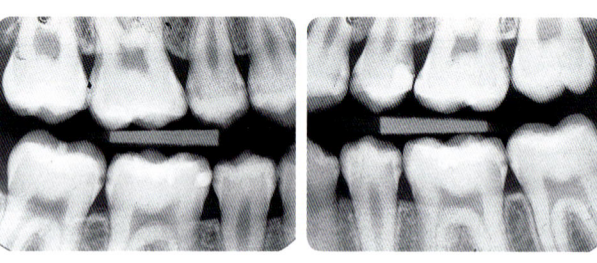

症例1-3-2a 初診来院時の口腔内写真とエックス線写真。中学3年生。ホームケアが不十分で、歯肉の炎症と白斑病変が特徴的な口腔内である。エックス線写真では、臼歯部隣接面に多数の初期病変が認められる。主訴である4 5の病変については、コンポジットレジン修復を行った。他の病変については、すでに象牙質に達しているものもあるが、実質欠損が認められなかったため、カリエスリスクの改善、口腔衛生指導、食習慣のアドバイス、フッ化物の使用などで経過観察することとした。

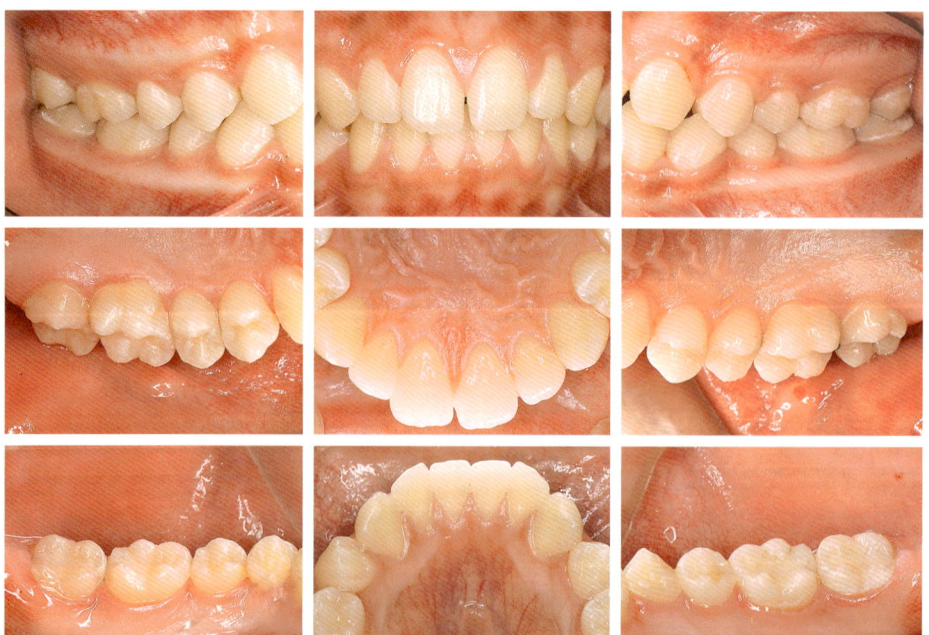

症例1-3-2b メインテナンス来院時の口腔内写真。受験が終わり、食生活やホームケアも向上し、歯肉の炎症も消退した。メインテナンスにも応じている。4の近心隣接面に初期病変の進行を認めたため、コンポジットレジン修復を行った。

症例1-3-2c 初診来院時の食事の問診表。食習慣とホームケアのタイミングを患者自身に記入してもらう。問診だけでは見えにくい問題点が浮かび上がってくることも少なくない。

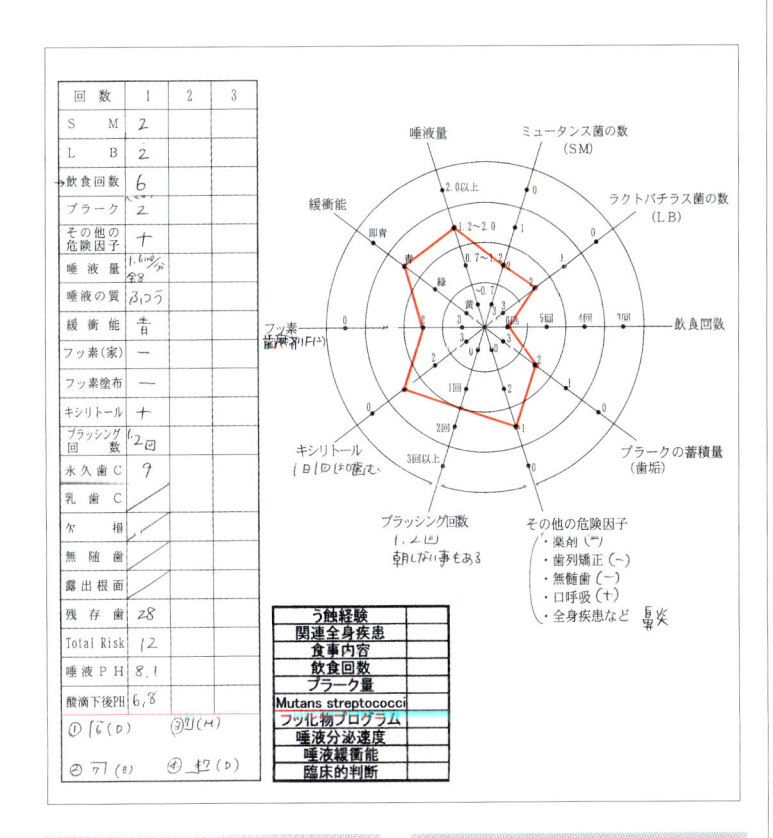

症例1-3-2d 初診来院時のカリエスリスクチャートとう蝕原性細菌の検出結果。同様の図に担当歯科衛生士がアドバイスなどを記入し、患者にリスクについて詳細に説明している。

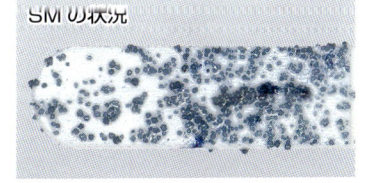

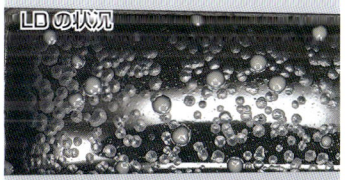

Chapter 1 う蝕とはどういう疾患か

症例1-3-3
定期的なメインテナンスを欠かさず、修復治療の経験のないまま成人を迎えた症例

初診時4歳・女性。検診を希望して来院した。

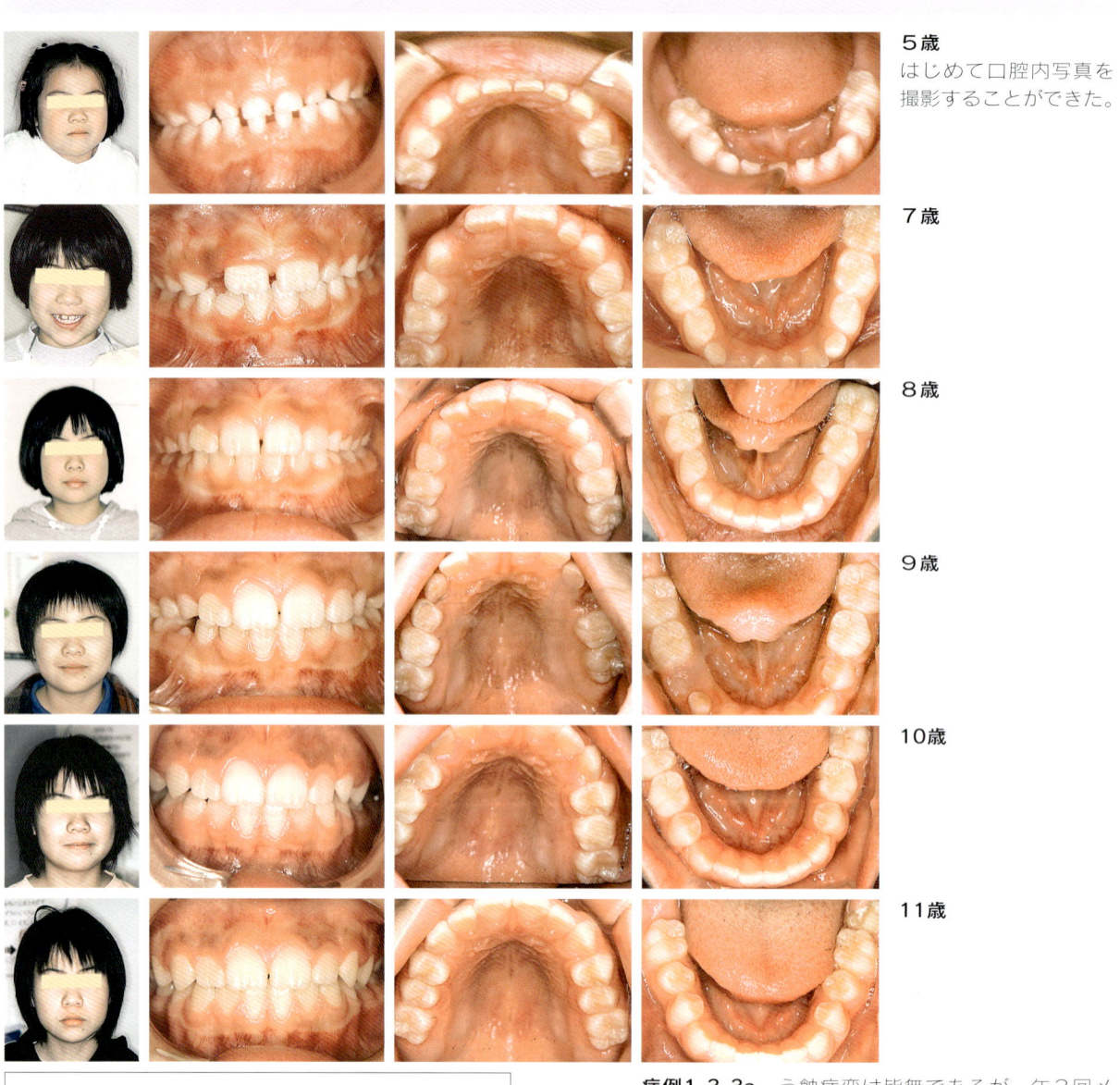

5歳 はじめて口腔内写真を撮影することができた。

7歳

8歳

9歳

10歳

11歳

症例1-3-3a う蝕病変は皆無であるが、年3回メインテナンスに欠かさず来院し、カリエスフリーの永久歯列を獲得した。

症例1-3-3b 5歳時のカリエスリスク検査で唾液のパラメータに弱点を認めたので、10歳時に再検査を行い、改善を確認している。この改善は、唾液腺の成熟によるものであると考えている。

48　Chapter 1　う蝕とはどういう疾患か

12歳

16歳

20歳

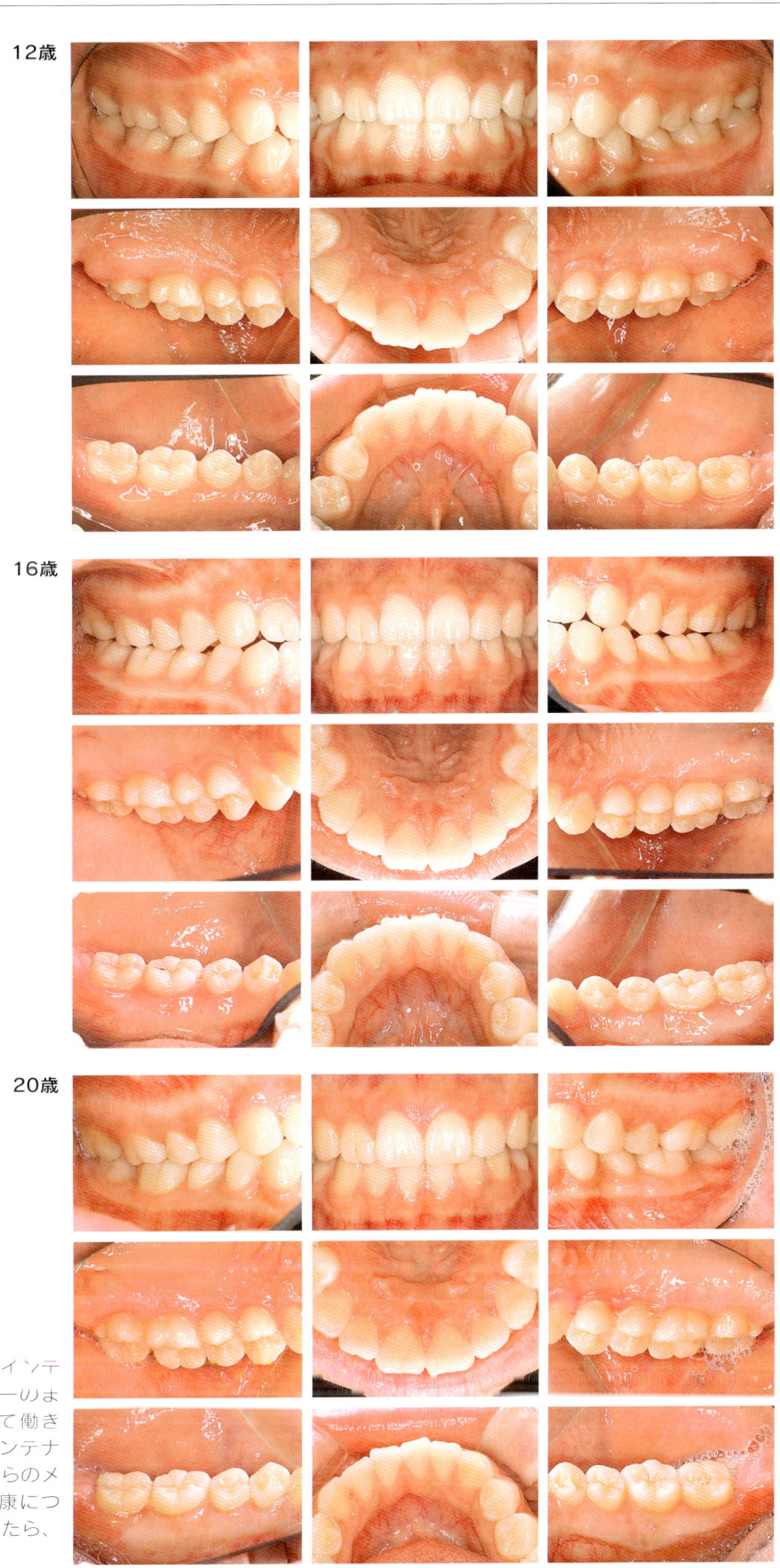

症例1 3 3c 小学校卒業後もメインテナンスを継続し、カリエスフリーのまま成人を迎えた。養護教諭として働き始めた現在は、半年ごとのメインテナンスになっている。幼少のころからのメインテナンス来院を通じて、健康について何かを感じてくれたのだとしたら、とてもうれしいのだが……。

Chapter 1 う蝕とはどういう疾患か 49

CHAPTER 2

カリエスリスクアセスメントとリスクの重みづけ

　一般臨床医が『カリエスリスクを把握して、う蝕という疾患をコントロールする』という考えかたに触れ、それを実践し始めたのは、今から約15年前である。この概念で特筆すべきことは、『う蝕≠う窩』としたことであった。つまり、う蝕とは『脱灰と再石灰化のバランスが脱灰に偏っている状態』であり、う窩は『その結果として歯に生じた組織破壊』ということである。したがって、修復治療によって歯の形態を回復したとしても、疾患そのものが解決されていなければ、う窩が再び生じることも不思議ではない。
　カリエスリスクの概念は、『疾患としてのう蝕』にアプローチするために提唱されたが、臨床的には、う蝕原性細菌、唾液分泌量、緩衝能、摂食回数などを調べることにより『リスク要因を把握して改善すること』が主体となる。
　本章では、臨床現場におけるカリエスリスクの概念の意義を再確認するとともに、近年重要視されるようになってきた『リスクの重み』について考察する。

Chapter 2-1 鼎談

カリエスリスクをどう考慮するか
－リスクの把握からリスクの重みづけへの転換－

今里 聡・林 美加子・伊藤 中

1. なぜ8年間でここまで崩壊してしまったのか

今里 症例2-1-1の初診来院時と再初診来院時を比較すると、多くの初期う蝕病変が進行し、また多くの部位で修復されていますね。

伊藤 初診時では多少危険な部位はありましたが、リスクコントロールができれば十分維持できると私は判断していました。そこでリスクに関する情報提供を行っていましたが、メインテナンスには来院されませんでした。
　この患者さんは『ミュータンス菌が多く、唾液分泌量は少ない』というハイリスク者でしたが、初診来院時のう蝕経験を見ると、どちらかというと『平均よりもすこしいい状態』だと思います。つまり、この患者さんはギリギリのところで均衡を保っていたのではないでしょうか。それゆえ、ちょっとした生活習慣の変化でコロッとマイナスの方向に傾いてしまった、という感じがします。
　実際、再初診までに結婚・出産を経験され、またシェーグレン症候群の診断を受けていることから、生活環境・習慣に大きな変化があったと想像できますし、それに対応したリスクコントロールが行われなかった結果、口腔内の崩壊をくい止めるための『最後の壁』を突き破ってしまったのではないかと思います。

今里 修復された結果しかわかりませんので確実なことはいえませんが、前歯の歯頸部の変化を見ると、環境が相当変わってしまったことは推察できます。

林 歯科衛生士が、唾液を増やすための策やミュータンス菌に対する警戒などをきちんと情報提供しているにもかかわらず、この患者さんは削って治すことを選択され、結果的に崩壊を食い止めることができませんでした。二次う蝕が生じているところも見られるのは、非常に残念ですよね。

今里 この患者さんは、カリエスリスクについての関心は低かったのでしょうか？

伊藤 カリエスリスク検査を受けたということは、興味はあったと思います。しかしあくまでもそこまでだったのでしょう。
　この患者さんに限らないことですが、最近私は、『私たちが思うほど患者さんはリスクについて理解しきれていない』と感じています。リスクについて説明するとその場は理解するのですが、それが『どの程度の重みの話なのか』ということについては、いまひとつピンと来ないようです。
　私は、カリエスリスクはそれな

症例2-1-1
初診後、8年間来院が途絶えた症例

　　初診来院時27歳、再初診来院時35歳・女性。「8が痛い、少ししみる」を主訴に来院した。ミュータンス菌はやや多く（カリエスリスクの詳細は55ページ参照）、また唾液量は1分間に0.4mlときわめて少ない（自覚していない）。
　　初診時は5遠心のう蝕治療ならびに8の抜歯、全顎的な歯周治療を行ったが、その後メインテナンスには来院されず、35歳で再初診来院。初診から再初診までの約8年間に、結婚・出産を経験し、またシェーグレン症候群の診断を受けている。この間、他医院にて修復処置のみを受けていた。

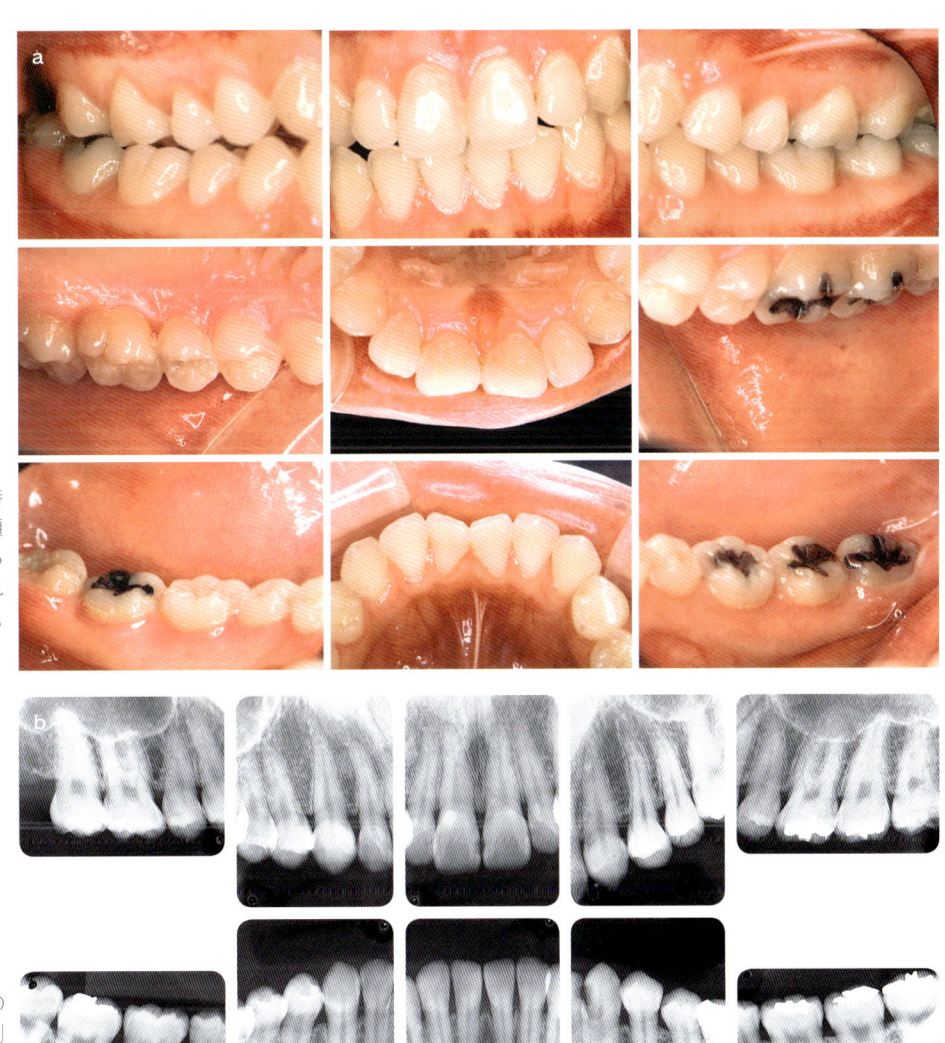

症例2-1-1a 初診来院時の口腔内写真。上顎左側頬側面などに白斑病変がみられるが、破壊の程度はそれほど大きくないと判断した。

症例2-1-1b 初診来院時のエックス線写真。危険と判断できる部位もあるが、リスクコントロールを行うことで維持できると判断した。

　りの時間を経て実際の口腔内の破壊に結びついてくるのではないかと思っています。それゆえに、初期のう蝕の患者さんに、「これとこれが悪い」とリスクについての説明をしても、「本当に悪いの？」といった低い警戒心しか抱かないのかもしれません。

　また10年程前では、「どうして削って治療してくれないのですか？」と言われる患者さんも結構いらっしゃいました。この患者さんがこれだけ修復処置を受け続けてきたのも、もしかしたら、修復処置を受けることによって得られ

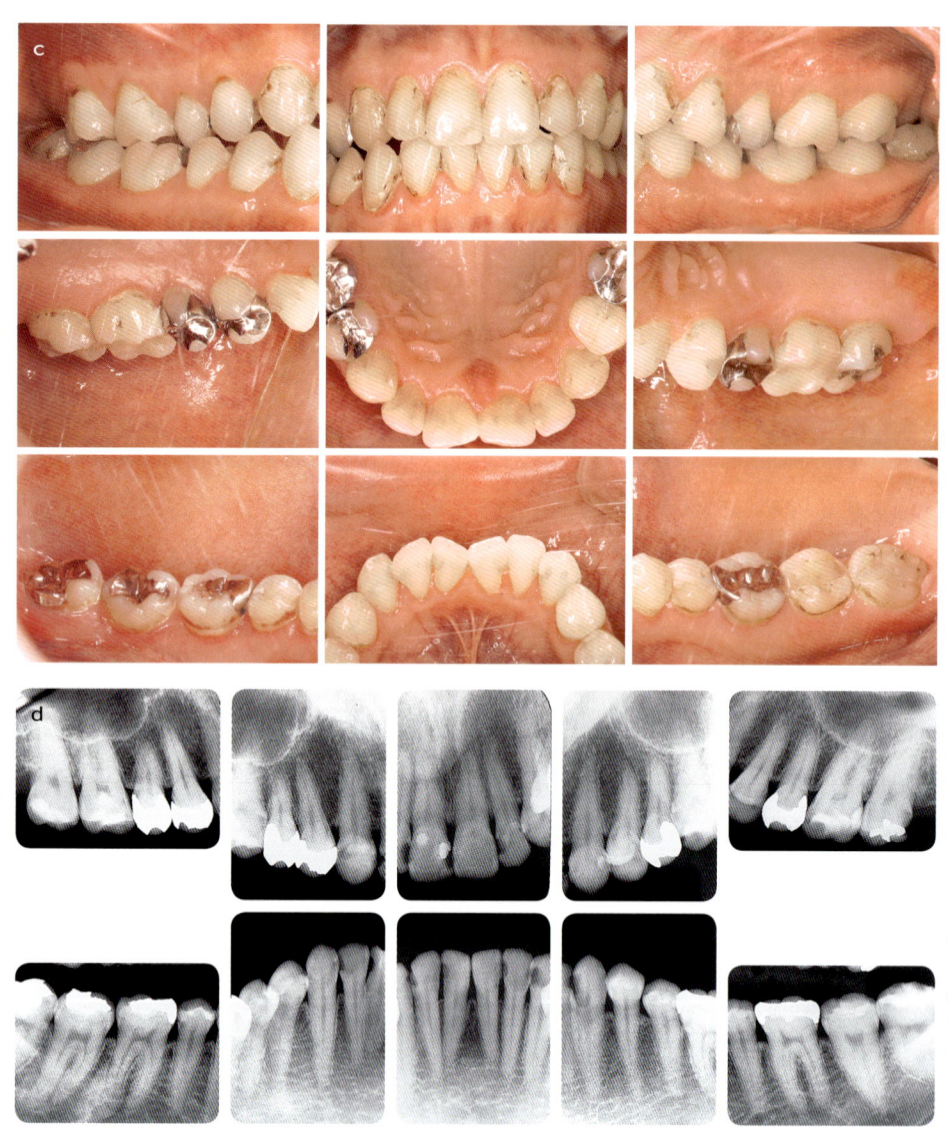

症例2-1-1c 再初診来院時（初診来院時より8年後）の口腔内写真。初診時に初期病変だったところは実質欠損となった。8年間、他医院にて多くの修復を受けてきたことがわかる。再初診時の主訴は「1」が欠けた」。

症例2-1-1d 再初診来院時（初診来院時より8年後）のエックス線写真。上顎前歯部隣接面のう蝕が進行している。下顎前歯部隣接面など多数歯が修復されている。

る安心感がその理由だったのかもしれません。

　せっかくカリエスリスクを把握して情報提供しても、実際に行動に結びつけることができない——これは本当に難しいところです。

林　10年前に「この初診時の脱灰病変を積極的に再石灰化させてやろう」と考えていた歯科医師は、きっと少数派だったでしょう。むしろ10年前は、『どこまで削ったらいいかわからない』という時代でしたから。

伊藤　症例2-1-1は、『リスクを考慮せずに単なる修復治療を刹那的にくり返しているだけでは、う蝕という疾患には対応できない』ということを如実に表わしていると思います。ローリスク者では顕著な変化は現れてこないかもしれませんが、ハイリスク者では大きな組織（歯質）破壊を起こしてしまう可能性があるのではないか、と考えています。

今里　『リスクコントロールされていなかったらどのようになっていたか』や『リスクコントロールを伴わない修復治療の価値』を議論するうえで、この**症例2-1-1**は示唆に富んでいると思います。

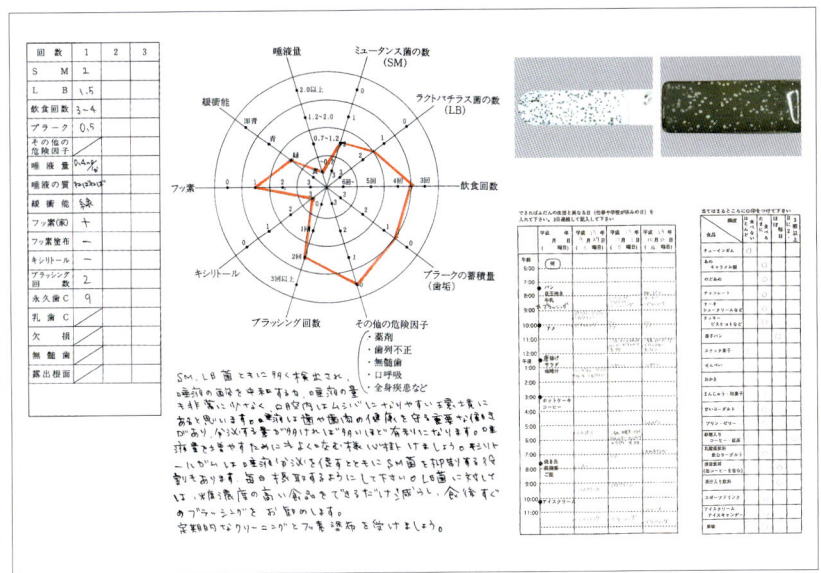

症例2-1-1e 伊藤歯科クリニックでカリエスリスクテストを受けた患者に渡される報告書。この患者のカリエスリスク状況と、歯科衛生士による情報提供内容が記載されている。

2. リスクを把握する時代から、リスクの重みを重視する時代へ

伊藤 先ほど「患者さんはリスクがどの程度の重みなのかわからない」と言いましたが、実は10年前は、う蝕の病因論を駆使しても「リスクがありますよ」と伝えることしかできませんでした。つまり、『これは悪い』、『これも悪い』と1つ1つの項目についてリスクを示すことはできても、『両者が重なるとどうなるか』といったことはほとんど明らかになっていなかったのです。

ですからこの患者さんにも、「あれもそれも、そしてこれも悪いから改善しなければならない」という話をするのが精いっぱいで、もっとわかりやすく「これとこれがそろうと非常に危険だから、ターゲットをここに絞ろう」といったメッセージを送れなかったことも、患者さんがピンと来なかった一因かもしれません。

林 リスクの存在を発信するだけではなく、そのリスクがどのような重みをもっていて、あなたにどんな影響を及ぼす恐れがあるのか——たとえば「ミュータンス菌が多くて唾液が少ない場合は、唾液が重症化要因である」と明確な根拠に基づいて情報提供できれば、患者さんにとってもわかりやすい目標となりますからね。

伊藤 まさにそう思います。この10年で、各カリエスリスクの重みづけが明確になってきました。5年ほど前から行っている林先生との共同研究でも、カリエスリスクの相互関係が見えてきています。これらに鑑みると、カリエスリスクを把握し情報提供する時代から、リスクの重みを反映したアプローチを展開していく時代にシフトしていかなければならないと私は考えています。

今里 伊藤歯科クリニックでは、リスクの重みを重視したアプローチを展開することで、マネジメント上なにか変化がありましたか？

伊藤 具体的には Chapter 2-4 にて解説しますが、これまですべてのリスクを同じ『1』の大きさで見ていたものを、『これは1、これは0.3、これはまったく関係なし』のように判断することができるようになりました。その結果、本当に危険な状況下にある患者さんの見極めがつきやすくなりましたし、必要以上の説明や指導をしなくてもよくなりました。

今里 えてして、できるだけ多くの情報を提供することが最善の行為だと思い込みがちですが、リスクの重みづけに基づいた本当の意味で適格な指導をしていくことが、ボトルネックの解決になると言えそうですね。

Chapter 2-2

カリエスリスクアセスメントの概要

伊藤 中

疾患としてのう蝕の治療、つまり『再石灰化が脱灰を上回る』ようにしていくためには、
- 何が問題であるかを把握（診査、診断）する
- 改善策を立てる

というステップを踏んでいかなければならない。個々の患者にとって何が必要であるかを調べることで、より効率が高く過不足のない改善プログラムの立案が可能になる。改善プログラムは、患者の行動変容を必要とする場合が多く、患者にとって無理のない内容であることが重要なのである。

1. なぜリスクアセスメントなのか

直接的な因果関係が明らかな要因（原因）の存在している疾患においては、原因の有無を調べ、原因が認められれば、それを解消することによって疾患の治療や予防が成立することになる。その疾患が急性疾患であれば、問題は解決である。

では、う蝕はどうであろうか？う蝕には、病変の発生に直結するような要因は存在していない。う蝕の最初の病因モデルは、『Keyesの輪』[1]（図2-2-1）であろう。これは『細菌、宿主、基質のすべてがそろったときにのみ、う蝕病変が発生する』ということを説明したモデルであったが、3要因がそろっていてもう蝕病変を発症しない個人は存在している。このことは、少なくともこれらの要因が疾患の発症にとって必要ではあるが、それだけでは十分でないこと、他にも考慮しなければならないリスク要因*や防御的に働く要因の存在を示唆している。

Keyesの輪の時代には、病因論の一部しか解明されておらず、そこに含まれている要因を『原因と結果』的な考えかたで整理したものであるといえるだろう。現在では多くの研究からリスク要因や防御的要因が明らかにされ、それらが Fejerskov[2] によって『リスク要因と発症のしやすさ』という観点で表現されている（図2-2-2）。このモデルの特徴は、病変発生に要する時間の要素を考慮している点にある。

* **リスク要因**とは、疾患などの好ましくない事象が起こる確率を増大させる要因と定義できる。つまり、疾患の直接的な原因ではないので、リスク要因の存在が必ずしも疾患の発症を意味しない。

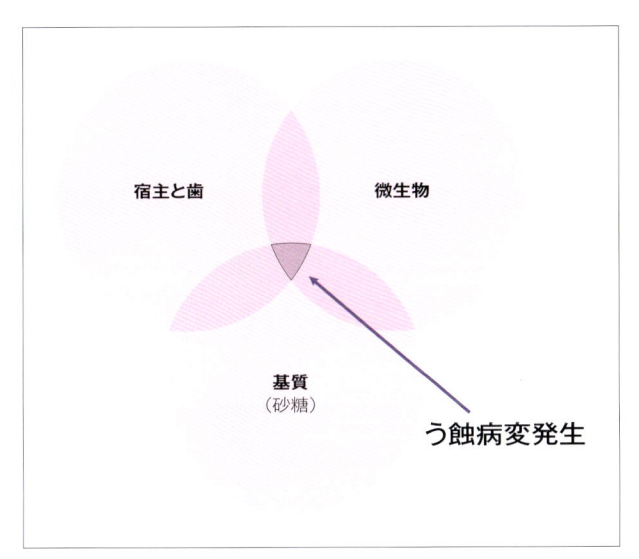

図2-2-1 『Keyesの輪』は、う蝕の成り立ちを示した最初のモデルである。このモデル自体は画期的なものであったが、それゆえに砂糖制限とブラッシングという『う蝕予防』の考えかたに大きな影響を与えた。

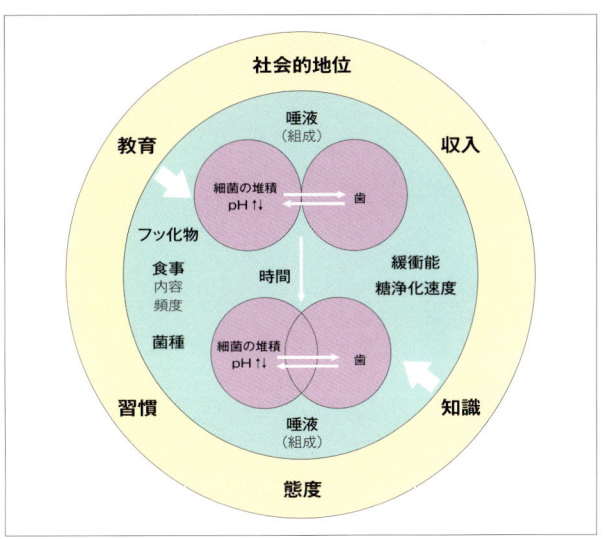

図2-2-2 現在のモデルでは、う蝕病変の発症には防御因子を含むより多くの因子が関わっていること、さらには時間の概念が加わったことが重要である。こう考えると、従来のう蝕予防は疾患としてのう蝕に対する治療の一部に過ぎなかったことが理解できる。(Fejerskov[2]より引用改変)

直接的な原因が存在せず、多因子が疾患の発症のしやすさに関与し、慢性疾患的な性質を有するう蝕のコントロールにおいては、患者に関してできる限り多くの情報を集め、リスク要因を可能な限り軽減し、防御的要因を増やしていくことが求められるのである[3]。

2. リスクアセスメント項目

1) 視診、口腔内写真、デンタルエックス線写真

カリエスリスクアセスメントというと、唾液などを検体として、細菌関連のパラメータについて調べる検査のことを意味すると考えられがちである。しかしまず重要なことは、唾液検査などが必要であるかどうかの判断を下すことである。そこで最初に行うことは、口腔内写真の撮影も含めた視診、デンタルエックス線診査による口腔内の状況の把握である。この段階で、以下に解説する①〜④の情報整理を行う。

なお、口腔内を精密に観察するためには、明るい照明のもとで、個々の歯をよく乾燥させ、拡大視野で観察するのが理想である。また口腔内写真は、全顎を規格化して撮影することが重要である。規格化された口腔内写真を経年的に比較することにより、歯科医療従事者は多くの示唆を得ることができる。

エックス線写真は、パノラマではなくデンタルフィルムを使用して、成人の場合は全顎を、小児の場合は咬翼法を用いて病変の状態把握の一助とする。ここでも撮影方向やフィルムの位置づけを規格化することで、経年的な比較が可能となり、初期病変の経過観察が的確なものとなる。エックス線写真は頰舌面の病変は捕捉しにくいが、隣接面の病変については視診、口腔内写真よりも検出しやすい。口腔内写真とエックス線写真を組み合わせることが不可欠である。

①う蝕病変の有無

修復治療を要する病変だけでなく、初期病変の有無についても慎重に観察する。病変の存在は脱灰が優位になっている可能性を示唆するものである。また、病変の部位についても注意を払う。たとえば、本来ならばう蝕病変が発生しにくいような下顎前歯部や下顎臼歯部舌側面などに病変が認められた場合には、何らかの重大なリスク要因の存在を疑う(**症例2-2-1**)。

症例2-2-1
ハイリスクでありながらコンプライアンスが得られず、脱灰が続いている症例

初診時17歳・女性。きわめてカリエスリスクの高い状態で、白斑病変は下顎大臼歯部舌側にまで及んでいる。大学入試などでメインテナンスに来院せず、ホームケアやキシリトール、フッ化物の使用などの指示にも、あまりまじめに従わなかった。(右ページに続く)

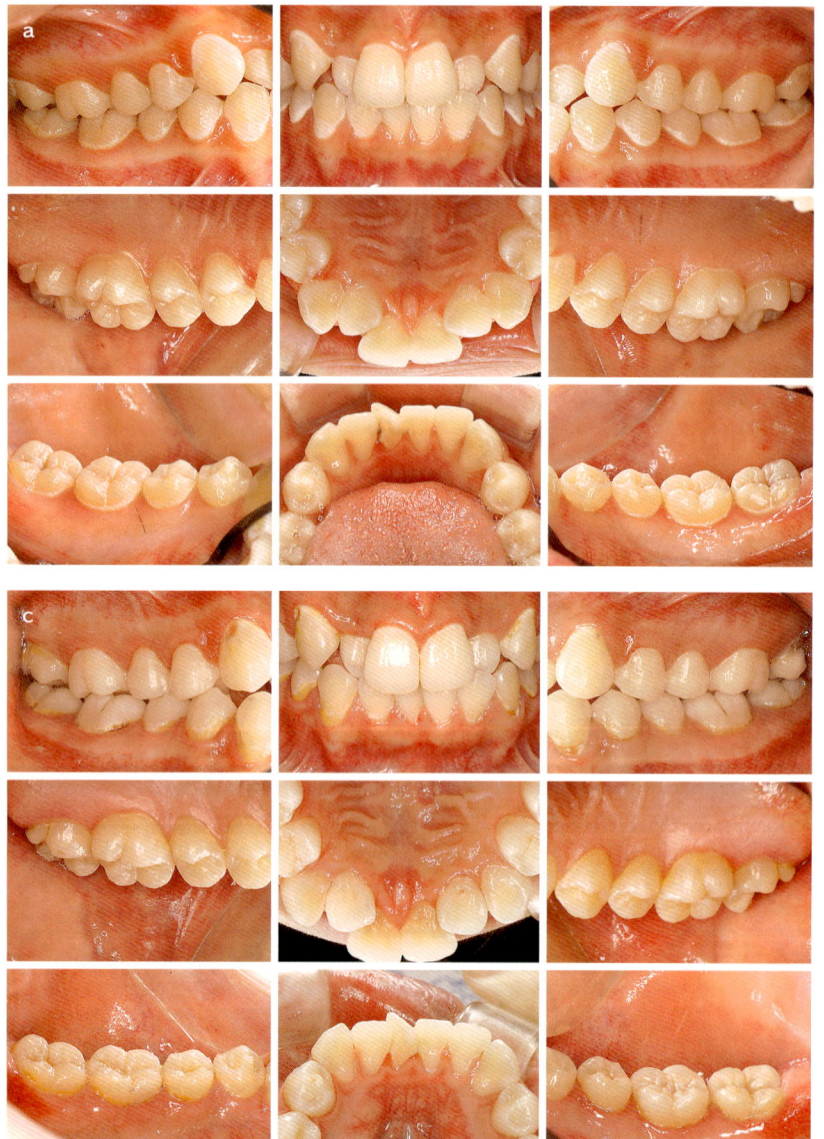

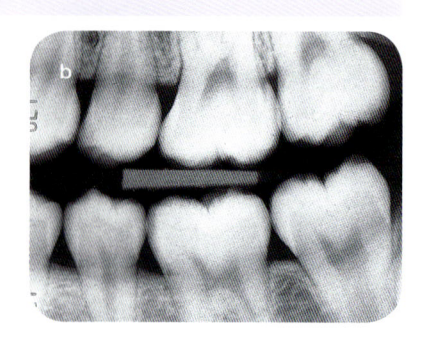

症例2-2-1a、b 初診来院時の口腔内写真およびエックス線写真(17歳)。大学受験を控えた進学校の生徒で、夜食を食べながら勉強するなど食生活の乱れが目立ち、下顎大臼歯部舌側にまで白斑病変が認められた。

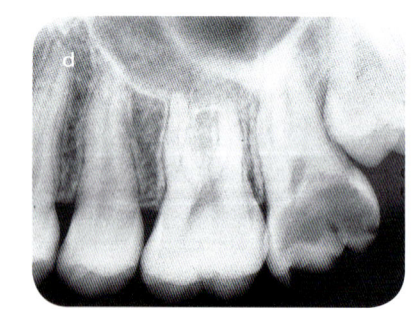

症例2-2-1c、d 再初診来院時(初診来院時より2年6か月経過時)の口腔内写真およびエックス線写真(20歳)。初期病変のなかには進行して実質欠損を生じてしまった部分がある。特に7は歯髄に近接するところまで進行した病変になってしまった。

②う蝕経験(DMFT)の把握

第1章でも述べたとおり、DMFTと年齢の情報を組み合わせることにより、若年齢層のハイリスク者と高年齢層のローリスク者の見当をつけることができる。

③プラークの付着状況

ホームケアの状況を評価する。特定の部位に多量のプラークが認められる場合には、その原因を考察しなければならない。

単純にホームケアの技術的問題であれば口腔衛生指導で解決が図れるが、ホームケアだけがプラークの付着状況に影響を及ぼすのではないことも、頭の片隅においておく必要がある。たとえば前歯部唇面に特に多量のプラークが認められるような場合、口呼吸していることが多い。

その結果、20歳で7の実質欠損を主訴に再来院することとなってしまった。7治療後、来院は途絶えている。口腔に対する健康観の低さも大きなリスクである。

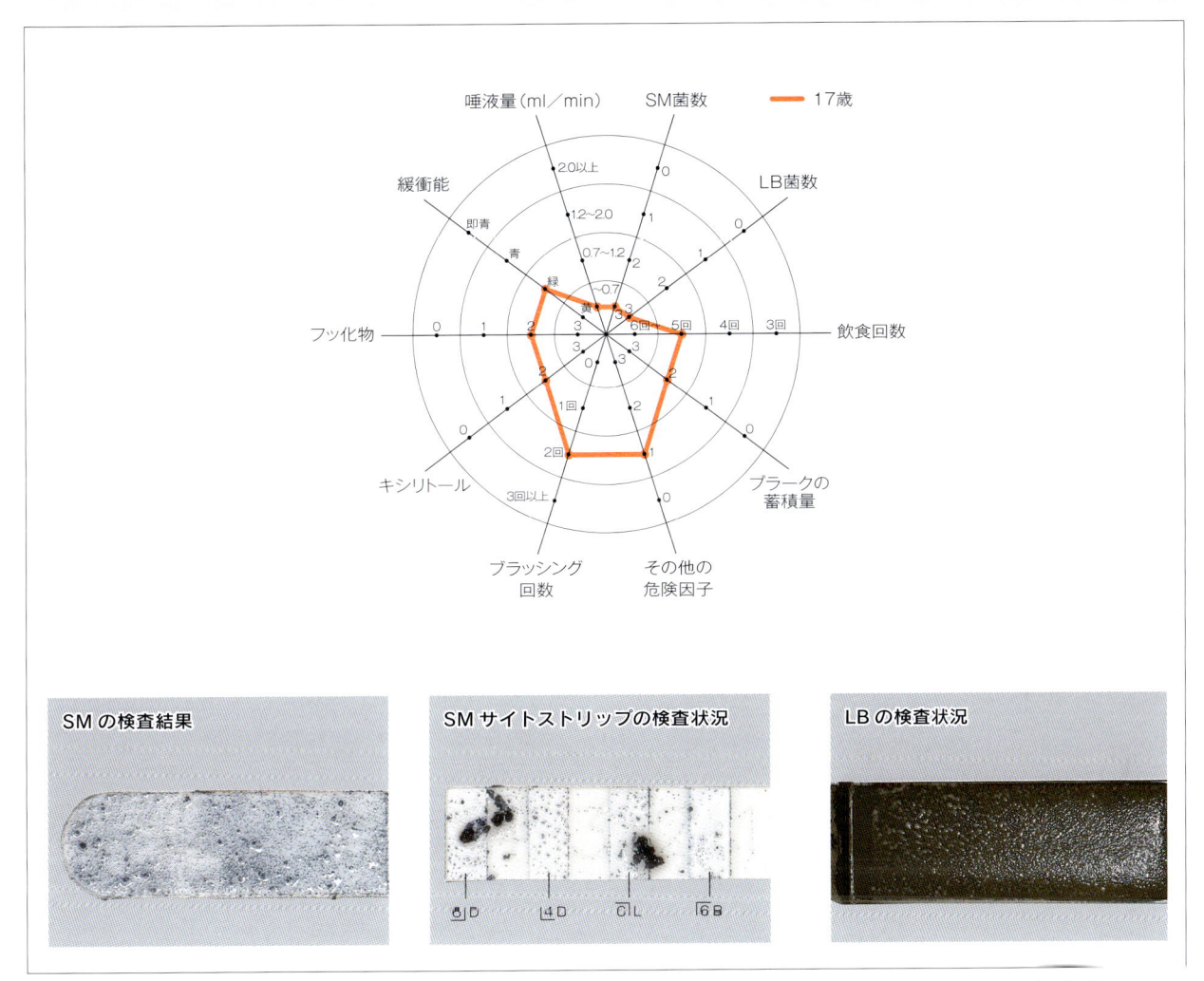

症例2-2-1e カリエスリスクの状態。細菌のリスクが非常に高い。飲食回数は5回と問題なさそうであるが、摂食パターンが望ましくないパターンであった。

　さらに、プラークコントロールの達成度とう蝕経験の対比も行う。つまり、プラークコントロールが良好であるにもかかわらずう蝕経験が多かったり、修復を要する病変が認められたりする患者においては、何らかのリスク要因の存在を疑う。逆にプラーク量が多いにもかかわらず、う蝕経験が少ない場合には、おそらくはローリスクであろうと見当をつける。

④口腔粘膜の乾燥状態

　う蝕に対する生体の防御機構である唾液についての評価である。唾液分泌量の減少がある場合には、口腔粘膜の乾燥が認められる。

　乾燥が疑われる場合、デンタルミラーを頰粘膜に数秒つけた後に、ミラーと頰粘膜が容易に離れるかどうかで、唾液分泌量を測定しなくても口腔乾燥の有無が簡易に判定できる。ミラーと頰粘膜が離れない場合には、口腔乾燥があ

り、カリエスリスクも高いのではないかと推測する。

2) 問診

口腔内の状況把握の後は、問診による情報収集を行い、歯、口腔に対する価値観や、全身疾患、ライフスタイル、歯科治療の既往などについての情報を得る。

この段階で集められた情報は、患者のナラティブ（Narrative 物語）*に関するものであり、カリエスリスクの改善、治療後のメインテナンス計画の立案にあたっては非常に重要なものである。そしてこれらの情報は、メインテナンスのなかでアップデートされていかなければならない。各ライフステージにおいて、どのようなイベントが起こりえるのか、そしてそれらが患者の食生活などにどのような影響を及ぼしうるのか、私たちはつねに想像力を働かせながら、目の前の患者と接していかなければならない。

①歯、口腔に対する価値観など

海外の多くの研究で、社会経済的地位がカリエスリスクの1つとして取り上げられ、う蝕病変の発生に関連していることが示されている。このような情報に関しては、患者にあからさまに質問することのできない項目も含まれているため、会話のなかから患者の思いや背景を汲み取っていくことが必要になる。

この際に役に立つのが、診査資料である。特に口腔内写真は患者に強い印象を与え、かつ具体的で理解がしやすいため、患者自身が思いを口にするきっかけとなることも多い。口腔内写真をエックス線写真とともに提示し、疾患の成り立ちを説明したり、治療計画についてディスカッションすることは、これからの歯科医療に必須のステップである。診査資料が歯科医療従事者だけのものではなく、まず第一に患者自身のものであることを肝に銘ずるべきである。

②全身疾患

全身疾患とう蝕の関わりかたについては、2通りが考えられる。1つはう蝕の病因メカニズムに影響を及ぼすもの、そしてもう1つはホームケアを困難にしてしまうような状況である。

前者でしばしば遭遇するのが唾液分泌抑制である。シェーグレン症候群が有名であるが、頭頸部への放射線照射や糖尿病などでも唾液分泌減少が起こりうる。また特定の薬剤を日常的に服用している場合、薬剤のなかに口渇を副作用としているものがないかどうかのチェックも重要である。さらに多剤を服用している場合には、それだけで口腔乾燥を起こしやすくなることも報告されている。薬剤を服用しているからといって必ず唾液分泌抑制が起こるわけではないが、薬剤による口腔乾燥が疑われる場合には、医科に処方内容の変更を依頼することもう蝕治療の一部である。

後者でよく遭遇するのは、何らかの理由による手指の運動障害である。このような場合は、『いかにすればホームケアの質を向上できるのか』を患者やその家族と相談していかなければならない。

③ライフスタイル

ライフスタイルにおいて特に注意すべきは食生活である。すでに知られているとおり、頻回にわたる飲食や就寝前の飲食などがカリエスリスクを増大させる。

若年者であれば、
- 受験生で夜食を摂りながら夜遅くまで勉強している
- クラブ活動でスポーツ飲料を頻繁に飲む
- ペットボトルのジュースなどを飲みながら遊んでいる

などといった生活パターンがよく聞かれる。ハイティーンの時期にう蝕病変が多発するのは、このような背景も影響しているのかもしれない。

成人においても、
- きわめて不規則な勤務時間で食生活が乱れている
- ガンなどで胃を摘出し一度に多くの量を食べられないので、頻

---

*EBM（Evidence Based Medicine）と NBM（Narrative Based Medicine）
近年、エビデンスという言葉がすっかり定着し、ややもすると科学的根拠を偏重する傾向すら感じられる。本来、EBMとは臨床疫学データを治療法選択の基準にするという考えかたである。しかしエビデンスは、個々の患者に適用するにあたって、その患者の生活スタイルや価値観などを考慮する必要がある。このような、病因とは直接的には関係ないと思われるような側面も含めて患者を全人的に理解していこうとするアプローチがNBMである。EBMとNBMは、お互いに補完しあうものである。

Column　一般開業医でもできる唾液減少への対応

現在では、ストレスや服用薬剤の増加、食生活の変化などのため、唾液が減少している人が増加しているといわれている。日常臨床においても、患者から「口が渇く」という訴えを聞くことも少なくない。唾液には自浄作用や再石灰化作用があり、唾液が減少するとう蝕になりやすくなる（図A）。ここでは、簡単に唾液分泌を促せる方法を紹介したい。

患者にはまずできるところから始めるよう指示することがポイントである。すぐに症状が改善する症例もあれば、改善に時間を要する場合もある。医療者側の強要はストレスになることから、焦らずに長い目で対応し続けることが大切である（図B）。

●生活習慣の改善

ストレスや口腔周囲の筋力低下に起因する唾液減少には生活習慣が大きく影響する。たとえば、細かい作業中に無意識にくいしばったりすることなども唾液減少につながる。唾液腺のマッサージなどはよく知られている方法だが、唾液腺だけでなく、肩や首をマッサージして筋肉をほぐす、深呼吸などで身体をリラックスさせることも有効である。

また、口渇のため常に飴をなめるという習慣もカリエスリスクを高める。飴をなめるのではなくキシリトール入りのガムを咀嚼するように変更することで、唾液の増加と歯の再石灰化を促すことができる。義歯などでガムをかめないという患者には、昆布やスルメなどをすすめる、野菜などの切りかたを大きめにして咀嚼する機会を増やす、といったことも有効である。

また、唾液の過剰な蒸発もカリエスリスクを高めることから、糖分を含んでいない水分をこまめに摂取する、鼻呼吸を意識する、閉口をうながす、部屋を加湿する、などの生活指導も有効である。

●保湿剤の利用

口渇で不快感が強い場合には保湿剤がよく用いられる。以前に比べ、味や保湿能力の点ではかなり質が高くなっているが、保湿剤そのものが唾液分泌を促進したり、積極的に歯質を強化するまでには至っていない（pHが下がりにくくなるものや、間接的に歯質強化できるものはある）。
① 使用前にしっかりと口腔清掃する
② 水分で口腔内を保湿する
③ 手指や舌で上顎や頰粘膜などに分布する小唾液腺をマッサージしながら塗布する

上記のように使用することで、口腔内の不快感の軽減だけでなく、う蝕予防や唾液の分泌促進にもつなげることができる。

薬局や医院でも保湿剤は販売されているが、歯科医院では保湿剤を販売するだけではなく、正しい使用法を説明することが重要である。

感染防御……自浄、抗菌、湿潤、細菌叢の維持
摂食・嚥下…消化、味覚形成、食塊形成
組織保護……再石灰化、ペリクル形成、粘膜保護、
　　　　　　創傷治癒
　　　　　　　　　　　　　　　　　　　　　など

図A 唾液の役割。

図B ドライマウス症例の確認項目。唾液が減少していなくても口渇を訴える患者があり、そのようなストレスも唾液分泌に影響する。右の項目を患者とともに確認し、患者が冷静に口渇の症状を分析できるようになることも、ストレス軽減の一助になる。

●問診
　① いつ渇くのか（起床時、日中、就寝時／食事中、会話中　など）
　② 口が渇いて困ること（痛い、食べづらい（どんなものが）、話しづらい、不快、苦いなど）
　③ 乾燥している部位（上顎、舌（舌尖、奥舌、舌の側縁）、頰粘膜、のど）
　④ 水分摂取量
　　　　　　　　　　　　　　　　　　　　　など

●視診
　① 乾燥状態
　② 下顎の前歯部舌側のう蝕の有無
　　　　　　　　　　　　　　　　　　　　　など

●触診
　① 舌下腺や顎下腺を刺激した際に唾液が分泌するか
　② 耳下腺の腫脹の有無の確認
　　　　　　　　　　　　　　　　　　　　　など

解説：小谷泰子

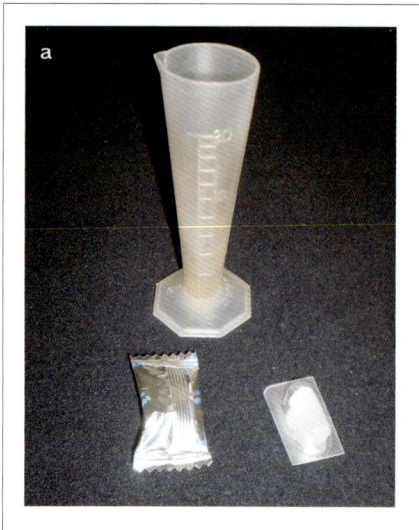

図2-2-3a 唾液採取用の咀嚼材。
図2-2-3b ミュータンス菌検出用簡易検査キット Dentocult SM Strip mutans。
図2-2-3c ラクトバシラス菌検出用簡易検査キット Dentocult LB。
図2-2-3d 唾液緩衝能測定キット Dentobuff strip。
図2-2-3e Dentobuff Strip の唾液滴下部。

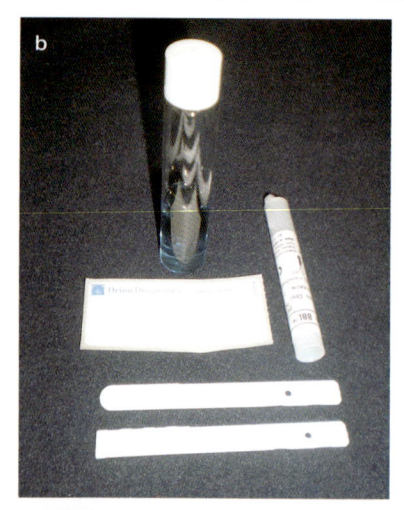

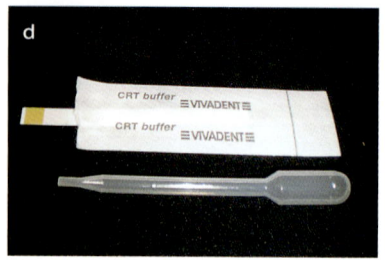

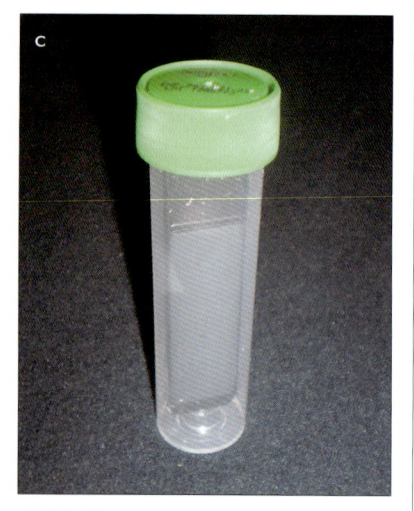

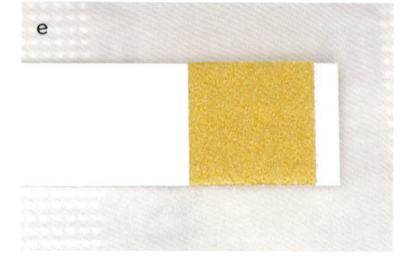

図2-2-3 カリエスリスク検査キット。特別な設備なども必要なく、一般開業歯科医院でも容易に導入することができる。

回の食事にならざるを得ないという状況もある。また成人の場合には、精神的ストレスを考慮しなければならない場合もある。

改善不可能な問題が背景として横たわっている場合も多いが、それらの問題を受容したうえでカリエスリスクの軽減をいかに図るか、という工夫が求められる。

④歯科治療歴

たとえ DMFT が多い状態であっても、それらの修復治療がなされたのがいつであったのかを知ることは重要である。たとえば最後の修復治療を受けたのが10年前であったのならば、現在はカリエスリスクとしては問題のない状態と考えてよいのかもしれない。

3） 付加的検査

ここまでの診査を行ったうえで、さらなる検査を行うべきかどうかを判断する。現在、一般臨床現場で使用可能な付加的検査で調べることができる項目は、う蝕原性細菌に関連する項目と、刺激唾液分泌量および緩衝能である[4]。

う蝕原性細菌の検査については、ミュータンス菌やラクトバシラス菌を実際に培養するシステム（図2-2-3、図2-2-4）や、プラークを検体として酸産生の程度を調べるシステム（64ページ図2-2-5）などがある。

唾液緩衝能については、試験紙を用いるシステム（図2-2-3、図2-2-4）と pH メーターを用いるシステム（64ページ図2-2-6）がある。

①う蝕原性細菌

筆者の臨床では、ミュータンス菌およびラクトバシラス菌を培養するシステムとして Dentocult SM Strip mutans および Dontocult LB を使用している。このシステムは、無味無臭のパラフィンペレットを5分間咀嚼させながら唾液を試験管内に吐き出させ、採取した唾液をラクトバシラス菌用の培地にかけて培養する。ミュータンス菌は、咀嚼後の唾液を舌背上にためさせて、そこへ培地を接触させる。

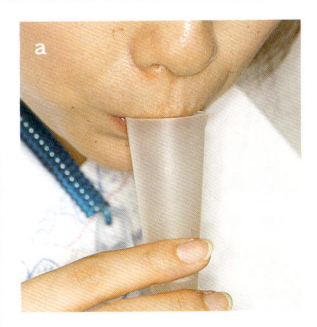

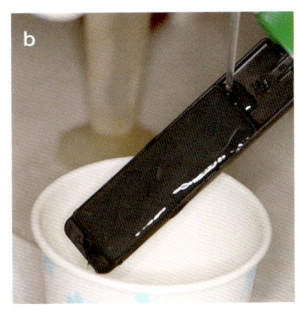

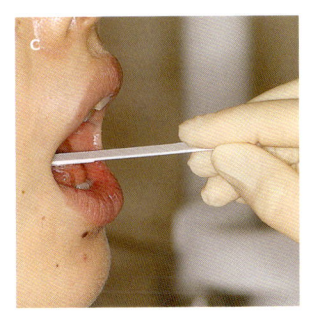

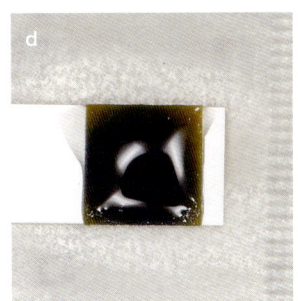

図2-2-4a　パラフィンを咀嚼しながら唾液を吐出する。
図2-2-4b　採取した唾液をDentocult LBにかけて4日間培養する。
図2-2-4c　Dentocult SM Strip mutansを舌背に接触させ2日間培養する。
図2-2-4d　Dentobuff Stripsに唾液を滴下し5分後の色の変化を見る。

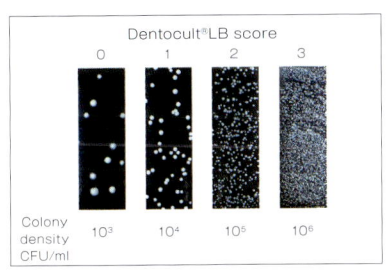

図2-2-4e　LBスコア判定用のモデルチャート。
図2-2-4f　SMスコア判定用のモデルチャート。 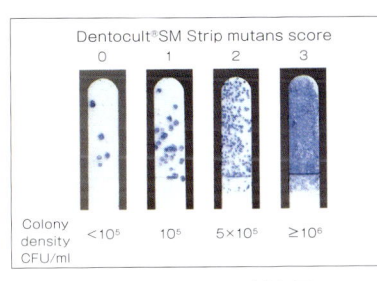
図2-2-4g　唾液緩衝能判定用のモデルチャート。 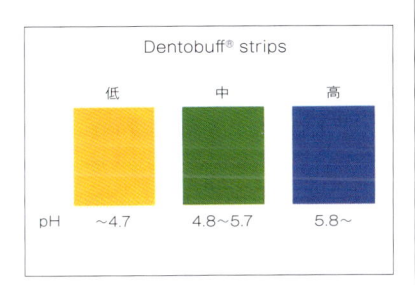

図2-2-4　カリエスリスク検査の手順と結果の判定基準。この検査は、結果をモデルチャートとの比較によって決定するための判定者の主観が入りうることに注意が必要である。

　このシステムでは、パラフィンペレットによって歯面から唾液中に剝落させた細菌を測定している。したがって、パラフィンペレットを片側で咀嚼したり咀嚼のペースが遅かったりすると、剝落する細菌の数が減り、実際よりもローリスクに見積もられてしまう可能性がある。また判定がモデルチャートとの対比によることから、判定者の主観が影響する可能性も否定できない。主観の影響を可及的に排除するために、検査結果を写真撮影して判定基準のキャリブレーションを行うことも有効である。

　なおう蝕原性細菌は、う窩が存在している状況では多く検出されてしまうため、修復治療終了後に検査を行うのが望ましいと考えている。修復治療後に検出されるう蝕原性細菌の数が治療前より減少しにくいとしても、それは細菌の生息部位であるう窩がなくなったことによるところが大きい。

②唾液緩衝能

　試験紙を用いたシステム（Dentobuff Strip）では、検査パッド部に唾液を滴下し、色の変化で評価を行う。判定基準は

- 高い場合＝青
- 中程度の場合＝緑
- 低い場合＝黄

であるが、判別の難しい場合も多い。そこでpHメーターを用いて、数値で客観的に評価するシステムが考案された（64ページ図2-2-6）。判定基準は、

- 高い場合＝pH値5.8以上
- 中程度の場合＝pH値4.8以上5.8未満
- 低い場合＝pH値4.8未満

である。

　pH値は、検査キットをそれぞれの色に変化させるpH値をpHメーターで測定したもので、色と数値の対応は特開2005-195556（P2005-195556A）の手法により、科学的に立証されている。

③他の検査システム

　時間軸のなかでカリエスリスク、なかでも細菌関連のパラメータを継続的に評価していくことを考える場合、患者にとっては経済

Chapter 2　カリエスリスクアセスメントとリスクの重みづけ　63

図2-2-5a 検体の採取。上顎のすべての歯の歯頸部を2〜3回ずつ綿棒で拭う。

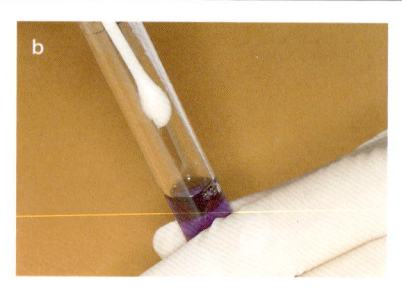

図2-2-5b 検体を試験液に投入し、37℃で保管する。

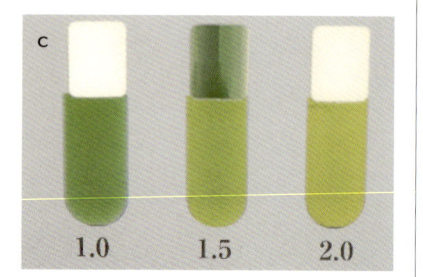

図2-2-5c 48時間後に試験液の色の変化で評価を行う。

図2-2-5 CAT21の手技。術者が綿棒で直接歯面を拭うことにより検体を採取するため、エラーの出にくいシステムとなっている。試験液の色の変化によりプラークの酸産生能を評価している。ミュータンス菌とラクトバシラス菌を区別して評価することはできない。

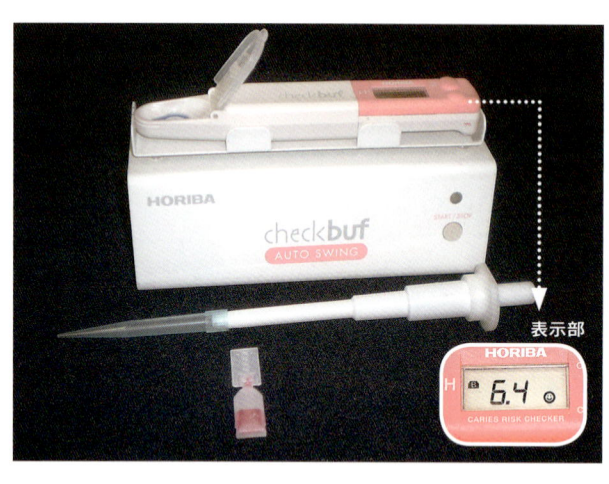

図2-2-6 pHメーターを用いた唾液緩衝能の測定。色調で判定する曖昧さを解消するため、数値での表示となっている。色調による判定法との互換性は科学的に保証されている。このシステムはピペットで一定量の唾液を採取し、センサー部に滴下後、量とpHを調整した酸（写真中のピンクの液）で滴定を行い、そのpHを測定する。

的負担が少なく、歯科医院側にとっては手間が少ない検査システムが求められる。Dentoclutのシステムは、そのような意味では比較的『負担の大きい』検査システムといえるかもしれない。

細菌のパラメータについて調べることのできる別の方法として、代表的なものにCAT21が挙げられる（**図2-2-5**）。このシステムは簡便で、結果が（パラフィン咀嚼のしかたなど）患者の影響を受けることも少ない。ただ、1人の患者のリスク評価に異なるシステムを混在させるのであれば、両システムの結果に整合性が求められる。

そこで、成人および小児それぞれ10名ずつに対して、Dentocult SM、Dentocult LBとCAT21を同時に実施し、結果を比較してみた（**図2-2-7**）。パラフィン咀嚼のしかたなどにも十分に注意を払っているため、成人と小児の結果を比較しても、その傾向に差は認められなかった。

各検査の結果を比較したところ、CAT21のスコアとSMおよびLBスコアのあいだには、大きな矛盾は認められなかった。このことから、たとえば具体的なリスク改善プログラムを立案する際にはDentocultのシステムを利用し、メインテナンス中のモニタリングにCAT21を使用するという使いかたも有効ではないかと考えられる。

現在、われわれが使用できる検査システムは他にもある。患者のカリエスリスクを客観的に把握する何らかの方法を有していることが重要であるが、どの検査を採用するにしても、その結果がその後のう蝕病変の発生とどの程度相関しているのかを、自分の臨床のデータから把握していることが望ましい。

患者にとってもっとも説得力のあるエビデンスは、個々の診療室の臨床の成果である。そして臨床の成果を整理することは、診療の課題を見出すことにも繋がる。

CAT21スコアとSMスコアの相関

SMスコア
- スコア0
- スコア1
- スコア2
- スコア3

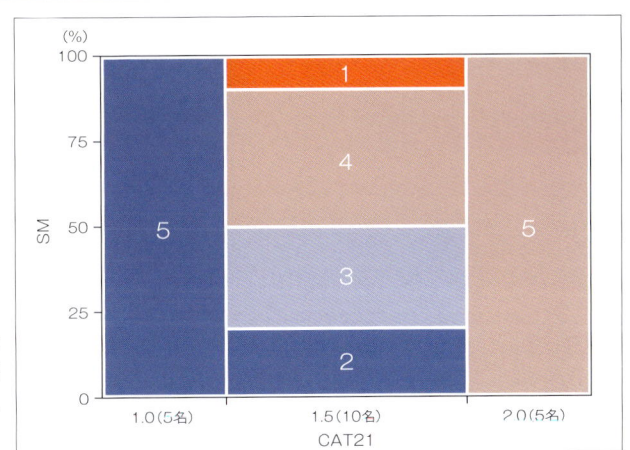

● CAT21スコア1.0の全員がSMスコア0、CAT21スコア2.0の全員がSMスコア2であった。CAT21スコア1.5では、SMスコア2未満と2以上が半数ずつ混在していた。($r^2=0.4489$、$p=0.0020$)

CAT21スコアとLBスコアの相関

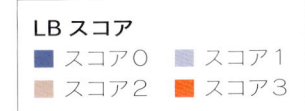

LBスコア
- スコア0
- スコア1
- スコア2
- スコア3

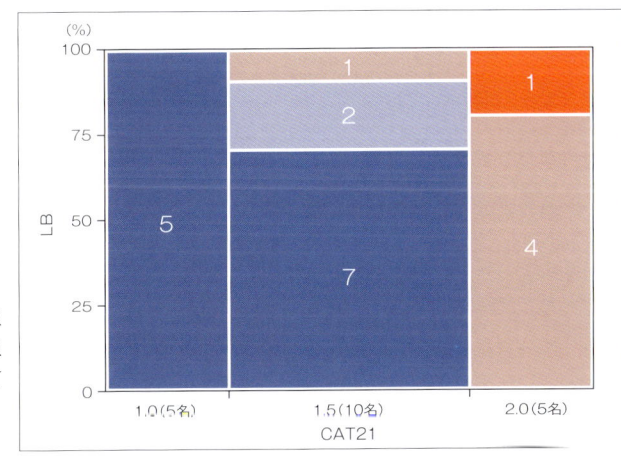

● CAT21スコア1.0の全員がLBスコア0、CAT21スコア2.0の全員がLBスコア2以上であった。CAT21スコア1.5では、LBローリスクからハイリスクが混在していたが、10名中9名までがLBスコア2未満であった。($r^2=0.4099$、$p=0.0025$)

CAT21スコアとSM／LBスコアの相関

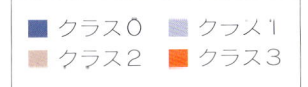

- クラス0
- クラス1
- クラス2
- クラス3

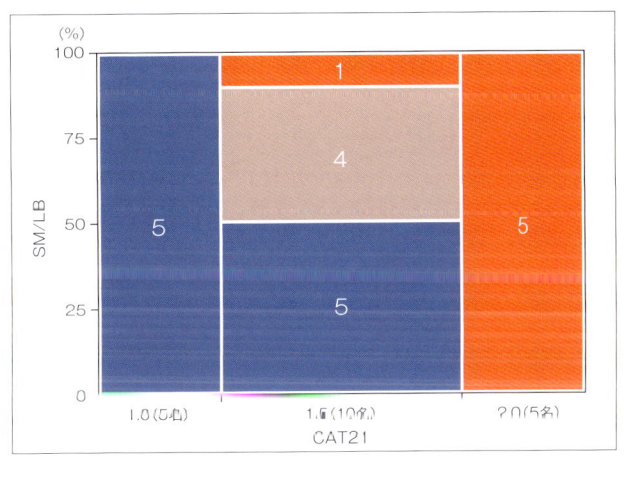

●『SMスコア、LBスコアともに2以上』をクラス3、『SMスコア2以上、LBスコア2未満』をクラス2、『SMスコア2未満、LBスコア2以上』をクラス1、『SMスコア、LBスコアともに2未満』をクラス0として、CAT21スコアとの対比を行った。クラス1の患者は存在しなかった。CAT21スコア1.0の全員がローリスク、CAT21スコア2.0の全員がハイリスクとなった。SMスコア、LBスコア単一よりも両者を組み合わせたほうが、CAT21の結果との相関が強かった。($r^2=0.5419$、$p=0.0002$)

図2-2-7 CAT21スコアとSMスコア、LBスコアとの関係。DentocultシステムとCAT21の結果の整合性を調べるために、成人10名、小児10名を対象に両検査を同時に行った。咀嚼のしかたなどには十分に注意を払っているため、成人と小児とも検査手技に起因すると思われる食い違いは認められなかった。これらの結果から、CAT21がう蝕原性細菌ハイリスクとローリスクの患者のスクリーニングや、メインテナンス中のモニタリングに有効であることがわかった。ただし、スコア1.5の場合には、Dentocultによる精査が必要であると考えられる。

3. 改善プログラムの立案

患者について得られたすべての情報を総合的に判断して、カリエスリスク改善プログラムを立案する。改善プログラムの基本は、当然のことながら、

- 脱灰に関与する要因の軽減
- 再石灰化に寄与する要因の強化

である。

ここで注意すべきことは、プログラムがよりシンプルなものになるように工夫することである。ややもするとすべてのマイナス要因を改善させることを意図したプランを患者に提示しがちであるが、患者にとって負担の多いプログラムは継続が困難である。また、患者の生活スタイルなどから、どうしても変化させることができない要因が存在することも珍しくない。どうしても受容しなければならない条件を容認したうえで、『どのようなプログラムなら実行可能なのか』を患者とも話し合って考えていかなければならない。リスク要因が病変の発生とかならずしも直結しないことを踏まえておくことが重要である。

もう1つ重要な視点は、各要因に関して、どのような基準でハイリスクを定義するかということである。各要因が疾患にどの程度寄与するのかが、現時点では不明確である。各要因の疾患への関与の度合いが明確に把握できないとしても、少なくともその優先順位だけでも判明すれば、よりシンプルなカリエスリスクアセスメントならびにリスク改善プログラムの立案が可能となるであろう。

リスク要因の重みづけと優先順位の把握については、臨床疫学データの統計学的検討が必要である（Chapter 2-4参照）。

4. 個人から家族へ

Fejerskovらの病因論モデル（57ページ図2-2-2参照）[2]の一番外側には、社会的地位、収入、教育レベルといった社会経済的要因や個人の健康観など、疾患とのあいだに直接的な因果関係を持たない要因が配置されている。時間軸のなかで経過を観察していると、実はこのような要因が大きな意味を有していることに気づかされることもしばしばある。さらに、う蝕は食事や歯肉縁上のプラークコントロールの質など、患者の生活習慣の影響を受けやすい。

家庭は、生活習慣が共有されやすいだけでなく、健康観、価値観などが育まれる場である。このような側面からも、『う蝕という疾患』を管理していくうえでは、患者を家族単位でメインテナンス下に入れることは、非常に重要なことである。

また子どものメインテナンスをしていくなかで、親の歯科疾患への罹患性を把握しておくことは参考になる。これは、親から子へ遺伝的に受け継がれた要因で、歯周炎に関しては特に重要な情報となる。う蝕についても、歯質や唾液などに関して何らかの示唆を与えてくれることがある。

症例2-2-2
3人家族のメインテナンス症例：カリエスリスクの高い父親

初診来院時40歳。[5 6]間の食片圧入を主訴に来院した。口腔内所見からカリエスリスクは低いのではないかと想像したが、実際にはハイリスクの患者であった。

10年経過前後に、[1]遠心と[7]近心に新たな病変の発生をみた。

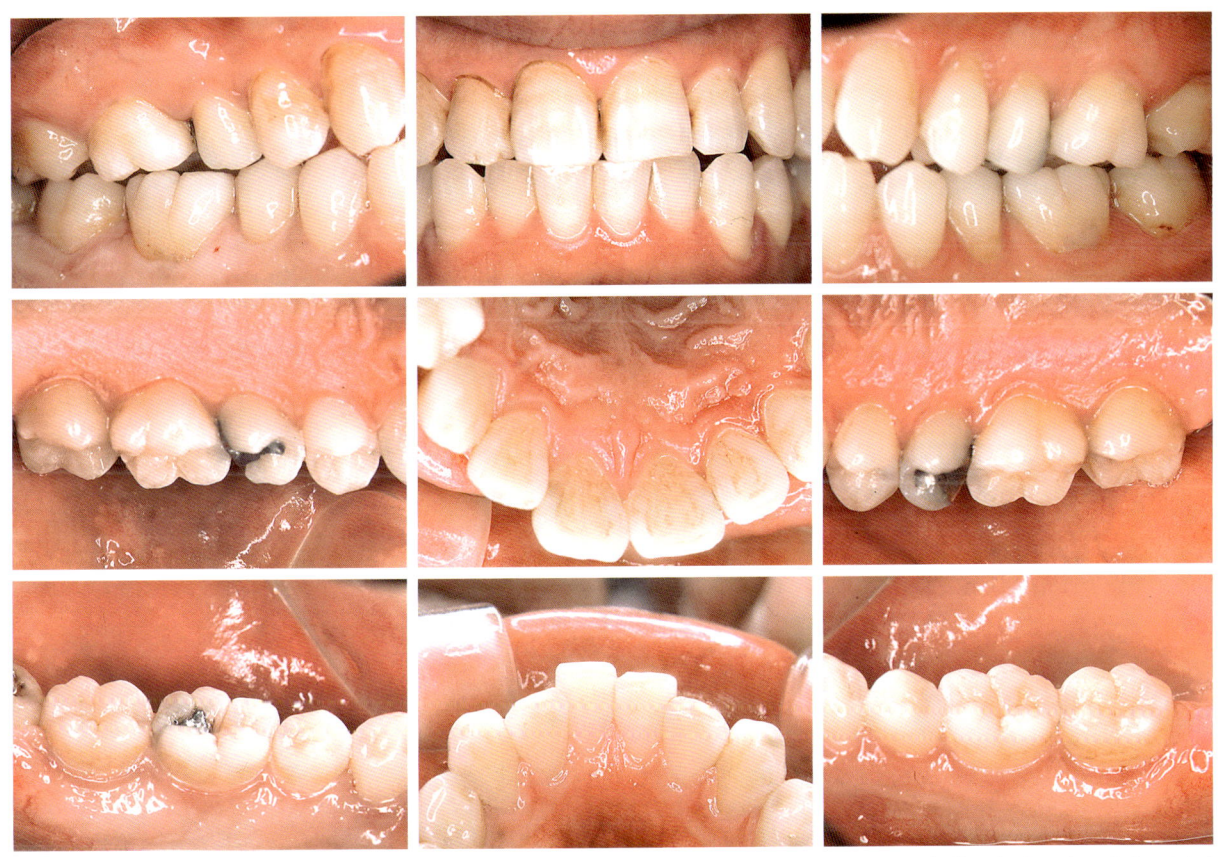

症例2-2-2a 初診来院時の口腔内状況（40歳）。カリエスリスクは高くないのではないかと想像された。ホームケアは改善の余地がある。

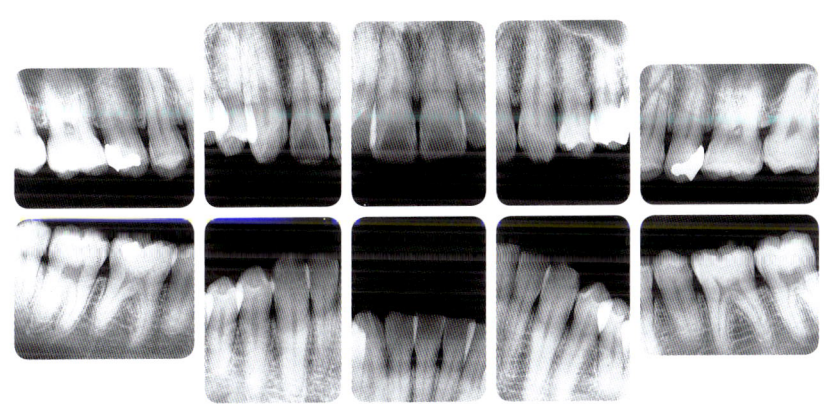

症例2-2-2b 初診来院時のデンタルエックス線写真（40歳）。歯周組織の破壊はほとんど認められない。

次ページに続く

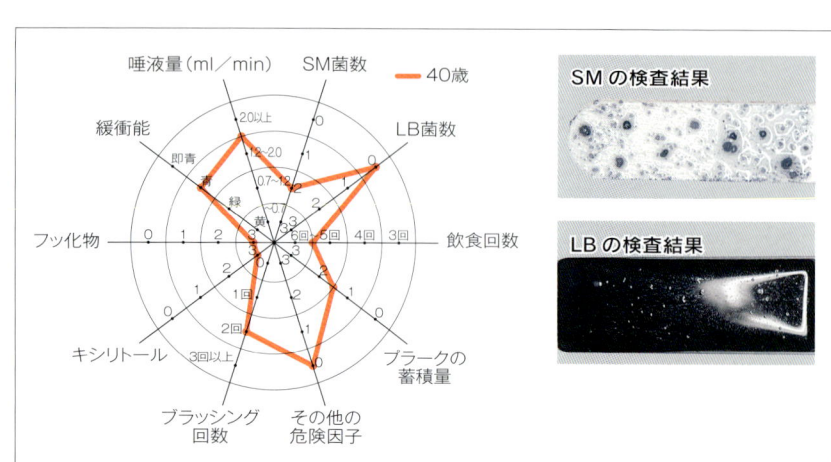

症例2-2-2c カリエスリスク検査結果（40歳）。SMスコア2で実際はハイリスクの状態であった。

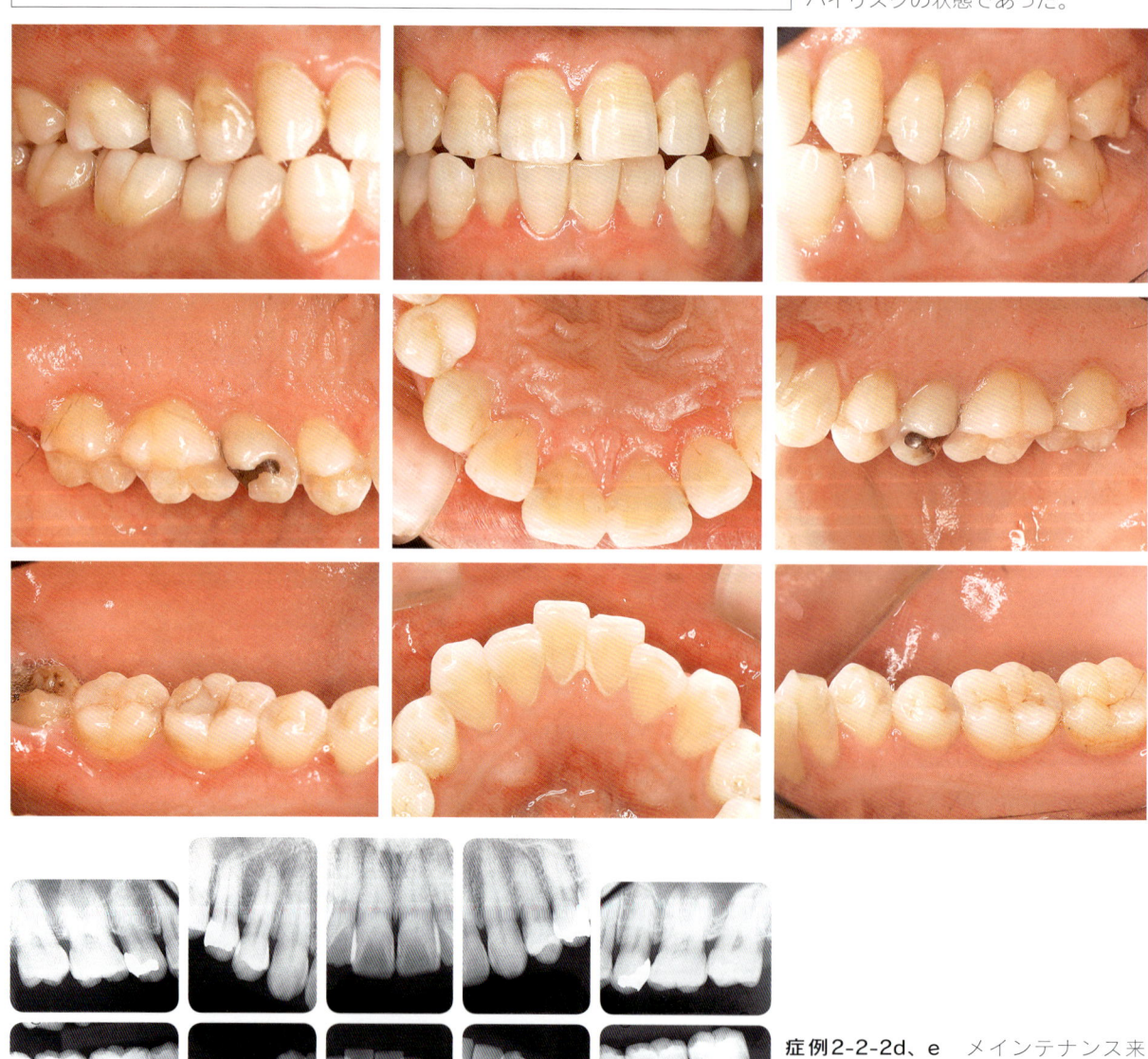

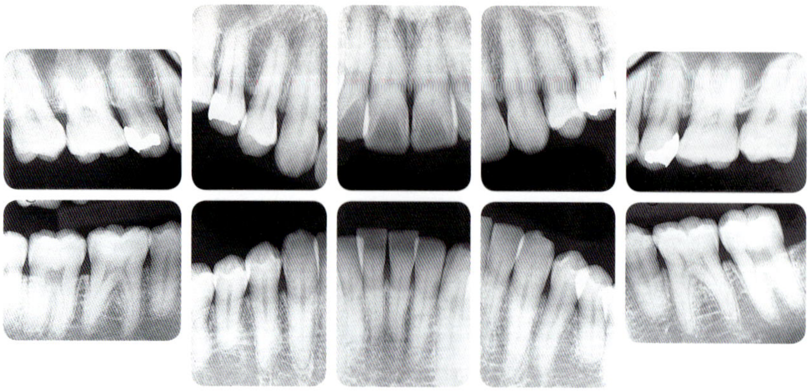

症例2-2-2d、e メインテナンス来院時（11年4か月経過）の口腔内状況（51歳）とデンタルエックス線写真（52歳）。メインテナンス10年経過前後で、1遠心と7近心に新たな病変が発生した。

68　Chapter 2　カリエスリスクアセスメントとリスクの重みづけ

症例2-2-3
3人家族のメインテナンス症例：う蝕よりも歯周炎にターゲットを絞っている母親

初診来院時39歳。右下臼歯部の咬合痛を主訴に来院した。口腔内状況からカリエスリスクは低いと判断し、カリエスリスク検査は行っていない。歯周組織には多量の歯石沈着と歯肉の炎症、エックス線写真では初期の歯槽骨吸収像が認められた。この患者のメインテナンスは、歯周炎にターゲットを絞ったものとなる。

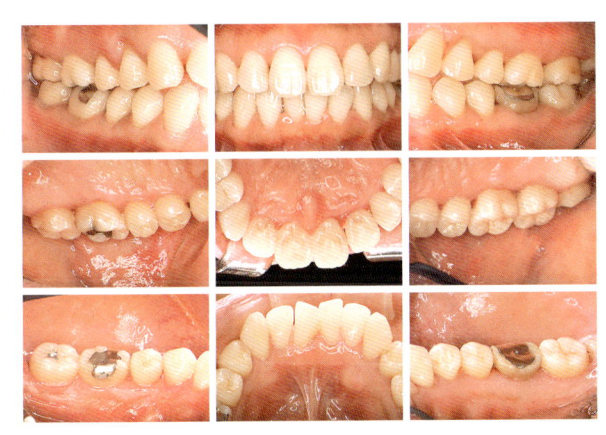

症例2-2-3a 初診来院時の口腔内状況（39歳）。多量の歯石沈着により、歯肉の発赤・腫脹が目立つ。喫煙や全身疾患など歯周炎のリスクファクターは認められず、沈着物を除去できれば良好な治癒が得られると見込まれた。

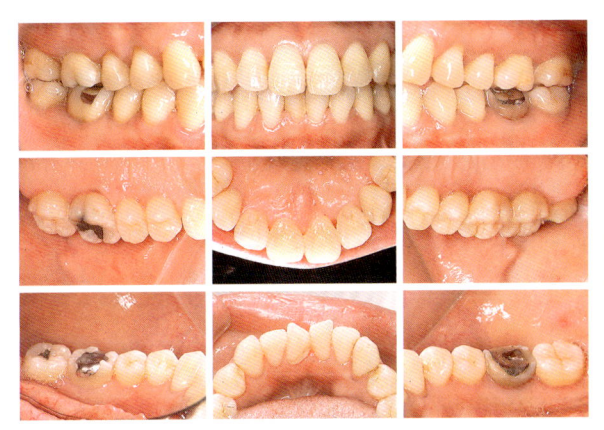

症例2-2-3b メインテナンス来院時の口腔内状況（49歳）。ホームケアは完璧とはいえないが、歯周組織は落ち着いた状態を維持している。

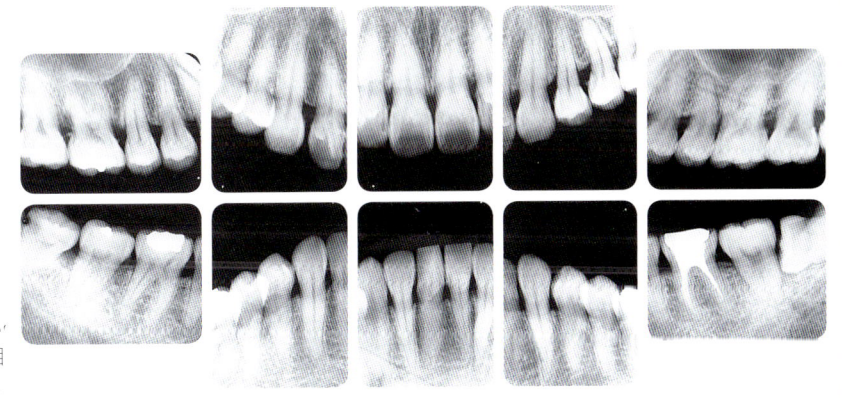

症例2-2-3c 初診来院時のデンタルエックス線写真（39歳）。歯石沈着が目立ち、初期の歯周炎の像を示している。

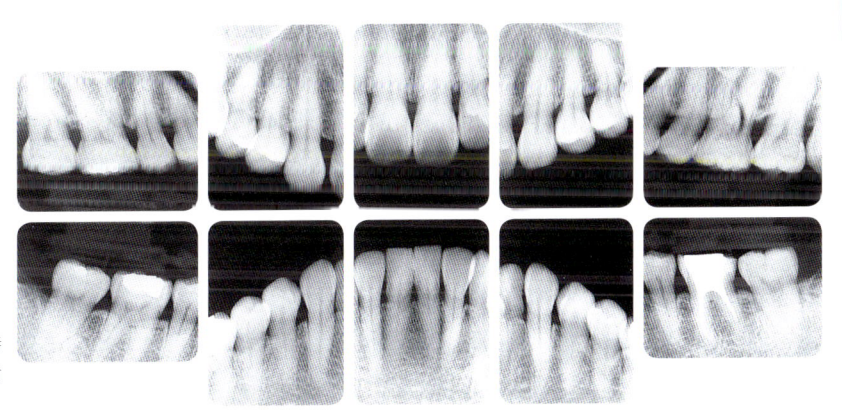

症例2-2-3d メインテナンス来院時のデンタルエックス線写真（49歳）。歯槽骨の状態も安定している。

症例2-2-4
3人家族のメインテナンス症例：継続的にメインテナンスに来院している娘

初診来院時6歳。B の抜歯を希望して来院された。両親はともに知的レベルも高く、コンプライアーで、メインテナンスは欠かさない。しかし両親が共働きであることが、食生活などに影響を及ぼしている可能性はあった。

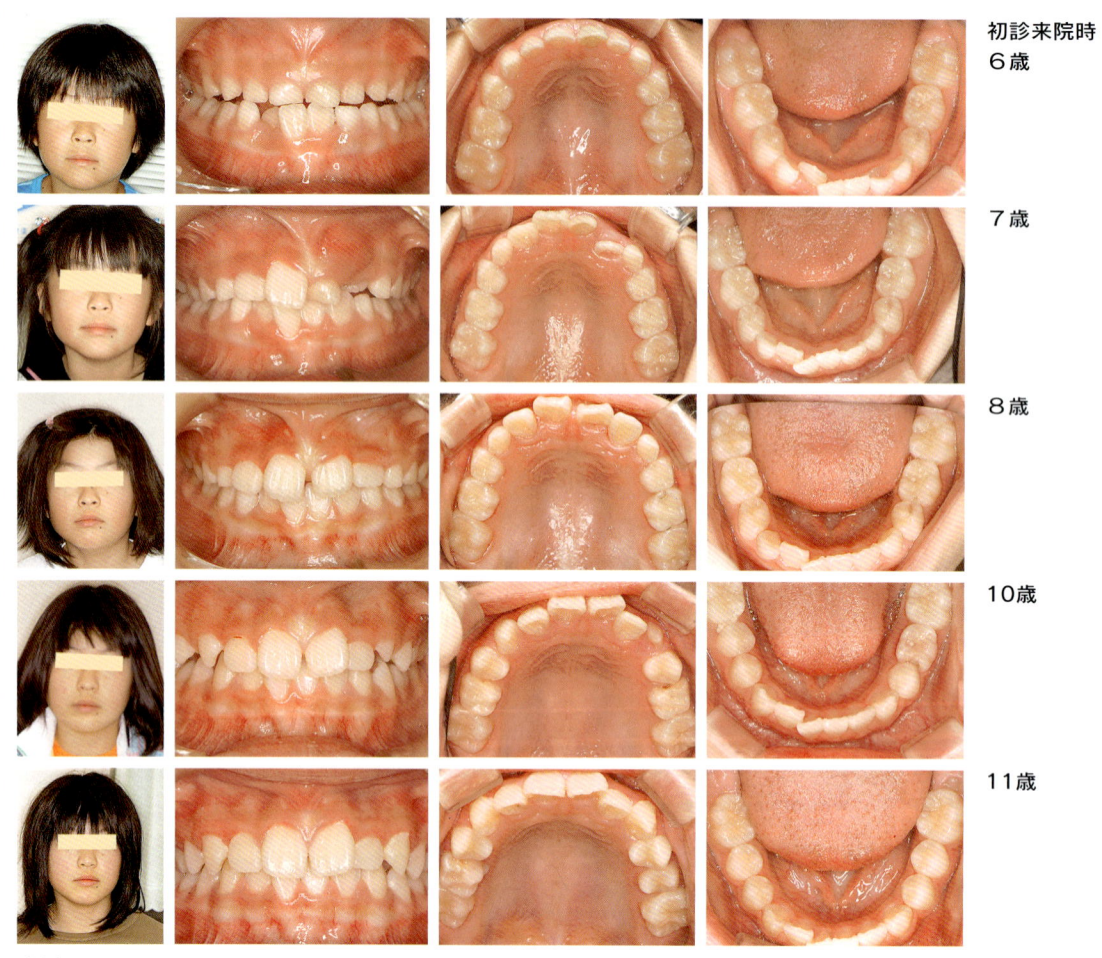

初診来院時 6歳

7歳

8歳

10歳

11歳

症例2-2-4a 初診来院時（6歳）から11歳までの口腔内状況。メインテナンスには家族揃って来院してくれた。う蝕経験はない。

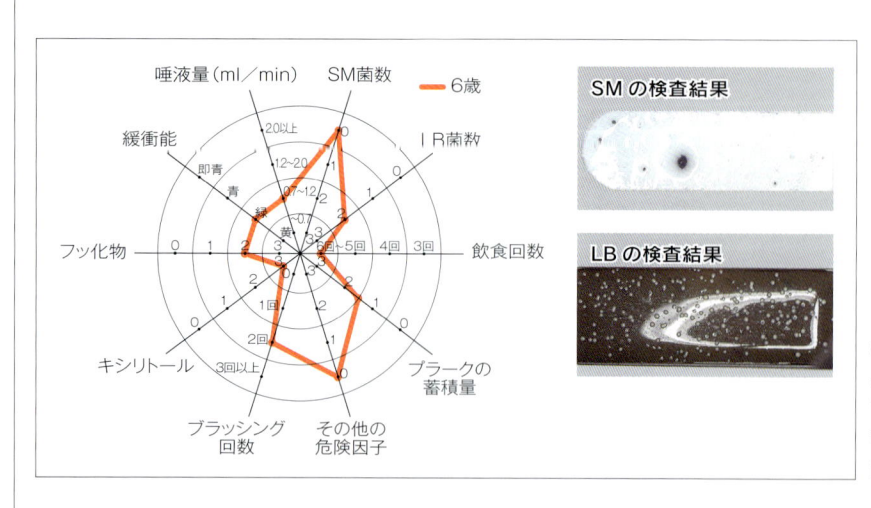

症例2-2-4b カリエスリスク検査結果（6歳）。SMスコア0でローリスクであるが、飲食回数が多く、その影響からLBスコアが高くなっている。飲食回数の是正が課題となる。

12歳

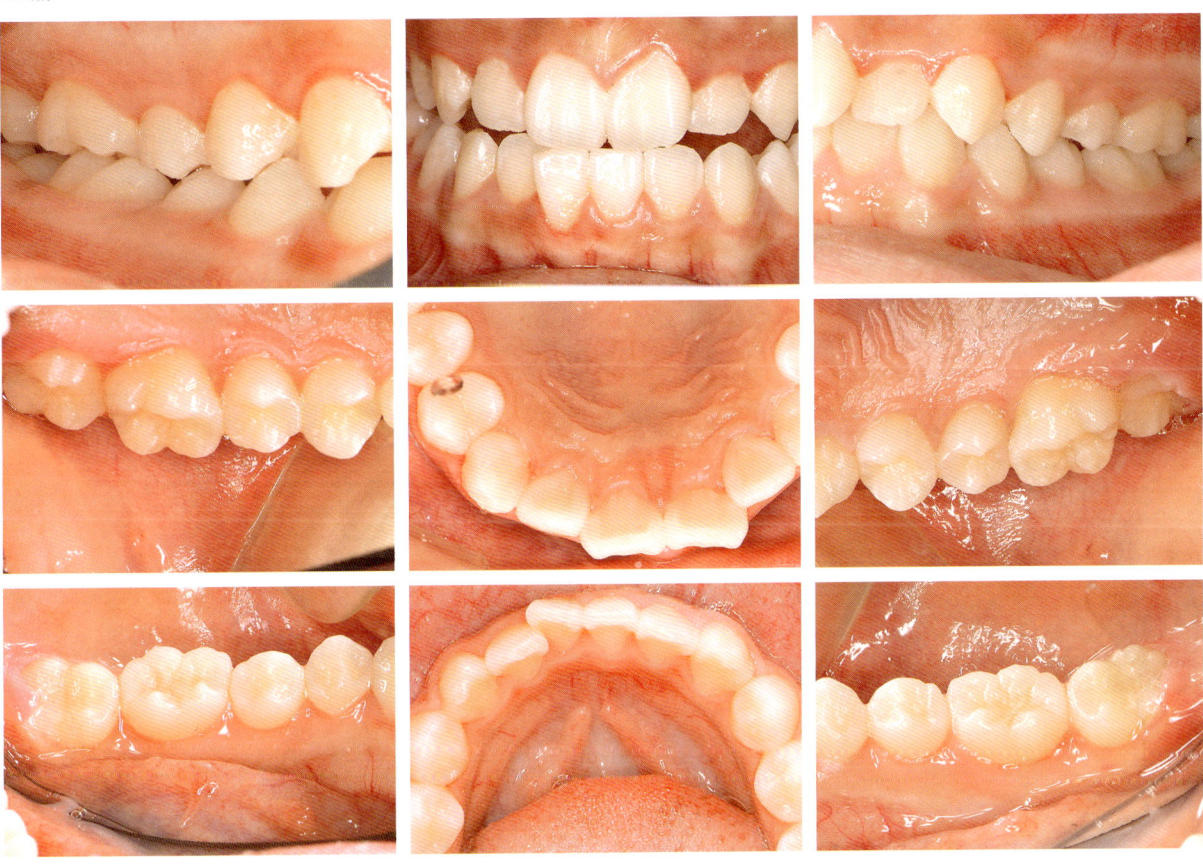

15歳

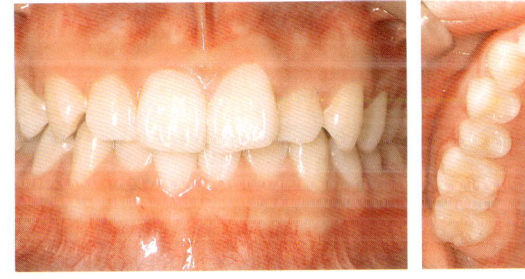

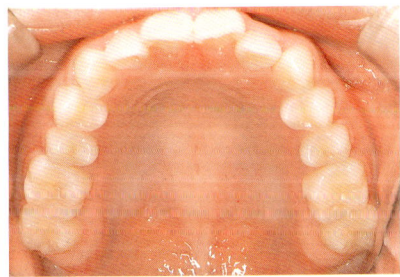

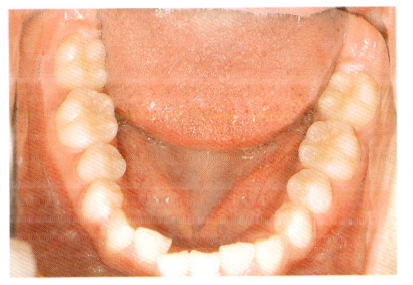

症例2-2-4c 12歳および15歳の口腔内状況。12歳ではプラークコントロールも不十分で、歯肉の炎症も目立った。15歳では歯肉の炎症は軽減しているが、この症例では父親（**症例2-2-2**）よりも母親の口腔内（**症例2-2-3**）をイメージしながらメインテナンスをしていかねばならないと考えている。このような力点をどこに置くかというような判断も、家族の口腔内の状況を把握していれば容易になる。

Chapter 2-3

カリエスリスクアセスメントに関する既存概念モデル

林 美加子

　う蝕のリスクアセスメントは、う蝕学において長年にわたり研究テーマであり続けている。それは、リスクを左右する要因が対象とする集団で多様であることや、う蝕に対する感受性が個人で異なること、また時代とともにう蝕の病態が変化していることなどが理由であろう。

　う蝕が氾濫していた1960～1970年代とは異なり、21ページ**表1-2-1**に示すとおりわが国でも14歳以下の年齢層ではう蝕は減少しているととらえられている。しかし一方で、『skewed distribution』と表現される疾患分布の歪みが指摘されている[1]。すなわち、**図2-3-1**に示すとおり、12歳児のDMFTを検証すると、80％の子どものDMFTは2以下であるものの、およそ10％の子どものDMFTは5を超えている。なかには10以上の者も認められ、う蝕が少数の個人に多発しているという現状がわかってきた。う蝕のリスクアセスメントの根底には、このようなハイリスクの個人を特定して、効果的な予防策を講じるべきであるとの考えがある。

　患者の立場から考えると、自分がう蝕に対してハイリスクであることを知り、あらたなう蝕を発症しないために、歯科医師を中心としたチームのカウンセリングと指導に基づいて、効果的なメインテナンスを受けてリスクをコントロールすることは重要である。一方、自分がう蝕に対してローリスクであるとわかることも意味のあることである。過不足のない医療の提供という考えに立脚すると、リスクが低い個人に対しては患者自身によるホームケアに任せることができる部分も多くあり、医療経済の観点からもリスクアセスメントには意義があるといえる。

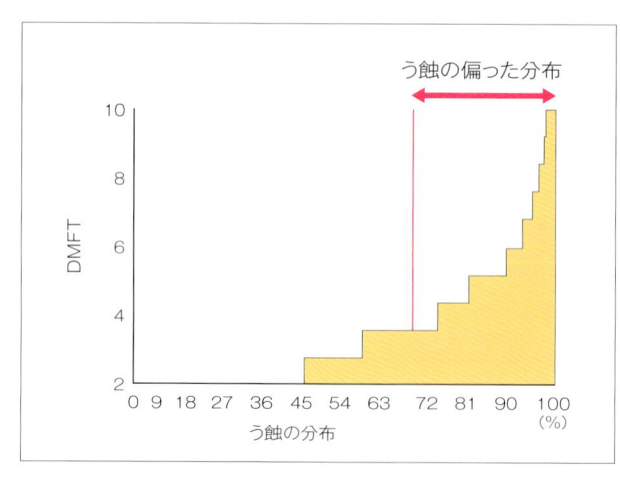

図 2-3-1　skewed distributionと表現されるう蝕の分布の歪み。（Bratthall[1]より引用改変）

表2-3-1 カリエスリスクアセスメントで考慮すべきリスクファクターと推奨度

リスクファクター	対象患者の年代	リスクとしての推奨レベル
過去・現在のう蝕経験	すべての年代	強いエビデンスに基づく推奨
数種のリスクファクターからなる予測モデル	就学前児童	強いエビデンスに基づく推奨
砂糖の摂取	すべての年代	バイアスを含む弱いエビデンスに基づく推奨
う蝕原性細菌	すべての年代	バイアスを含む弱いエビデンスに基づく推奨
プラークの沈着	乳児	バイアスを含む弱いエビデンスに基づく推奨
フッ化物の摂取	就学前児童	バイアスを含む弱いエビデンスに基づく推奨
萌出してからの時間	幼若永久歯	強いエビデンスに基づく推奨
唾液分泌量・緩衝能	すべての年代	専門家の意見に基づく推奨

(推奨はScottish Dental Council Effectiveness Programmeのグレードに基づいている)

1. システマティックレビューに見るリスクアセスメントモデル

　う蝕のリスクアセスメントモデルを挙げると数限りないが、最近の代表例としては、2007年にスウェーデンのタスクフォース(Swedish Council on Technology Assessment in Health Care)がカリエスリスクに関するシステマティックレビューを発表している[2]。

　そこでは、データベースの網羅的検索によって抽出された800論文から、論文の満たすべき条件として、

①70人以上の患者を永久歯では2年以上、乳歯で1年以上観察した臨床研究
②リスクファクターと診断基準が明記された研究

との基準に合致するものを厳選し、最終的に絞り込まれた63論文の結果を統合して、表2-3-1に示すような結論を導いている。

　結果として、『過去あるいは現在のう蝕経験』はすべての年代において高いレベルのエビデンスが示されたリスクファクターであった。ただし、2、3年先にう蝕が発症しにくい子どもおよび青少年を予測することはできるが、反対にう蝕を発症しやすい個人の特定は難しいとしている。また、『幼若永久歯の萌出からの時間』や『就学前児童のフッ化物の摂取』など、年齢に特異的なファクターが特定されていることも非常に興味深い。一方、唾液の量と緩衝能については、低いレベルのエビデンスとして示されるに留まっている。

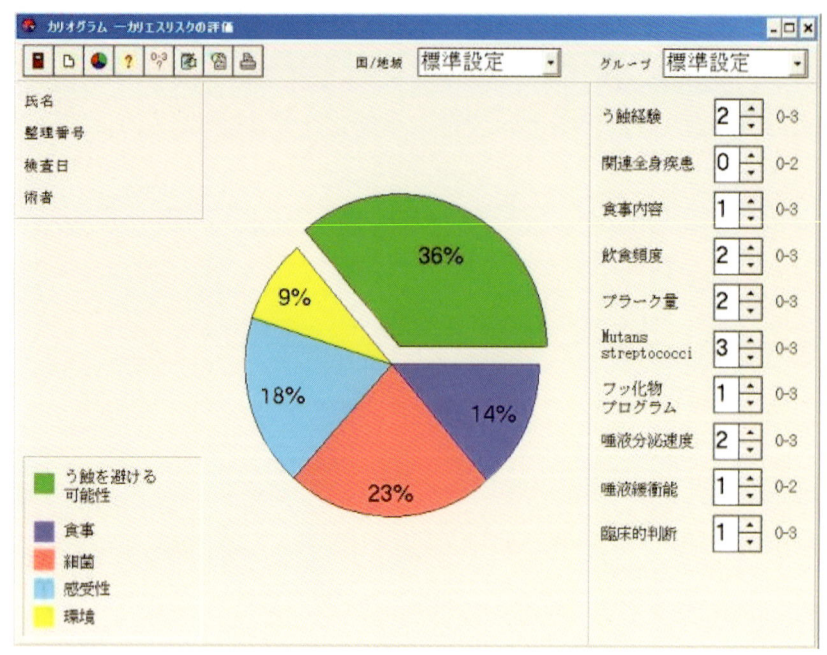

図2-3-2　ヨーロッパ発祥のカリオグラムは日本でも受入れられている。

2. ヨーロッパ発祥のリスクアセスメントモデル

　リスクアセスメントの概念を一般に普及した点では、スウェーデン・ルンド大学のBratthallが提唱したカリオグラムは先駆的であった（図2-3-2）[3]。これは、コンピュータソフトにて、小児と成人のカリエスリスクの総合評価を行うというものである。評価項目は、唾液量・唾液緩衝能・ミュータンス菌数・ラクトバシラス菌数・食生活の問診からなり、各項目のリスクスコアを入力すると『う蝕を避ける可能性』としてパーセント表示される。その結果から、リスクを下げるべく個々の患者に適切な予防プログラムを立てるというコンセプトである。
　臨床の現場では、患者のリスク評価、患者教育、そしてリスク変化の把握に用いられ、カリオグラムの情報を患者と歯科医療チームとが共有したうえでリスクをコントロールしようという、患者中心の医療の理念がその根底にある。
　このカリオグラムは日本語にも翻訳されており、日常臨床に導入している臨床家も少なくない。

3. 米国におけるリスクアセスメントモデル

　北米でのリスクアセスメントの動きは、カリフォルニア大学のFeatherstoneらを中心としたCaries Management by Risk Assessment（CAMBRA）[4]の活動に代表される。そこではう蝕の発症指標に加えて、う蝕の予防ファクターとリスクファクターを挙げており、脱灰と再石灰化バランスを再石灰化に傾くように予防ファクターを可能なかぎり増やし、同時にリスクファクターを取り除くことがう蝕のリスクコントロールにつながることを提示している（図2-3-3）。上述のヨーロッパにおけるリスクアセスメントと基本的な考えかたは同じであるが、情報の数値化というよりは、予防ファクターとリスクファクターのバランスの総合評価に重点を置いている。

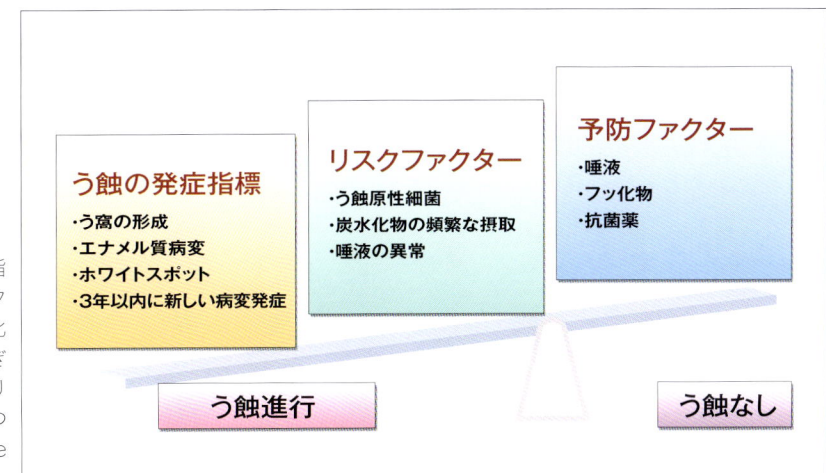

図2-3-3　CAMBRAが示すう蝕の発症指標、予防ファクターおよびリスクファクター。脱灰と再石灰化バランスを再石灰化に傾くように予防ファクターを可能なかぎり増やし、同時にリスクファクターを取り除くことがう蝕のリスクコントロールにつながることを提示している。(Featherstoneら[4])より引用改変)

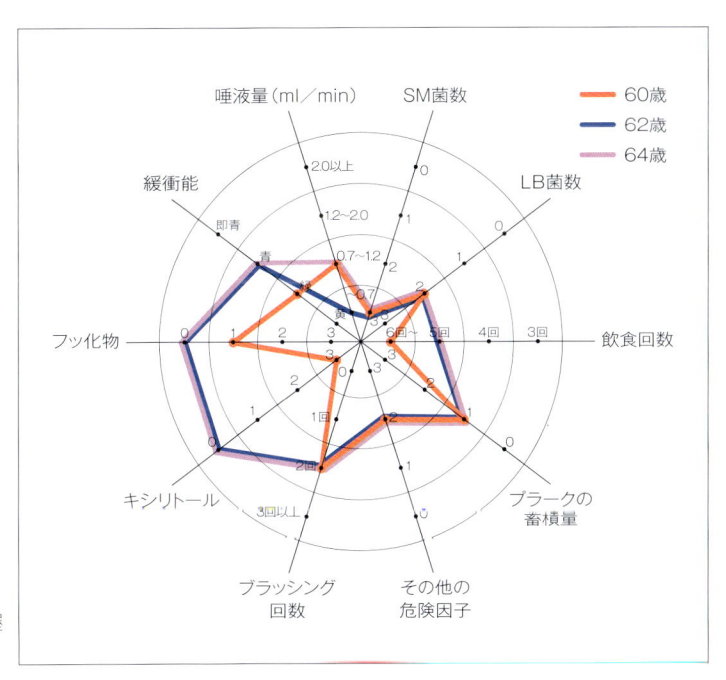

図2-3-4　レーダーチャートはカリエスリスクを把握しやすい視覚素材である。

4. レーダーチャートによるリスクの提示

　カリエスリスクを把握しやすい視覚素材としては、レーダーチャートが臨床に普及している(**図2-3-4**)。そこでは唾液量と質・唾液緩衝能・ミュータンス菌数・ラクトバシラス菌数・プラークの蓄積量・食生活の問診・フッ化物の使用状況といったリスクファクターの数値をチャート上に記入し、各スコアを結んだ範囲をリスクとして提示している。

　チャートで図示して視覚に訴えることにより、患者が自分自身のリスクをイメージしやすいように工夫されており、経時的な観察に使用すれば、リスク変化の理解の一助にもなる。

　本書では、数多くあるカリエスリスクファクターへの重みづけを考慮したリスクアセスメントモデルを後に示す(Chapter 2-4参照)。

Chapter 2-4

カリエスリスクアセスメント項目の重みづけ

伊藤 中

1. リスクの大きさを検証すべき対象病変

1) 『歯冠部う蝕』と『根面う蝕』

エナメル質とセメント質では、組成や臨界 pH が異なる。セメント質のほうが臨界 pH が高く、より脱灰しやすい。したがってミュータンス菌やラクトバシラス菌以外の酸産生能を有する細菌もう蝕の原因菌となりうる。このようなことから、歯冠部う蝕と根面う蝕は異なる疾患と考えるべきである。

なお本章で扱うリスク要因は、エナメル質う蝕に関連するものであるため、以後の議論は歯冠部う蝕に関するものである。

2) 『初発病変』と『二次う蝕病変』

歯冠部う蝕についても、成人に関しては二次う蝕病変を無視することはできない。かつて、二次う蝕病変と修復物の存在しない歯面に発生する初発病変に関して、『異なる疾患であるのか、それとも同一疾患であるのか』という議論もあったが、現在では『二次う蝕病変は修復物辺縁に発生した初発病変である』と理解されている。しかし臨床実感としては、修復物辺縁は歯面への付着能力を有していないラクトバシラス菌も含めて細菌の棲息部位になりやすく、う蝕病変も発生しやすい。

このような視点から、初発病変と二次う蝕病変を区別して統計学的分析を行うこととした。

2. データマイニングに見る各リスクアセスメント項目の重み

カリエスリスクの評価の方法については、レーダーチャートやコンピュータソフト（カリオグラム）が用いられている（図2-4-1）。しかしレーダーチャートでは、個々のリスク要因の重みが考慮されていない。またカリオグラムでは、各要因の重みが考慮され患者ごとに具体的な情報を与えることが可能であるものの、重みづけの根拠は歯科医療環境の異なるスウェーデンにおける疫学研究である。では、われわれの臨床により適したカリエスリスクアセスメントは、存在しないのであろうか？

初診来院時	再評価時

初診来院時の状態 患者は65歳・女性。プラークコントロールは不良で、中等度に進行した慢性歯周炎を認め、DMFTは16である。カリエスリスクはそれほど高くなさそうである。

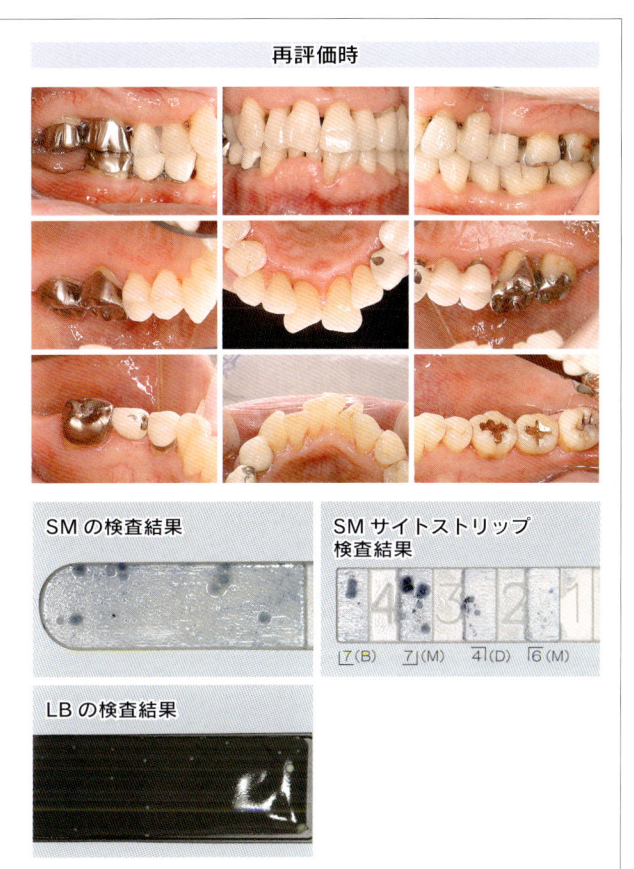

再評価時の状態 口腔内の環境を整えてからリスク検査を行った。SM、LBともにローリスクであった（SMスコア1、LBスコア0）。

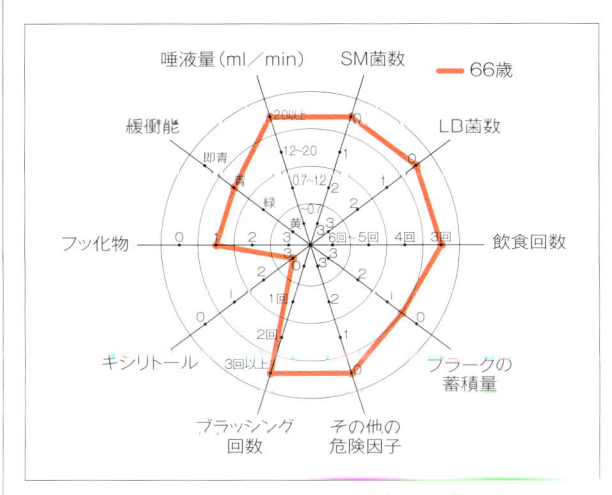

レーダーチャートでの評価 このように表示すると、弱点がわかりやすく、患者への説明、指導には使いやすい。しかし各項目の重みが不明であるため、どのような対策がもっとも効率的であるのかはわからない。

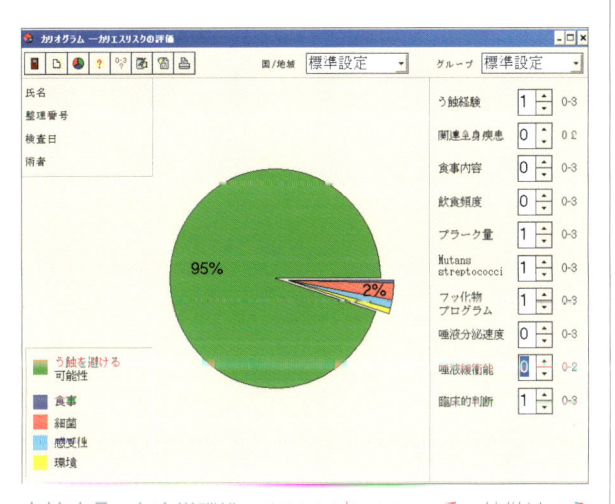

カリオグラムでの評価 カリオグラムの一番の特徴は、う蝕病変の発生を回避できる確率が具体的に表示されることである。この値はリスク条件を変えるとすぐに画面上に反映される。レーダーチャートよりも患者には理解しやすい。

図2-4-1　レーダーチャートとカリオグラムによるカリエスリスク表現の違い。

Chapter 2　カリエスリスクアセスメントとリスクの重みづけ　77

ここで、データマイニングで用いる手法の1つであるClassification and Regression Trees（CART；分類木、回帰木）によるカリエスリスクアセスメントについて紹介・検討したい。

CARTを用いることにより、患者がう蝕病変の発生に対してどの程度のリスクを有しており、どの要因を改善することで、リスクをどの程度まで軽減できるかを把握することもできる。さらに自分の診療室の臨床データを用いれば、目の前の患者にもっとも適したCARTを作ることも可能である。

また他の診療室と比較することで、自分の診療室の課題の把握に役立てることもできるであろう。

1）統計分析／データマイニングとは

データマイニング[1,2]とは、大量のデータから何らかの相関関係などを見いだすために、さまざまな統計解析を行うことである。一般企業では、マーケティングなど

Column　データマイニングとCART

データマイニングとは、『宝探し』とも表現されるとおり、巨大で複雑なデータベースから重要な法則性や関連性を見つけ出し、有益で実践的な情報に変換するための洗練された統計手法である。そのデータマイニングの一手法であるClassification and Regression Trees（CART）では、決定木（ディシジョンツリー）の手法によりデータベースをふるいにかけて、統計的に有意なパターンを自動的に見つけ出して分別することが可能である。そこでは、データの分別に際し、重要要因の特定とともに、分別に用いる有意な閾値も情報として提示されることになる。

表Aおよび図A〜Cは、1936年にFisherが提示したアヤメの花弁と萼の長さおよび幅に関するデータにCARTを適用することで、3種類のアヤメの分類に成功した例を示している。

表Aは、3種類のアヤメ（Setosa、Versicolor、Virginica）の50個体ずつの花弁と萼の長さおよび幅に関するデータセットである。ここで、まず花弁の長さと幅に着目して、それらの相関を線形モデルとして表したものが図Aであり、そこに3種類のアヤメの特徴を当てはめたものが図Bである。これによって花弁の特徴と花の種類についての概要は把握できるものの、科学的に分類する決定的な法則を導き出すには至っていない。そこで表AのデータセットにCARTを適用すると、図Cのとおり明確な閾値をもったディシジョンツリーとして表現される。

このCARTによって、
①花弁の長さが2.45cm未満の場合、100％の確率でSetosaに分類される
②花弁の長さが2.45cm以上で、幅が1.75cm以上の場合には、98％（46個体中45個体）の確率でVirginicaに分類される
といったことを具体的に把握することができる。

＊　＊　＊

82ページ図2-4-3では、「膨大なデータセットから有意な要因を抽出し、閾値を示しながら分類するCARTは、成人のカリエスリスクアセスメントに有用であろう」との仮説に基づき、検索した結果を示している。そこでは、初発う蝕病変と二次う蝕病変のそれぞれについて、ハイリスク患者とローリスク患者を特定することに成功している。

解説：林　美加子

表A　アヤメの花弁と萼の特徴（単位：cm）

花弁の長さ	花弁の幅	萼の長さ	萼の幅	種類
5.1	3.5	1.4	0.2	Setosa
4.9	3	1.4	0.2	Setosa
4.7	3.2	2.9	1.5	Versicolor
4.6	3.1	1.5	0.2	Setosa
5.0	3.6	2.5	0.9	Versicolor
5.4	3.9	5.2	2.0	Virginica
4.6	3.4	1.4	0.3	Setosa
…	…	…	…	
…	…	…	…	

線形モデルで分析

CARTで分析

にデータマイニングを応用している。このデータマイニングで用いる手法の1つがCARTである。

　CARTは、回帰分析をくり返しながら母集団を効率的に分類しようとするものである。どのような条件をどのような順序で用いればよいかは、統計ソフトが計算して教えてくれる。CARTを用いれば、各リスク要因の重みづけまでは無理であるが、優先順位は把握することができる。そして臨床的には、ハイリスク、ローリスクの患者を容易に同定することができる。

　82ページ**図2-4-3**は、伊藤歯科クリニックに来院した患者のデータから、初診から3年以内に発生する初診時の診査で確認できなかった初発病変と二次う蝕病変を区別して解析したCARTの一例である（分析対象患者については**図2-4-2**を参照）。これは、あくまでも一施設のデータから導き出されたものであるが、今後の研究で、多施設のデータを使った、より普遍性の高いCARTが明らかになることが期待される。

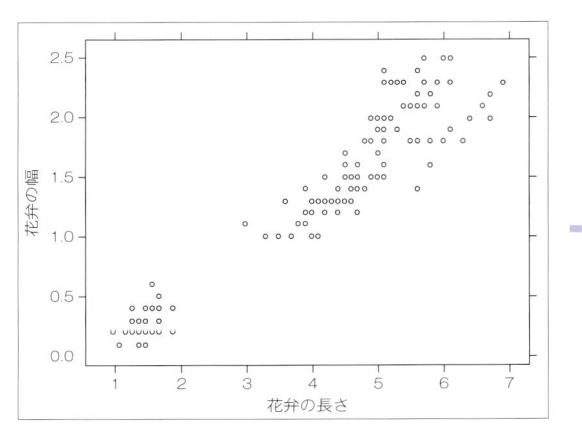

図A　表Aのデータを線形モデルで表現。

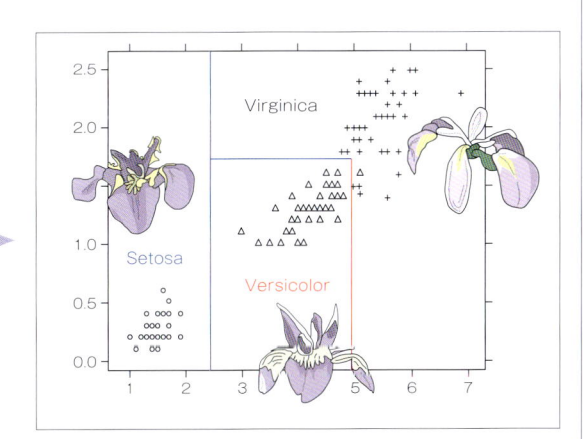

図B　線形モデルにアヤメの特徴を当てはめたもの。花弁の特徴と花の種類は把握できるが、科学的に分類する決定的な法則を導き出すことはできない。

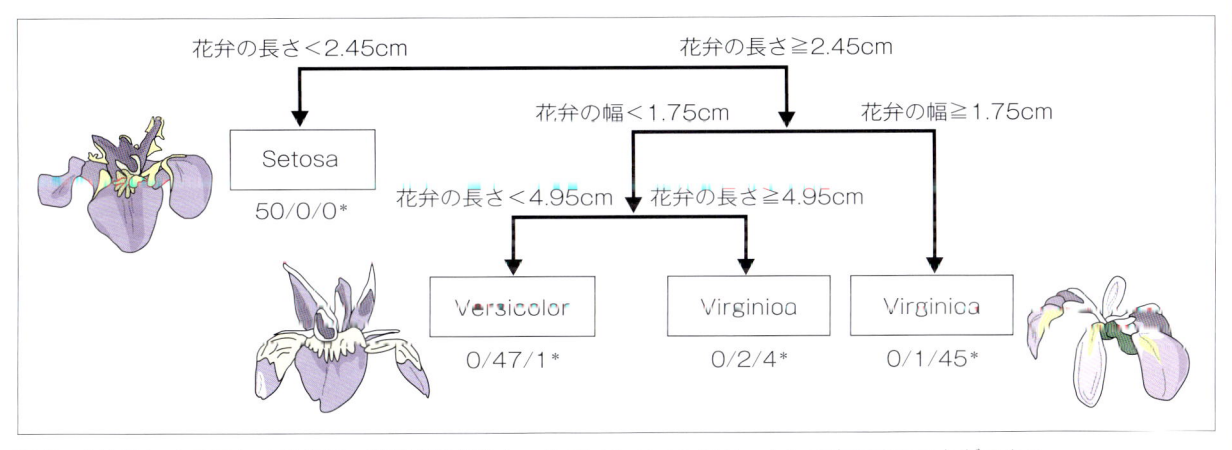

図C　CARTによるアヤメの分類。明確な閾値をもったディシジョンツリーとして表現することができる。

参考文献：Fisher RA. The use of multiple measurements in taxonomic problems. Annals of Eugenics 1936;7:179–188.

分析対象患者は、伊藤歯科クリニックに来院した初診時20〜64歳で、細菌、唾液に関する検査を行い、初診から365日以上の観察期間のある患者である。観察期間中に他院で修復治療を受けた患者は対象から除外した。これは、修復治療を行うかどうかの診断基準を統一するためである。この基準を満たす患者は442名であった。初診から3年以内に新しい初発病変および二次う蝕病変が発生した患者数は、それぞれ47名（10.6%）と39名（8.8%）であった。

● カリエスリスク要因と初診時 DMFT との相関

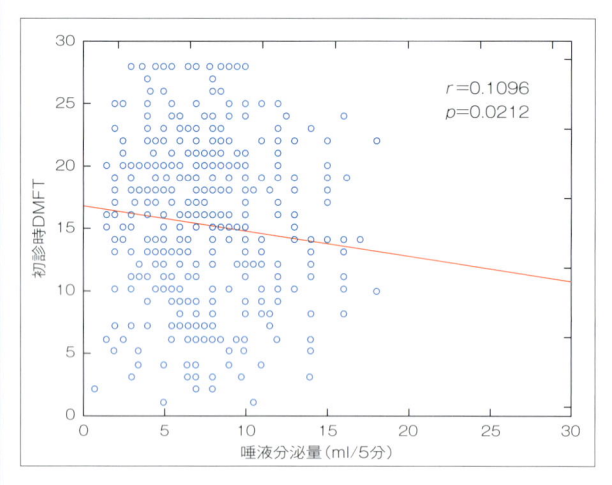

唾液分泌量と初診時 DMFT の相関
回帰直線を引くと、分泌量が少ないほど DMFT 指数が高くなる傾向があるが、それほど明確とはいえない。

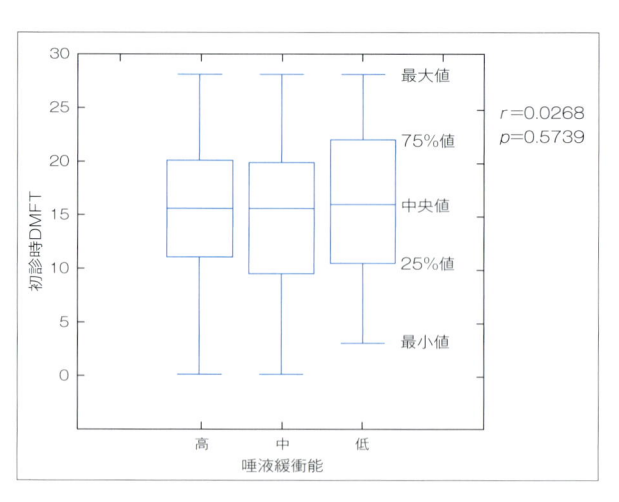

唾液緩衝能と初診時 DMFT の相関
グレードごとに箱ひげ図を書いているが、唾液緩衝能と初診時の DMFT のあいだに有意な相関は認められない。

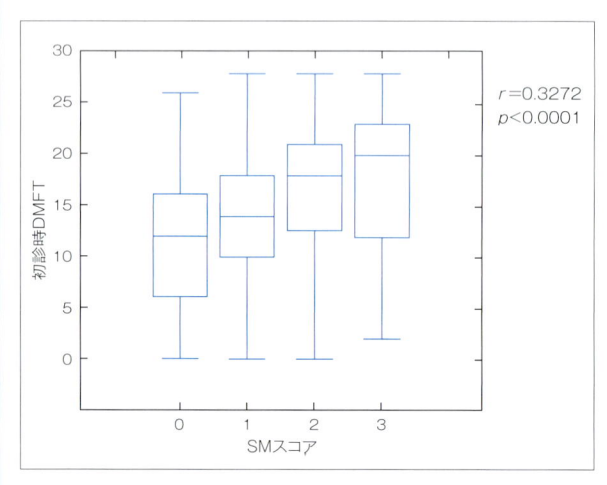

SM スコアと初診時 DMFT の相関
ハイリスク群ほど DMFT は高い傾向がわかる。

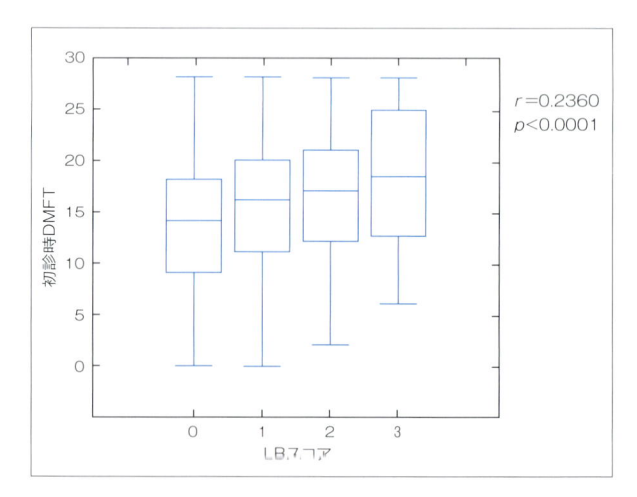

LB スコアと初診時 DMFT の相関
SM スコアと同様の傾向が認められる。

図2-4-2a 分析対象となった患者群の初診時年齢、DMFT、Dentocult SM、Dentocult LB、唾液分泌量、唾液緩衝能の分布と、初診時 DMFT と細菌および唾液のパラメータそれぞれとの比較。

●唾液分泌量と他の要因との相関

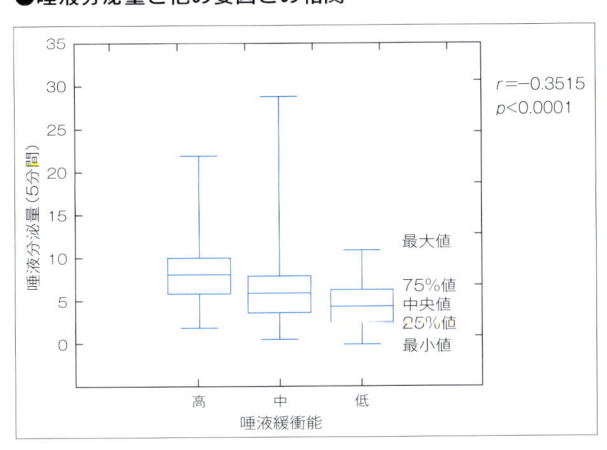

唾液分泌量と唾液緩衝能の相関
唾液分泌量が少ないほど、緩衝能が低い傾向がある。

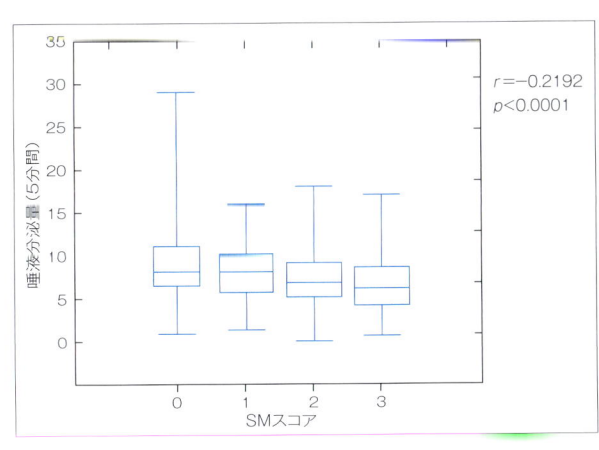

唾液分泌量とSMスコアの相関
唾液分泌量が少ないほどSMスコアが高い傾向がある。

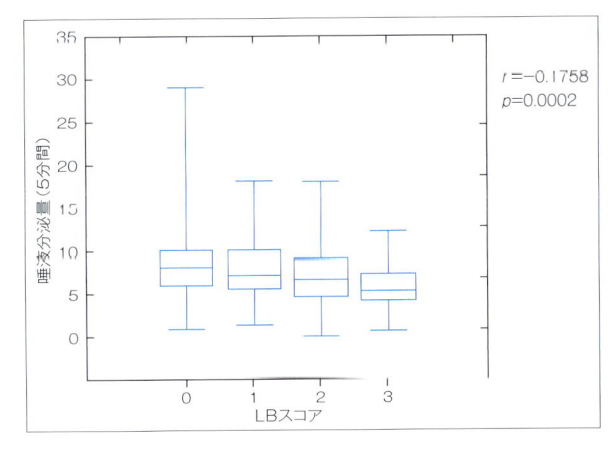

唾液分泌量とLBスコアの相関
唾液分泌量が少ないほどLBスコアが高い傾向がある。

図2-4-2b 唾液分泌量と唾液緩衝能、Dentocult SM、Dentocult LB それぞれの相関。刺激唾液が少ないことが歯肉縁上プラークの細菌組成に影響を与えることが示唆される。

修復処置発生率　10.6%
修復ありの人数／修復なしの人数
47／395

SM≦2　　　SM=3
SM2

8.5%
31/335

LB≦1　　　LB≧2
LB1

21.1%
16/60

オッズ比 2.88
(95% 信頼区間 1.49-5.59、p=0.0018)
感度　　　34.0%
特異度　　84.8%
誤分類率　20.6%

6.9%
17/229

11.7%
14/106

オッズ比 0.41
(95% 信頼区間 0.22-0.77、p=0.0055)　← 77ページ図2-4-1の患者

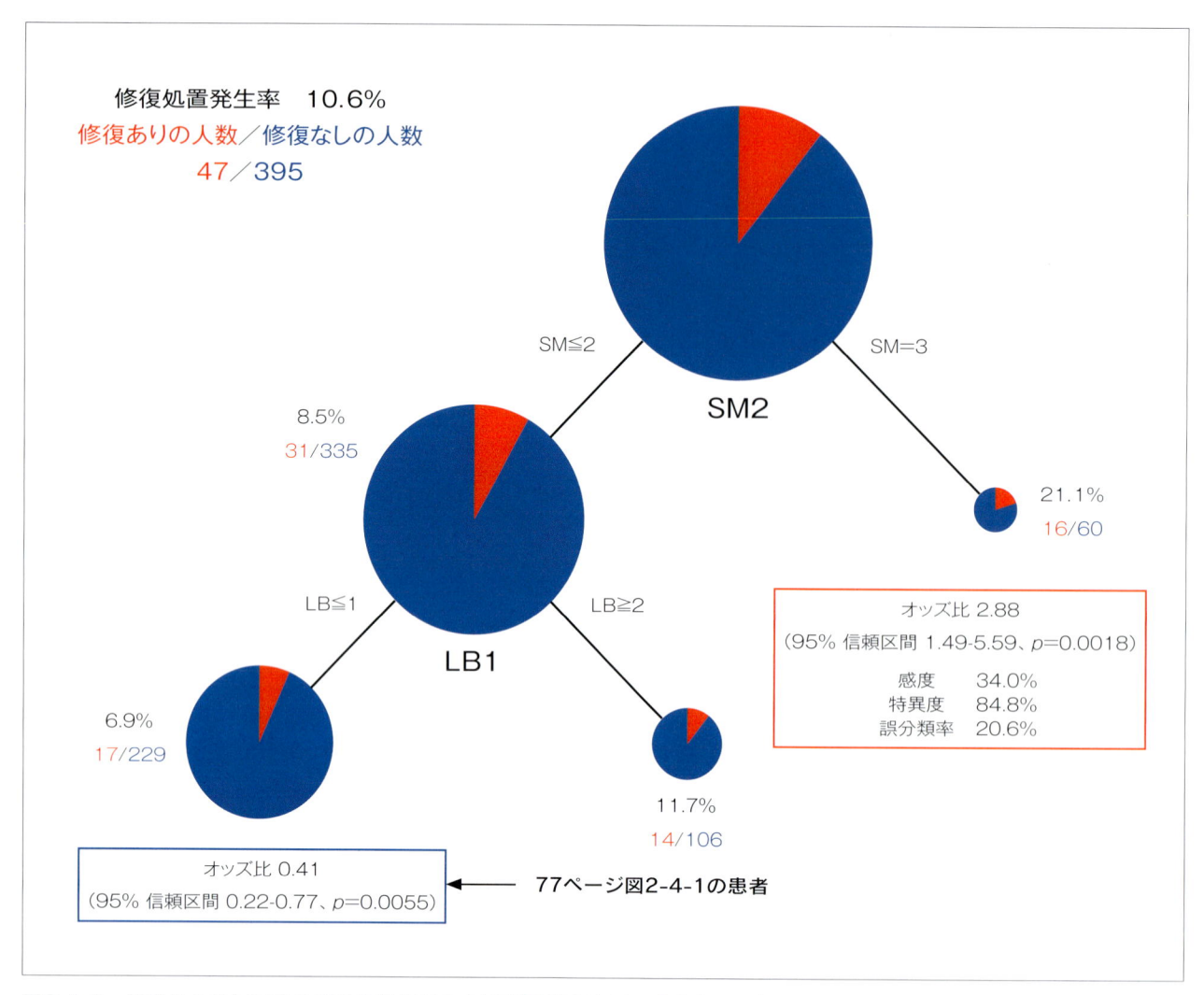

図2-4-3　初診から3年以内の初発う蝕病変のCART（●修復あり、●修復なし）。初発病変については、SMスコアが3であればオッズ比2.88のハイリスク群に、そしてSMスコアが2以下で、かつLBスコアが1以下であれば、オッズ比0.41のローリスク群に分類できる。ちなみに77ページ図2-4-1の患者をここにあてはめると、ローリスク群に分類される。このモデルでは、初発病変の発生を避ける確率は93.1％ということになる。この数値は、カリオグラムの数値と矛盾するものではない。

2）初発病変および二次う蝕病変のCART

初発病変の場合（図2-4-3）、SMスコア3であることが、もっともハイリスクの群を規定する条件である。このハイリスク群において、3年以内に新しい初発病変が発生するオッズ比は2.88（95%信頼区間1.49-5.59、p = 0.0018）であった。逆にSMスコア2以下でLBスコア1以下であれば、病変発生のリスクはもっとも低くなり、オッズ比は0.41（95%信頼区間0.22-0.77、p = 0.0055）となる。SMスコア3でハイリスク者を定義した場合、実際に初発病変が発生した患者のうちハイリスクと分類された確率（感度）は34.0％、初発病変が発生しなかった患者のうちローリスクと分類された確率（特異度）は84.8％であった。感度、特異度の数値から、『SMスコア3』というリスク評価モデルはローリスク者の同定により適したモデルであると言うことができる[3]。

一方、二次う蝕病変では（図2-4-4）、DMFTが18本以上でLBスコア1以上であると、初診から3年以内に新しい二次う蝕病変が発生するオッズ比は6.87（95%信頼区間3.30-14.26、p < 0.0001）となる。このモデルの感度、特異度はそれぞれ

修復処置発生率　8.8%
修復ありの人数／修復なしの人数
39／403

DMFT≦17　初診時DM 17　DMFT≧18

3.4%　　　　　　　　　　　　　　　16.6%
9／252　　　　　　　　　　　　　　30／151

SM=0　SM0　SM≧1　　LB=0　LB0　LB≧1

0.0%　　　4.5%　　　　4.5%　　　　20.4%
0／61　　9／191　　　2／42　　　　28／109

↑
77ページ図2-4-1の患者

オッズ比 6.87
(95% 信頼区間 3.30-14.26、p<0.0001)
感度　　71.8%
特異度　73.0%
誤分類率 27.1%

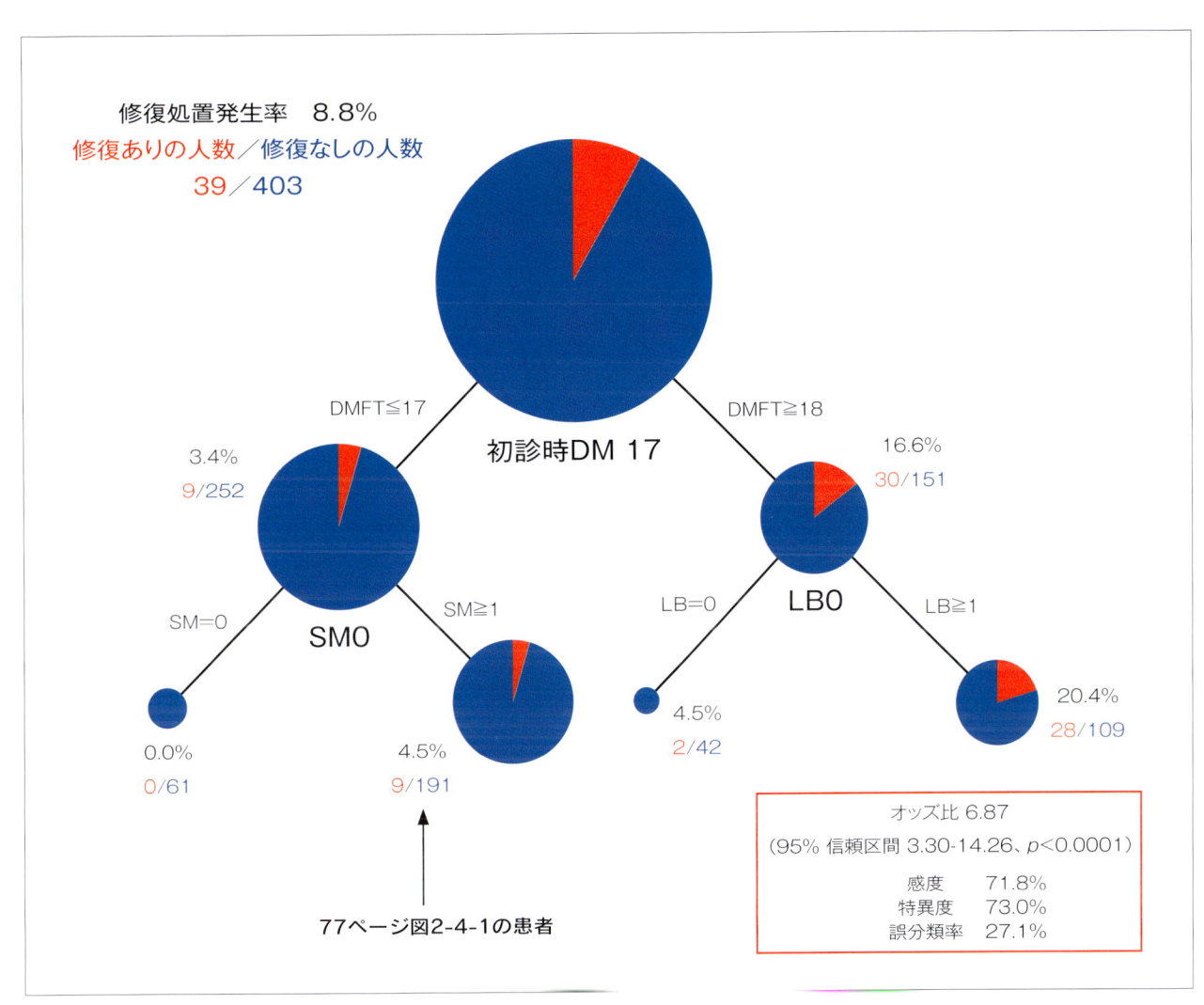

図2-4-4　初診から3年以内の二次う蝕病変のCART（●修復あり、●修復なし）。二次う蝕病変については、DMFTが18以上で、LBスコアが1以上であると、オッズ比が6.87のハイリスク群に分類される。77ページ**図2-4-1**の患者は、病変が発生する可能性が4.5%（発生を避ける可能性は95.5%）の集団に分類される。

71.8%、73.0%となり、比較的妥当性の高いリスク評価モデルと言える。

このCARTを臨床的な視点で整理してみる。初発病変を予防するためには、まずSMスコアを2以下に、さらにLBスコアを1以下に抑えればよいことが理解できる。また二次う蝕病変については、DMFT18以上の場合、LBスコア0を目指すこと、具体的には不適合な修復物の再治療、食習慣の改善、ホームケアの向上を徹底することが必要ということになる。

3）唾液分泌量・唾液緩衝能をどう捉えるか

今回の分析で得られたCARTには、唾液分泌量、緩衝能が含まれていない。臨床実感からすると、唾液分泌量がう蝕病変の発生に大きな影響を及ぼしているように感じられる。実際に、唾液分泌量とDMFTの相関を見ても、唾液分泌量が少ないほどDMFTが大きくなる傾向が見てとれる。

ここで注意しなければならないのは、う蝕のリスク要因のなかには、互いに関連のある要因が存在しているということである。唾液に関していえば、唾液分泌量が多いほど緩衝能は高い。さらには、唾液分泌量が少ないほど、う蝕

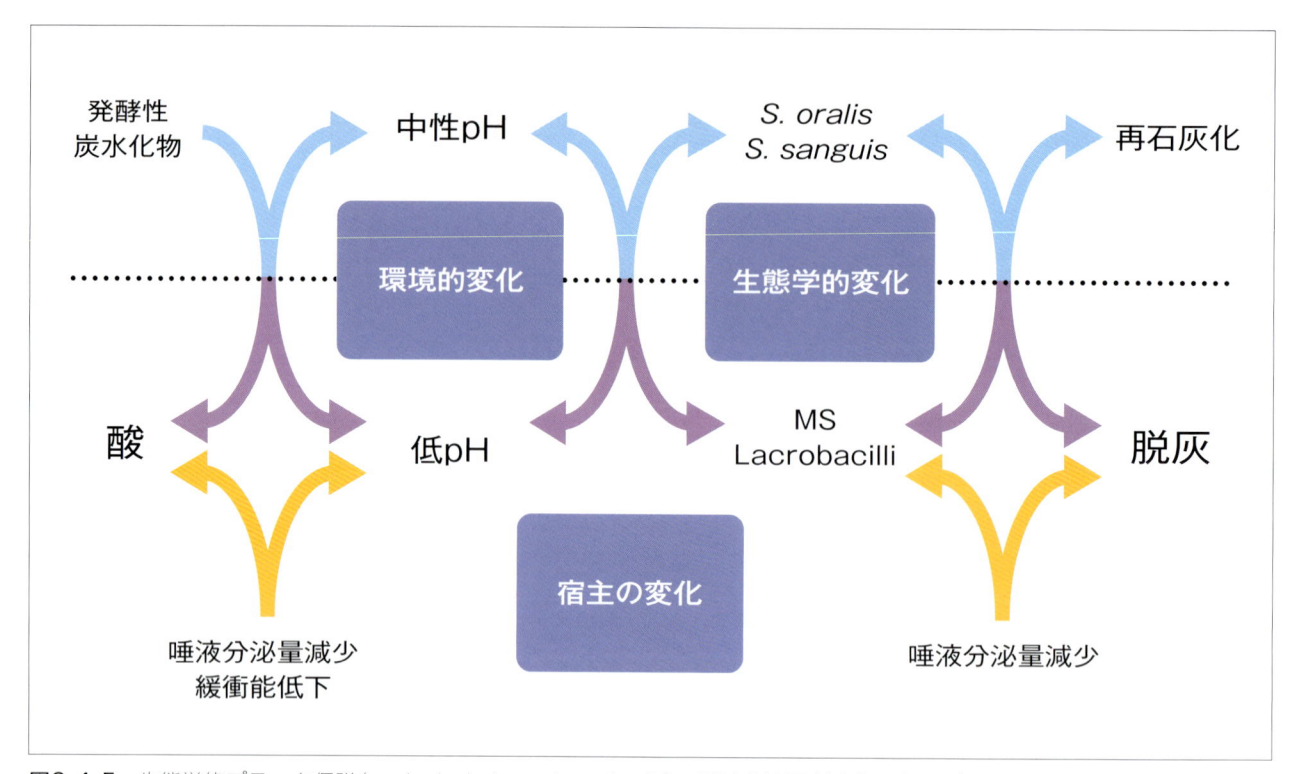

図2-4-5 生態学的プラーク仮説(ecological plaque hypothesis)。唾液分泌量が少ないと、プラーク内で産生された酸の中和に時間がかかり、プラーク内が酸性環境にある時間が長くなる結果、細菌叢のなかで耐酸性をもつ細菌が優勢になっていくと推測できる。つまり、プラークのう蝕原性はどんどん高くなっていくことになる。(Marshら[4]より引用改変)

原性細菌のスコアが高い(**図2-4-2b、図2-4-5**)。おそらくは、唾液緩衝能の影響力は唾液分泌量に包含され、さらに唾液分泌量の影響力がう蝕原性細菌の影響力の大きさに包含されてしまったのではないかと考えられる。

つまり、CARTのなかに現れていないから唾液のことを考慮しなくてよいというのではなく、う蝕原性細菌にまで影響を与えうる唾液は、やはりもっとも大切な防御機構で、唾液分泌量が減少しているような患者については、唾液腺マッサージなどの特別な配慮が必要であると考えるべきであろう。

4) CARTにより変わる症例の見えかた

さて、ここに2人の患者が来院したとしよう(**図2-4-6**)。
- いずれも43歳の主婦
- DMFTは19本
- 唾液分泌量は1.0ml/min
- **症例A**の患者は細菌のリスクが高い
- **症例B**の患者は細菌のリスクは低いが、唾液緩衝能が弱い
- 口腔内の状態は同様の印象を受ける

ではこの2人の患者のうち、よりリスクの高い患者はどちらであろうか？ この疑問に答えるためにCARTに当てはめて検討してみよう。

症例Aは、初発病変、二次病変ともハイリスクであることがわかる。一方**症例B**は、二次病変に関してはハイリスクであるが、初発病変についてはローリスクということになる。

このように口腔内の印象のみからリスクを予測するのと、実際にリスクアセスメントを行い、評価モデルに基づいてリスクを診断するのとでは、症例の見えかたが変わってくる。目で見た印象ではなく、具体的に数値で初発および二次う蝕病変の危険度がわかる。

症例A

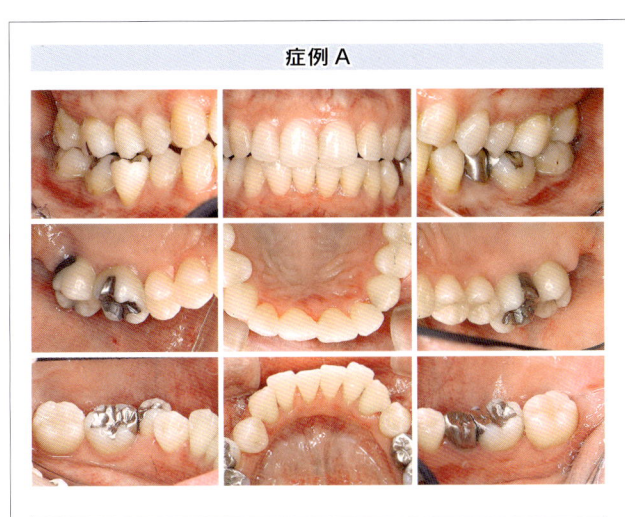

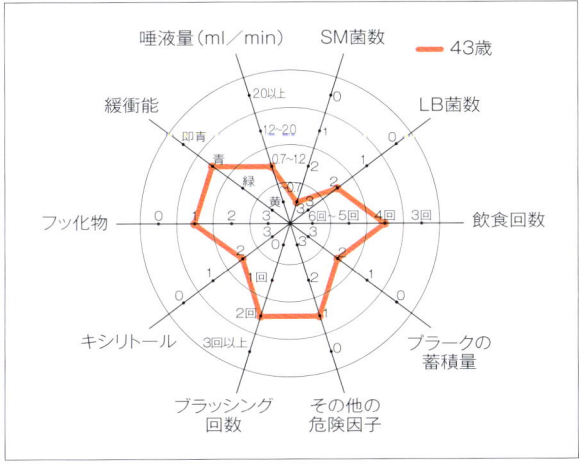

DMFT	19
SM スコア	3
LB スコア	2
唾液分泌量	1.0ml/min
唾液緩衝能	青

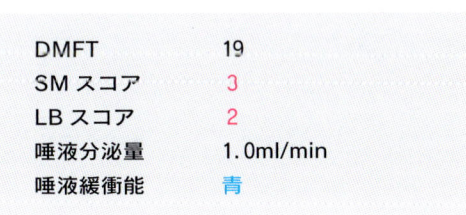

症例A 43歳女性。細菌スコアはハイリスクであるが、唾液分泌量、緩衝能には問題がなかった。

症例B

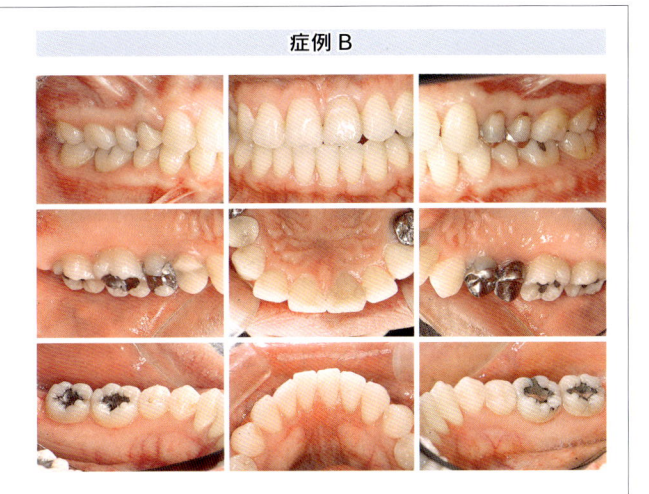

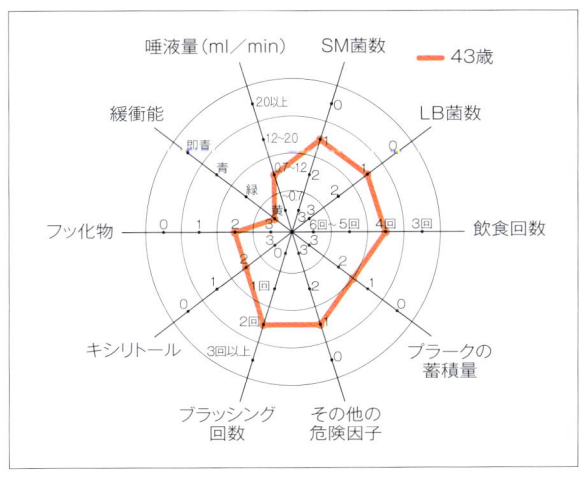

DMFT	19
SM スコア	1
LB スコア	1
唾液分泌量	1.0ml/min
唾液緩衝能	黄

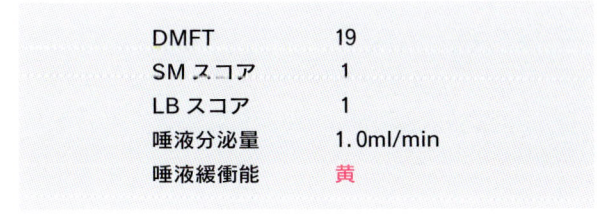

症例B 43歳女性。細菌スコアはローリスクであるが、唾液緩衝能は弱く、防御因子に問題があった。

CARTで検討すると……

症例A

	オッズ比	P値
初発病変	2.00	0.0010
二次う蝕病変	6.87	<0.0001

症例A（CARTによる検討） 細菌スコアがハイリスクで、初発病変、二次う蝕病変のいずれに対しても注意が必要であることがわかった。

症例B

	オッズ比	P値
初発病変	0.41	0.0055
二次う蝕病変	6.87	<0.0001

症例B（CARTによる検討） 細菌スコアはローリスクだが、二次う蝕病変については油断のできない状態である。

図2-4-6 症例Aと症例Bの患者のうち、リスクが高いのはどちらか？

Chapter 2 カリエスリスクアセスメントとリスクの重みづけ

ある特定の リスク要因	実際のう蝕病変の増加		合計
	あり	なし	
あり	a	b	a+b
なし	c	d	c+d
	a+c	b+d	n

感　度＝真陽性率＝a／(a+c)
特異度＝真陰性率＝d／(b+d)

図2-4-7　感度と特異度。検査の特性を評価する際に用いられる指標である。感度が高いほど疾患やリスクを有する個人を検出する能力が高い。また特異度が高い検査は、疾患やリスクを有していない個人の検出が得意である。感度と特異度はトレードオフの関係にあって、どちらかを高くすれば他方は低くなることが知られている。

3．特異度の高いリスクアセスメントシステムの意味

　理想的な検査は、感度、特異度ともに100％の検査である。しかし現実には百発百中の検査はない。感度、特異度がどの程度の検査を用いるかは、いかなる疾患を扱っているかに依存する。たとえば生命を脅かすような疾患の有無を調べるためのスクリーニング検査は、疾患を見落とす確率を可及的に低くするため、特異度を犠牲にしてでも感度を上げる必要がある。

　しかしカリエスリスクアセスメントは、う蝕病変そのものを検出するための検査ではない。そもそもリスクアセスメントというのは、リスクの状況を把握し、将来起こりうる疾患を予測したうえで、リスクを改善し発症を未然に防ぐことを目的としている[5]。今回提示したCARTも、リスク改善のための介入[*1]、つまりメインテナンスへのコンプライアンスを考慮に入れて、データを後向きに分析して作られている。

　カリエスリスクの評価システムとしては偽陰性を減らすことが非常に重要になるが、う蝕病変の発生率は初発、二次う蝕病変ともに10％前後であり、偽陰性の個人の比率は数％にすぎない[*2]。偽陰性を減らすためには感度が高くなるような基準を採用することになるが、感度を高くするということは偽陽性を増加させることでもある[*3]。発症しない個人が90％だとすると、偽陰性が減少する以上に偽陽性が増加し、本来不要な負担を患者に強いてしまう場面が増加すると考えられる（図2-4-7）。

　すでに述べてきたとおり、う蝕病変は実質欠損を伴わない限り可逆的であり、進行もそれほど早くない。このような疾患のリスクアセスメントモデルは、特異度が高い、つまりローリスク者を確実に見いだせる特性を有するものを採用し、多数を占めるローリスク者に不要な負担をかけないようにすることが望ましいと考えられる。もちろん、必ず存在する偽陽性、偽陰性の個人に対しては、時間軸のなかでリスク改善に努め、その効果を見極め、介入の頻度を修正していくことが求められる（図2-4-8）。

[*1] ここでいうリスク改善のための介入（う蝕病変発生抑制のための介入）とは、患者自身による生活習慣などの改善と、プロフェッショナルケアとしての口腔衛生指導、歯面に形成されたバイオフィルムの除去およびフッ化物の塗布による歯質の強化からなる。プロフェッショナルケアの内容はリスクによって大きく変わるものではなく、ハイリスク者とローリスク者で異なるのは介入の頻度である。

[*2] ローリスクと分類されたにもかかわらずう蝕病変が発生した偽陰性群は、『本来ハイリスクでう蝕病変を発生した個人と介入不足でう蝕病変を発生したローリスクの個人』が含まれている。

[*3] ハイリスクと判定されながらう蝕病変が発生しなかった偽陽性群には、『本来はローリスクでう蝕病変を発生しなかった個人』と『介入によってう蝕病変発生に至らなかったハイリスクの個人』が含まれている。

時間（結果）での評価
有病率20％の集団を、十分な時間をかけて、つまり結果を見て評価する場合、偽陽性・偽陰性は存在しない。

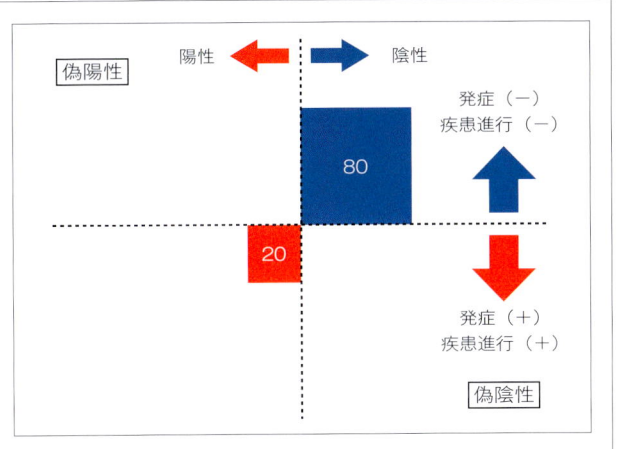

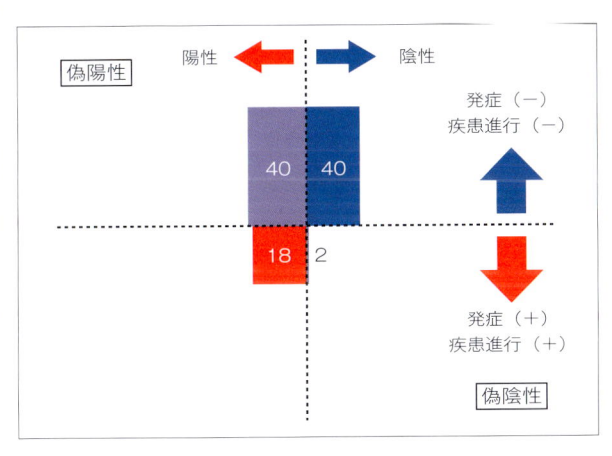

感度90％、特異度50％の要因での評価
有病率20％の集団を、感度90％、特異度50％の要因で評価する場合、集団の40％が偽陽性、2％が偽陰性と判定されてしまう。

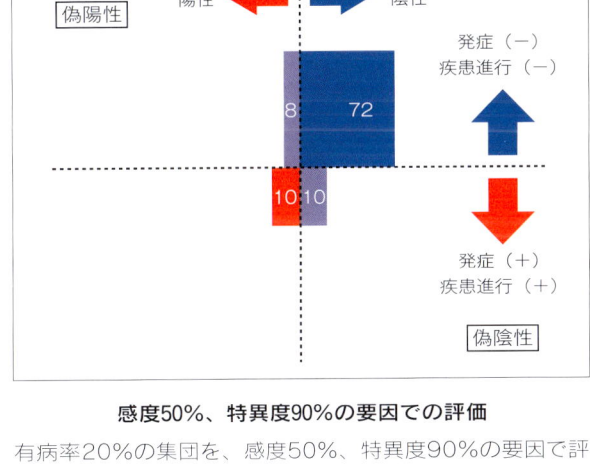

感度50％、特異度90％の要因での評価
有病率20％の集団を、感度50％、特異度90％の要因で評価する場合、集団の8％が偽陽性、10％が偽陰性と判定されてしまう。

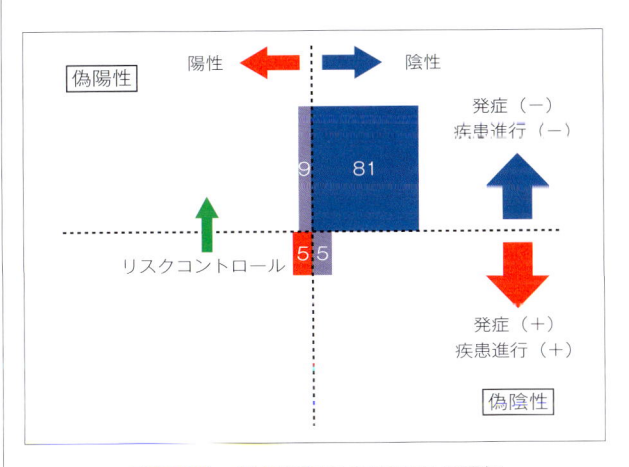

感度50％、特異度90％の要因での評価
仮にリスクコントロールによって有病率を10％にされば、感度50％、特異度90％の要因で評価をしても、偽陽性は9％、偽陰性は5％となる。

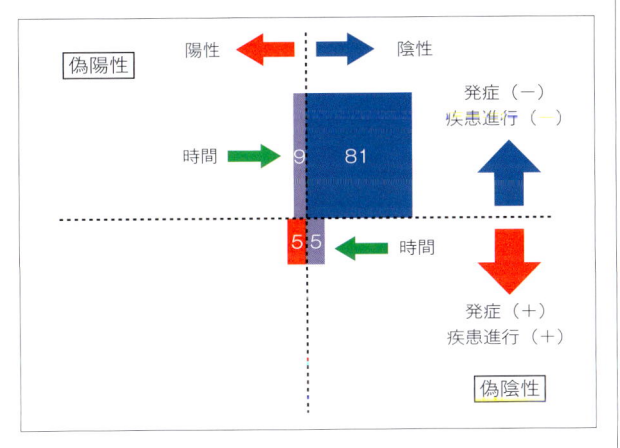

感度50％、特異度90％の要因での評価
リスクコントロールを継続し、時間軸のなかで疾患を管理していくことにより、偽陰性、偽陽性はさらに少なくなる。生命を危機に陥れることがなく有病率の低い疾患では、特異度の高さを優先させたシステムで患者のリスクを見積もり、同時に疾患への対応を継続することによって、診断の精度を上げていくスタイルが理にかなっている。

図2-4-8 疾患の有病率と、リスク判定基準の感度・特異度が、実際の判定結果に及ぼす影響。

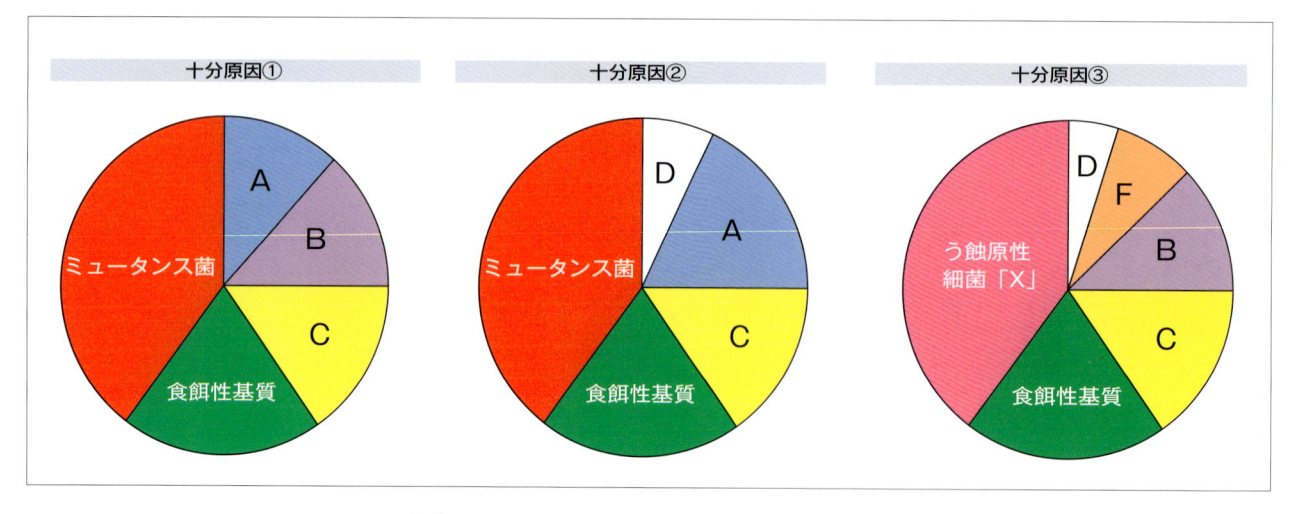

図2-4-9 Rothman の因果パイモデル[6, 7]の歯冠部う蝕発生への応用。う蝕は『Keyes の輪』の3要因がそろっていても発症するとは限らない。他の何らかの要因（A～F）が同時に関与することによって発症すると考えることができる。要因の組み合わせ（十分原因）は、1疾患につき1種類のみとは限らない。ミュータンス菌はたしかにう蝕病変の発生と強い相関を持つが、もしかしたらミュータンス菌が関与しない十分原因（この図では十分原因③）もわれわれが知らないだけで存在しているかもしれない。

4．患者個人（個体）毎で症例を考えるスタンス

　何かの好ましくない事象が起こる原因が1つであるとすると、その事象の成り立ちを理解することはたやすい。さらに、その原因が唯一のものであれば、その事象を未然に防ぐ手段を考え、実行することはきわめて容易なこととなる。しかしながら、私たちが日常臨床で頻繁に遭遇するう蝕や歯周炎は、多因子性疾患、つまり複数の因子が組み合わさったときにはじめて発症する疾患である。

　う蝕について考えてみると、『Keyes の輪』の3つの要因がそろっていてもう蝕病変が発生しない個人は、けっして珍しくはない。この3つの要因のうち細菌（ミュータンス菌）と食餌性基質は、多くの研究から発症との因果関係が確認されている必要原因（necessary cause）ではあるが、それだけでは不十分で、他の何らか要因とともに十分原因（sufficient cause）として関与することによって、はじめて疾患のプロセスが成立すると考えられる。したがって疾患プロセスを遮断するためには、十分原因を構成する要因（構成要因群）のいずれかを抑制、排除すればよいことになる。たとえば、コレラのような外因感染では、原因菌を駆逐すれば目的を達することが可能である。しかし、口腔常在菌による日和見感染的な性質を有するう蝕や歯周炎では、原因菌の駆逐（除菌）は現実的なアプローチではない。まず修正可能な要因の改善を目指すことが第一選択であると考えている。

　さらに、1つの結果（疾患）を招来する原因、あるいはその組み合わせは、1つであるとは限らない。疾患との因果関係や相関関係が、いまだ確認されていない要因が存在しているかもしれない。現在、一般的に受け入れられている病因論モデルで理解できないような疾患は、もしかしたら未知の病因論モデル、あるいは構成原因の組み合わせで発症している可能性もある。

　上述のような、複数の要因の組み合わせ（1疾患につき1つの組み合わせとは限らない）によって疾患が発症するという考えかたを『因果パイモデル（causal pie model）』（**図2-4-9**）[6, 7]といい、医療の世界だけでなく多くの分野で応用されている。

　ちなみに、因果パイモデルを唱えた Rothman は疫学者であるが、歯科医師出身で、もしう蝕や歯周炎を念頭にこのようなモデルを考案したのだとしたら興味深い（**症例2-4-1**）。

症例2-4-1
リスク改善点が SM しかなくなった症例

　因果パイモデルから考えれば、う蝕病変の発生を未然に防ぐためには、各構成要因群の大きさを小さくして完全な円にならないようにすればよい。しかしある構成要因が非常に大きく、あらゆる対策を施してあらゆる構成要因に介入しても円を欠けさせることができない場合は、いずれかの要因を完全になくしてしまうことが求められることになる。

　症例2-4-1の患者は、初診来院時58歳・女性である。4⏌の咬合痛を主訴に来院した。この患者はシェーグレン症候群と診断され、唾液の量が少なくSMスコアの高いきわめてハイリスクな症例である。修復・補綴物は多いが、ホームケアは悪くなく、メインテナンスに対するコンプライアンスも良好である。メインテナンスを通じて改善可能なリスクは改善したものの、それでもう蝕病変の発生が続いてしまうことから、SMスコアを下げるためにドラッグデリバリーを試みている。

　現在、初診来院より20年が経過しようとしている。ときどき二次う蝕病変の処置をしなければならないものの、大きな変化は見られない。

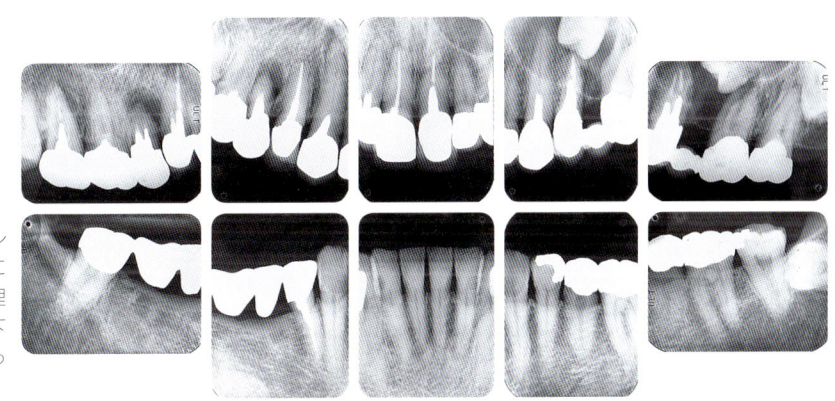

症例2-4-1a　初診来院時のデンタルエックス線写真（58歳）。5⏌の埋伏に起因する頬部の腫脹が認められた。埋伏歯は大学病院口腔外科で全身麻酔下で摘出した。手術時に4⏌も抜歯となった。

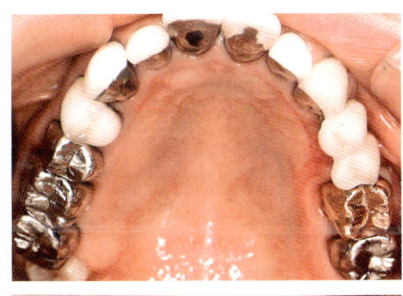

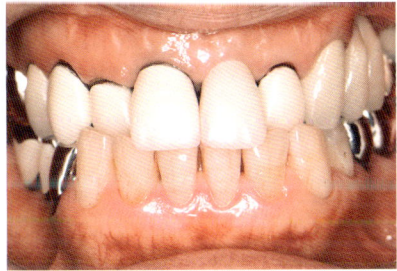

症例2-4-1b　メインテナンス来院時の口腔内状況（60歳）。歯周組織には問題はなく、上顎左側の補綴処置を行ってからメインテナンスに入った。

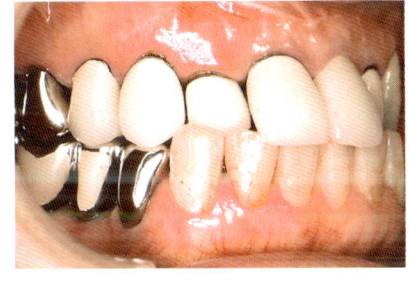

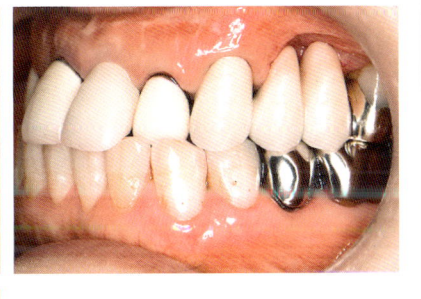

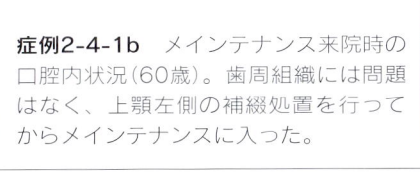

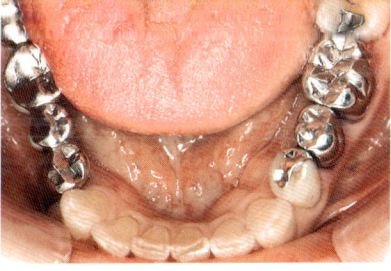

次ページに続く

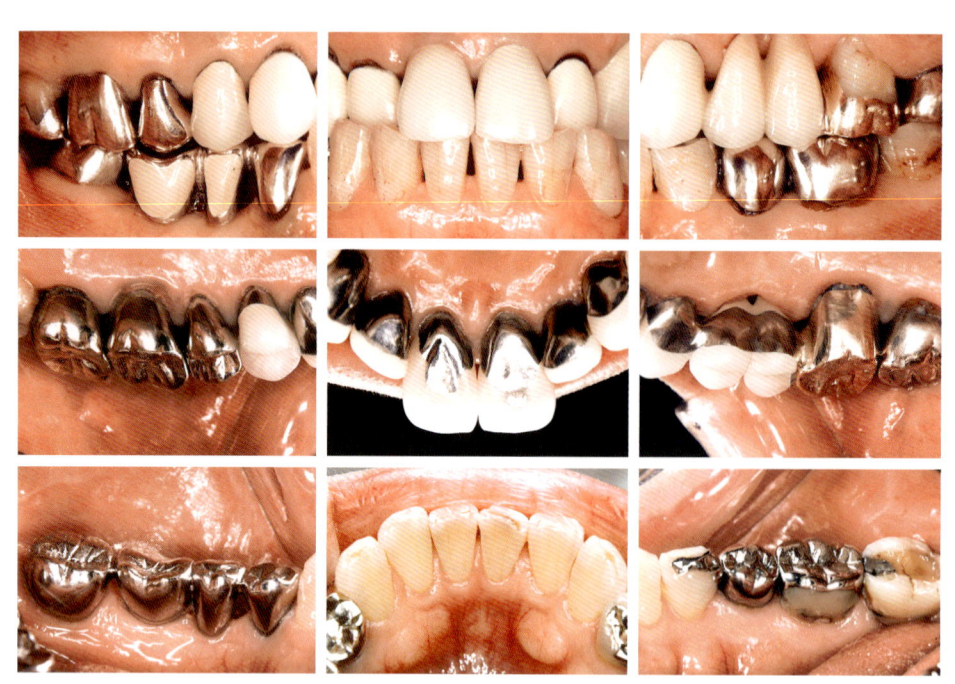

症例2-4-1c　メインテナンス来院時の口腔内状況（64歳）。下顎左側大臼歯部舌側歯頸部にう蝕病変が認められ、リスクが非常に高いことが推測される。

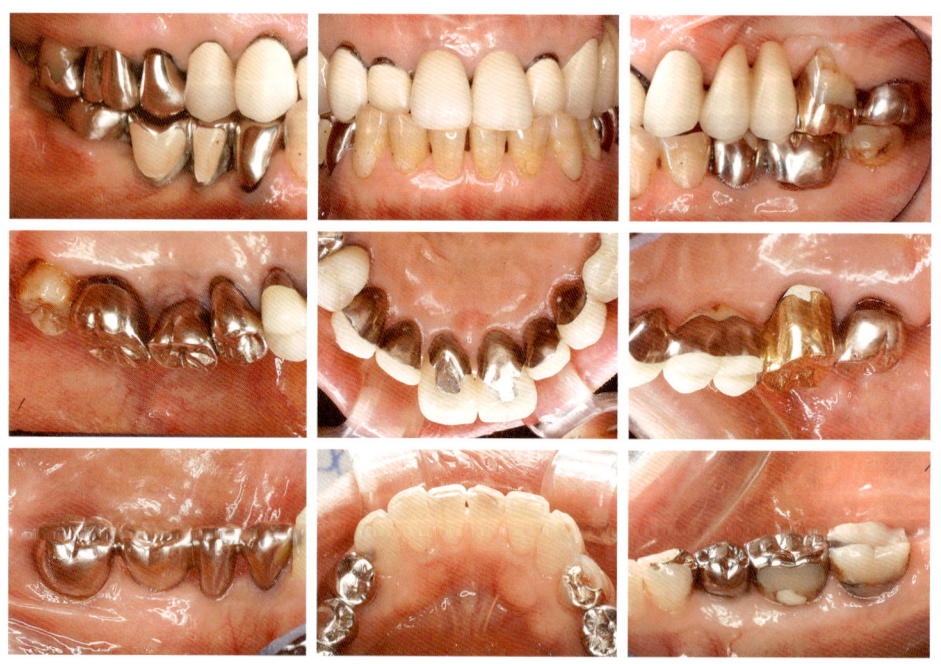

症例2-4-1d　メインテナンス来院時の口腔内状況（68歳）。メインテナンスを通じて改善可能なリスクを改善したが、それでもう蝕病変の発生が続いた。SMスコアを下げるためイソジンゲルをカスタムトレーを用いて作用させることを試みたが、患者自身の負担が大きく継続できなかったことから、メインテナンス間隔を2か月に短縮することで対応した。カスタムトレーを用いたミュータンス菌の除菌のような介入は、患者の経済的および肉体的負担が大きく、たとえSMスコアが高かったとしても第一選択とすべきでないと考える。あらゆる介入を行い尽くしたあとの、最後の手段としたほうがよいのではないだろうか。

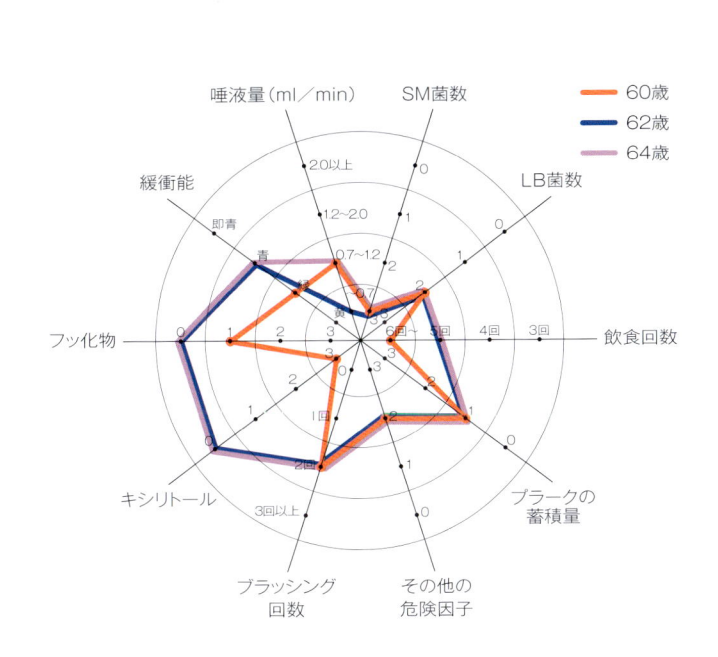

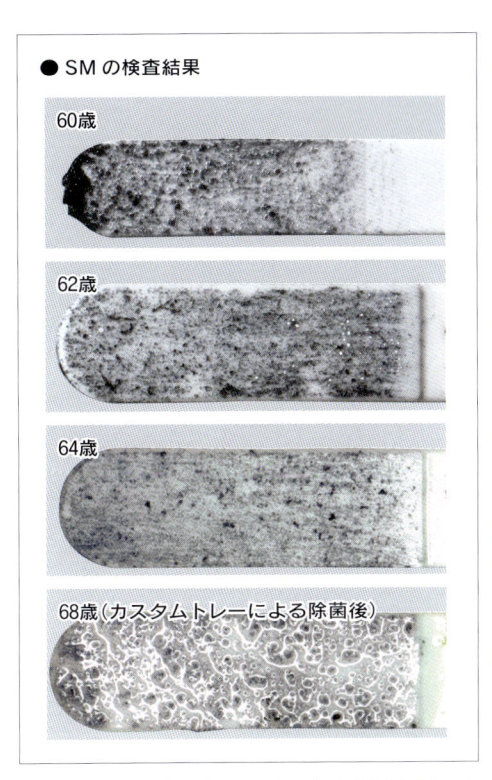

症例2-4-1e　カリエスリスク検査結果。フッ化物（フッ化第一スズ）の使用と食生活の改善によってリスクの軽減を図った。さらにその後、キシリトールガムも使うように指導した。

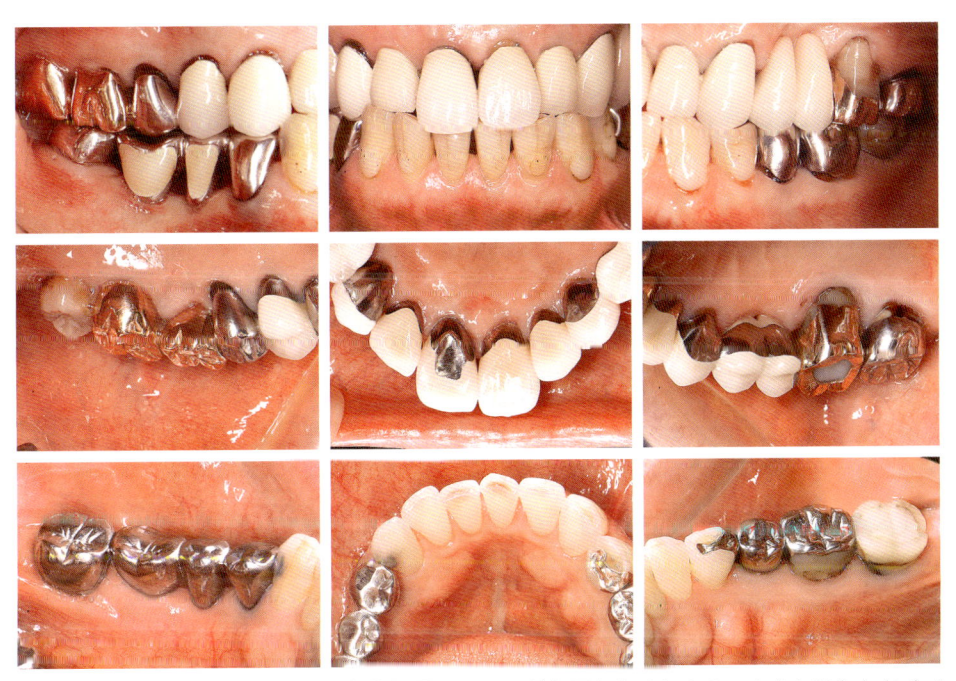

症例2-4-1f　現在の状況（77歳）。ときどき二次う蝕病変の処置が必要となるものの、大きな変化もなくメインテナンスを継続してきた。今後は補綴物マージン部の根面う蝕のコントロールが課題となるだろう。

CHAPTER 3

う蝕の診査・診断と介入・非介入の判断

　多くの疫学研究は「う蝕の減少」を報告しているが、この背景には「一部のハイリスク者へのう蝕病変の局在化」と「病変の軽症化」が存在すると考えられている。つまり、明らかに充填が必要なう窩は減少したが、介入・非介入の判断に迷うような初期病変が増加しているということである。ゆえに臨床現場では、カリエスリスクと同様に、初期病変に対する慎重な対応が求められるようになった。

　では、判断に迷うような初期病変に遭遇したとき、われわれは何を拠りどころにすればよいのだろうか。

　本章では、初期病変を日常臨床でどう認識すべきかを考察するとともに、臨床判断の拠りどころとして、『時間軸』つまり時間の経過のなかで判断する手法について検討したい。

Chapter 3-1 鼎談

初期病変をどう診るか
－時間軸による臨床判断－

今里 聡・林 美加子・伊藤 中

今里 症例3-1-1は、「リスクをコントロールしてマネジメントする」という意思を前面に強く打ち出している歯科医院ならでは、という感じがします。例えば7歳時の6̄は、他の歯科医院であればインレー修復を受けてもおかしくない状態だと思います。私の推測ですが、きっと10人中8、9人の歯科医師はそう判断するのではないでしょうか。しかし伊藤歯科クリニックでは、うまく初期病変をコントロールしていますね。
　これまでは『う蝕＝削るもの』という図式が一般的でしたが、実際は『削らなくてもいいう蝕がある』ということを認識させる症例だと思います。

伊藤 「色がついたら進行する、だから削らなければいけない」といった昔からの因習はまだまだ残っていますからね。う蝕治療は不可逆的なものですし、修復物・修復材料も永久不変のものではないと思いますので、私は早い段階で切削を伴うような修復を行うことは危険だと考えています。
　適切なリスクコントロールとマネジメントによる再石灰化の促進が行われていれば、たとえハイリスク者であっても、初期う蝕病変の進行を抑制できる可能性があります。ですから私は、『いつ介入するのか、どのような介入になるのか』の判断は、時間をかけて慎重に行うべきだと考え、実践しています。

林 たしかに、『進行するう蝕』と『進行しないう蝕』の見極めは、断面的な判断では到底できません。適切な判断をするためには、伊藤先生のように時間をかけて診ることが必須でしょう。
　ただ残念ながら、そういった認識を持っている歯科医師がまだまだ少ないのが現状です。

今里 そもそも『削らなくてもいいう蝕と、削らなければならないう蝕がある』ということすら理解が進んでいませんからね。まだまだその場で『削るや否や』と考えてしまう傾向にあると思います。

伊藤 初期病変を時間をかけて判断するうえで大切なことが2つあると思います。
　1つはリスクコントロールです。『脱灰と再石灰化のバランスを修正する』ことが『削らなくてもすむようにしていく』ことを担保していますので、リスクは常に追っていかなければなりません。
　もう1つは、非破壊的にチェックする術を持つことです。

今里 たしかにそのとおりで、とくに非破壊的なチェックは重要です。脱灰病変に鋭利な探針を突っ込んで進行状況を確認するという旧来の手法が、現実問題として少なからず残っているのは残念でなりません。

症例3-1-1
初診より継続的に管理している症例

　初診時4歳、現在12歳・女性。下顎左右側乳臼歯の大きなう蝕病変を主訴に来院した。5歳時にカリエスリスク検査を実施した。飲食回数4回、SMはやや多い程度である（カリエスリスクの詳細は96ページ参照）。
　下顎左右側乳臼歯の修復後、リスク修正をしながら定期管理を行う。一部の大臼歯にシーラントを行っているが、歯の切削を伴う修復処置には至っていない。現在、永久歯列完成間近である。

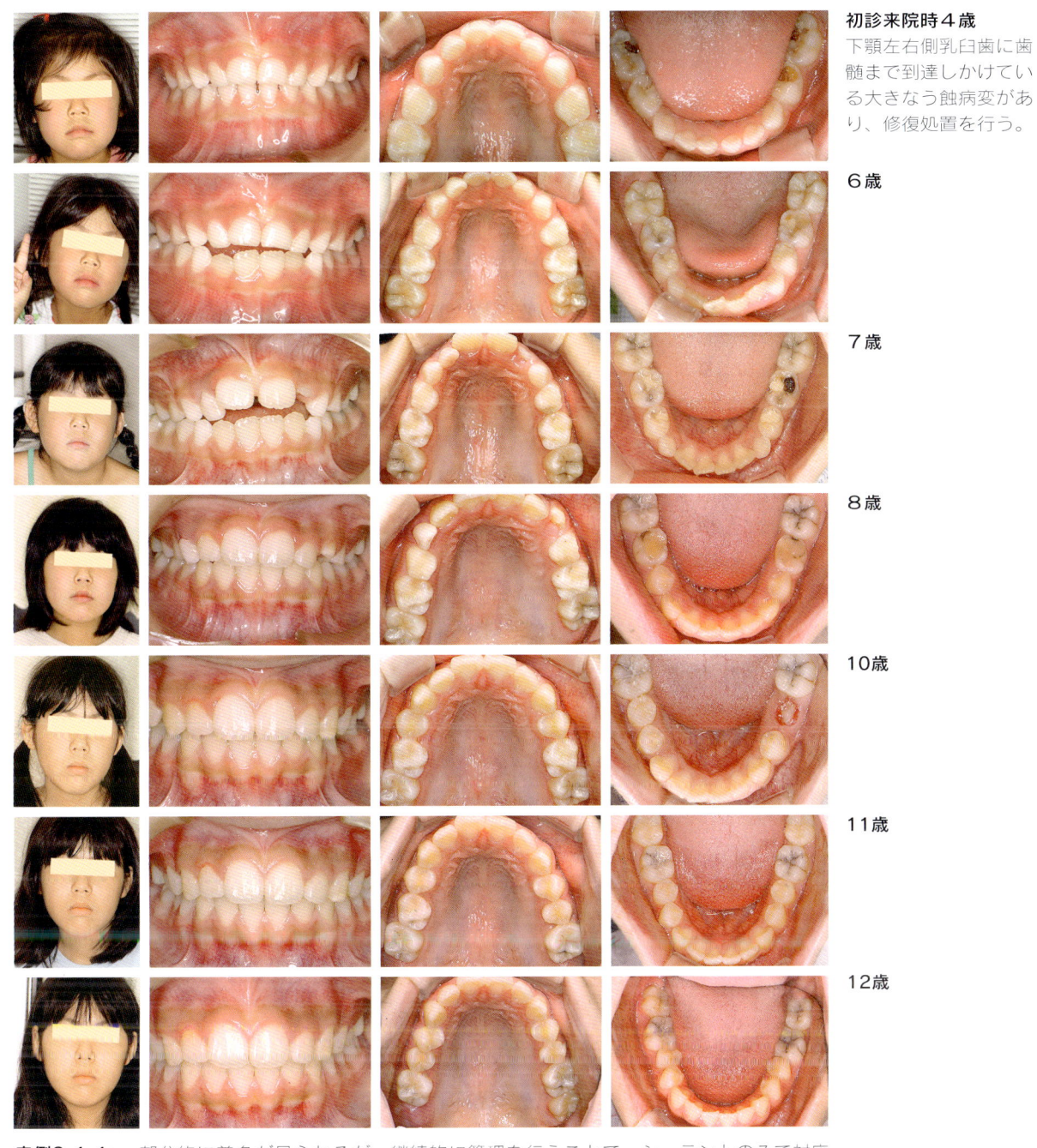

初診来院時4歳
下顎左右側乳臼歯に歯髄まで到達しかけている大きなう蝕病変があり、修復処置を行う。

6歳

7歳

8歳

10歳

11歳

12歳

症例3-1-1a　部分的に着色が見られるが、継続的に管理を行うことで、シーラントのみで対応できている。ときどき生じる乳歯の修復物の脱離には、再修復で対応してきた。

次ページに続く

13歳

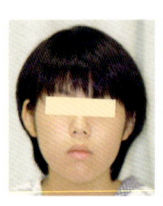

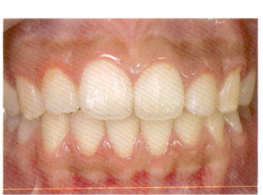

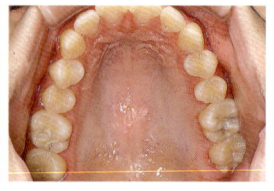

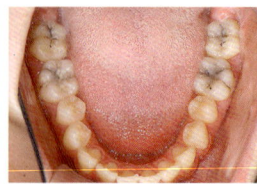

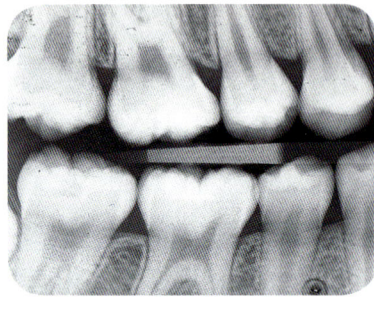

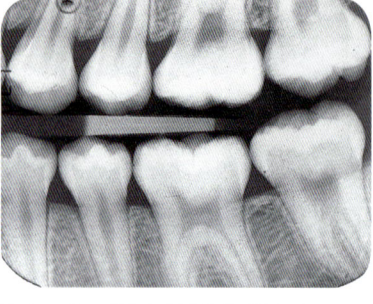

症例3-1-1b 13歳時に7⏌は修復処置を行った。⏌7は実質欠損がなく、DIAGNOdent値が47で再石灰化を促しながら経過観察としたが、その後、脱灰傾向が進んだことを確認したため、フィッシャーシーラントを行った。第一大臼歯の萌出途上の時期は、注意深い観察とプロフェッショナルケアが求められる。それ以上に、患者本人による適切なホームケアや食生活など、歯科医療従事者側からの情報提供もとても重要となる。第一大臼歯の萌出時期と異なり、セルフケアの主体を本人が担うことになるが、論理的な説明に対して理解のできる年齢でもあり、正しい知識をしっかりと伝え今後の健康行動の意識づけとなるように接していくべきである。

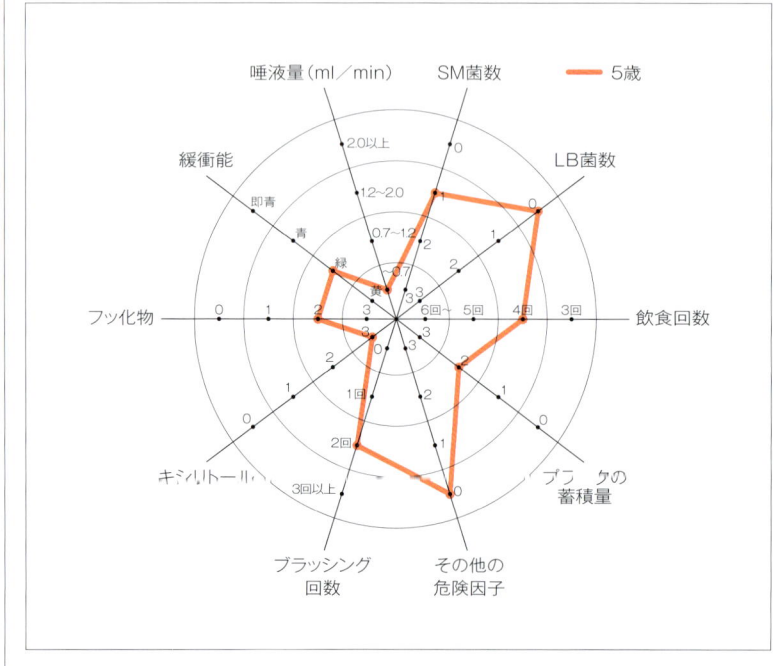

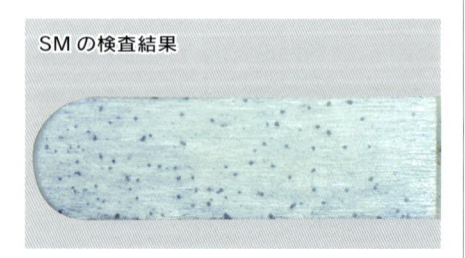

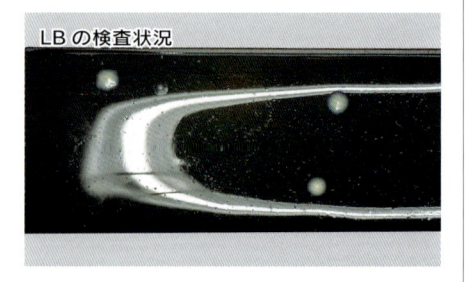

症例3-1-1c この患者が5歳時に受けたカリエスリスクテスト結果。なお、カリエスリスク検査はこの1回しか行っていない。

下顎右側第一大臼歯

下顎左側第一大臼歯

症例3-1-1d 下顎左右第一大臼歯裂溝の経過。裂溝の着色に対しては注意深く、非破壊的に診査を行い、かつ時間軸のなかで処置方針を決定すべきである。歯の着色は必ずしも活動性の病変を意味しないことを忘れてはいけない。時間軸で診断していくためには、メインテナンスに来院してもらうことが不可欠である。

林 非破壊的にチェックできる診断機器はすでに普及していますが、期待するほどの成果は上がっていないと私は思います。現状では1回の断面的な測定結果を客観値として信用してしまう傾向がありますが、実は1つの値だけで判断するのは危険であるということが、まだまだ認知されていません。

　診断機器に関しても『時間』というファクターが欠かせないと思っているのですが、こちらもなかなか認知されていません。

伊藤 私も同意見です。診断機器はあくまでも『前回よりも数値が大きくなったか小さくなったか』という時間軸のなかで評価することに意味があると考えています。

今里 本来こういった診断機器は、診療コンセプトをも含んだ一連のパッケージとして普及して初めて活躍できるのですが、日本ではそのなかの一部分だけが取り上げられてしまった感がありますね。

伊藤 初期病変の診断においては、何事も『時間のフィルターにかける』ということが欠かせないと思います。

　また、初期病変を時間軸で診ていくと、医療の基本である『緻密な視診』と『エックス線写真読影』がきわめて大切であることを実感します。実際、乾燥させるか否かで、病変の見えかたはまったく異なります。忙しい臨床のなかでは、こういった基本的なことはややもすると軽視しがちなので、自分を律して取り組まなければならないと思っています。

Chapter 3-2

新しいう蝕病変の診査・評価システム

林 美加子

1. これまでのう蝕の診断基準

う蝕学の発展と細菌感染症に対する予防の概念の定着により、多くの先進国では1970年代から特に若年者のう蝕が減少し始めるとともに、う蝕病変の進行自体もゆるやかになり、病態そのものが変化してきた[1]。わが国でも、う蝕が子どもの口腔にあふれていた1960～1970年代には『う蝕は発症すると、一方的に進行する』との考えに基づき『早期発見・早期治療』が必須で、ごく初期のう蝕を発見して、ただちに充填処置をすることが歯科医師の使命のように考えられていた。

しかし、近年では『う蝕病変は脱灰と再石灰化をくり返すダイナミックな病態である』との理解に基づいて、エナメル質に限局した病変はもちろん、象牙質に達する病変でも再石灰化処置にてモニタリングするという考えも広がりつつある。

表3-2-1 WHOが採用してきたう蝕の診断基準 D1～D4

D1	Clinically detectable enamel lesions with intact (non cavitated) surfaces. 臨床的に検出しうるう窩を形成していないエナメル質内病変
D2	Clinically detectable cavities limited to enamel. 臨床的に検出しうるエナメル質に限局したう窩
D3	Clinically detectable cavities in dentin. 臨床的に検出しうる象牙質に達するう窩
D4	Lesions extending into the pulp. 歯髄に達する病変

世界でのもっとも一般的なう蝕の診査基準としては、World Health Organization (WHO)が採用してきた表3-2-1のようなD1～4の4段階の分類が挙げられる[2]。

これに対してPitts[3]は、口腔にはう窩を形成していないエナメル質に限局した初期脱灰病変が数多く存在し、象牙質に達するよう

なう窩(D3＋D4)は、口腔全体に存在するう蝕病変のごく一部であることを指摘した。そして、口腔におけるう蝕病変の状態を『う蝕の氷山(iceberg of dental caries)』と名づけた(図3-2-1)。

日常臨床や臨床研究におけるう蝕の判断基準として、旧来はう蝕の検出閾値をD2／D3に設定し、

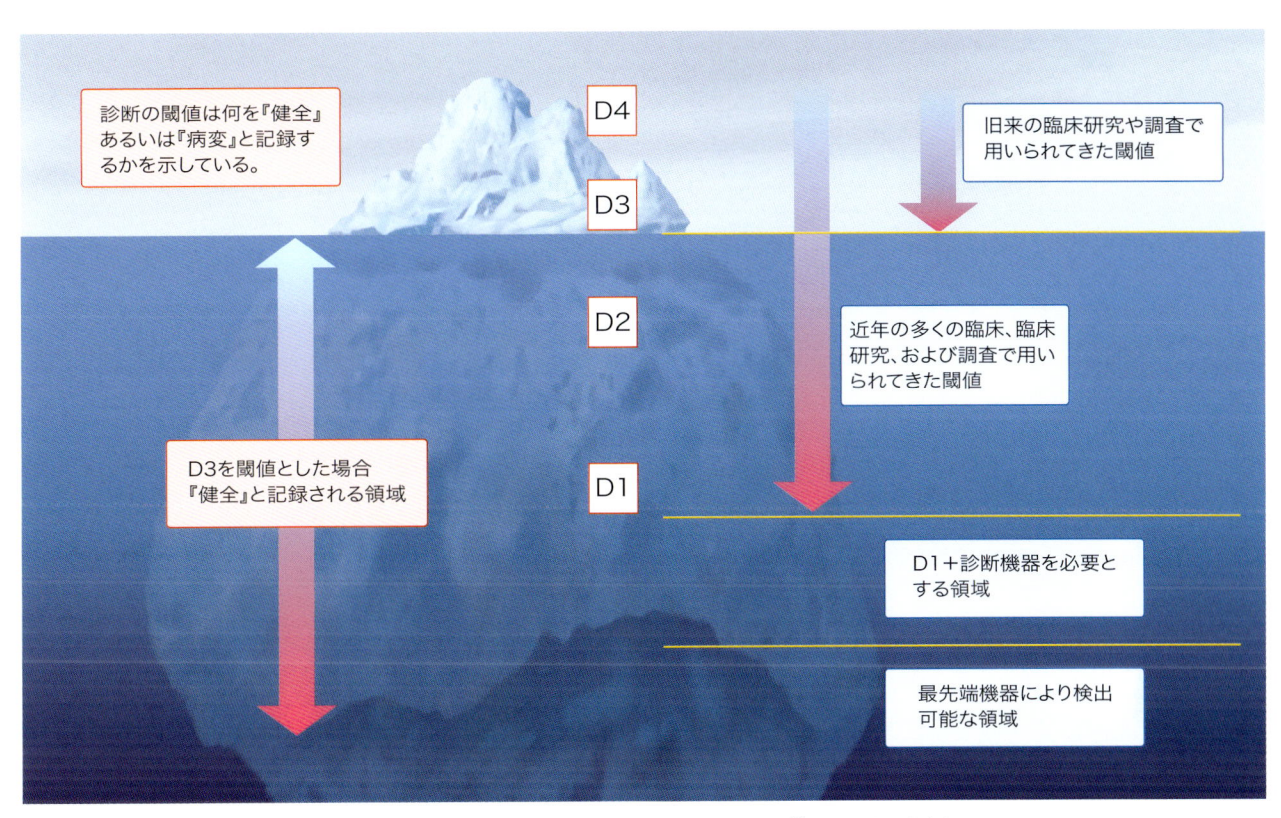

図3-2-1 う蝕の氷山。日常臨床および臨床研究における診断の閾値。(Pitts[3]より引用改変)

『象牙質に達するようなう窩』でなければカリエスフリーと判定したものもあった。近年では、閾値をD1に設定して『エナメル質に欠損を生じたか』を基準としているものが大半となっている。

次の段階として、実質欠損を伴わないエナメル質内の病変の検出には咬翼法エックス写真撮影やFiber Optic Transillumination (FOTI)などが必要となり、氷山の水面下深層に相当するエナメル質表層下脱灰を検出しようとする場合には、さらに鋭敏な検出能を有する最先端機器が必要となろう。したがって歯科臨床に携わる個人が、検査を行う環境と検査目的に応じて検出閾値を設定し、それに適した方法および機器を用いてう蝕を診査・診断することになる。World Dental Federation (FDI)が提唱するMinimal Intervention (MI)が掲げる『う窩を形成していない初期脱灰病変の再石灰化促進』[4]のためには、初期脱灰病変を可能な限り早期に正確に検出することが必須となるため、その目的に応じた判定基準の選択と必要な診断機器を導入する方向にう蝕診断が変化しているのは当然の流れと言える。

一方、疾病のリスクコントロールという観点からは、サロゲート（代理）エンドポイントを設定し、その先にあるトゥルー（真の）エンドポイント（この場合は疾患の発症の抑制）を目指すという考えも成り立つ。これをう蝕に適用すると、可逆的な初期脱灰病変の発症をサロゲートエンドポイントとしてコントロールし、不可逆的なう窩の形成に至る前に予防するということであり、そのためにも『う蝕の氷山』の水面下を鋭敏かつ正確に検出することの臨床的意義は大きい。もちろん、この考えの背景には、エナメル質表層下脱灰および初期脱灰病変が再石灰化できるという、う蝕の病態への理解が進んだことに基づいていることを強調したい。

表3-2-2　ICDASの提唱する7つのう蝕検出基準の基本コード

コード0	健全
コード1	エナメル質における目視可能な初期変化（持続的なエアー乾燥後に限って観察されるか、あるいは小窩裂溝内に限局）
コード2	エナメル質の著明な変化
コード3	限局性のエナメル質の崩壊（象牙質への進行を示す肉眼的徴候はない）
コード4	象牙質の陰影がある
コード5	著明なう窩。象牙質は目視可能
コード6	拡大した著明なう窩。象牙質は目視可能

2. 初期脱灰病変に焦点を当てたICDAS

1）ICDASの誕生

　前述したような状況を反映して、2000年代はじめからヨーロッパのう蝕学研究の主流であるEuropean Organisation for Caries Research (ORCA)[5]が中心的役割を果たして、International Caries Detection Assessment System (ICDAS)[6]という新しいう蝕の診査・評価システムが生まれた。

　この流れの胎動は、2001年のアメリカ合衆国でのう蝕の診断およびマネジメントに関するコンセンサス会議に端を発する。2002年に開催されたInternational Consensus Work-shop on Caries Clinical Trial (CW-CCT)では23か国から95名の関係者が結集し、う蝕予防について重要なエビデンスとして発信できるような臨床研究に関する討議がなされた。それを契機に、特にう蝕診断について

はICDAS Committeeが組織されて、ICDAS Iなるう蝕評価基準が作成された。さらに、2003年のインディアナポリス（アメリカ合衆国）、2004年のボーンホルム（デンマーク）、そして2005年のボルチモア（アメリカ合衆国）でのワークショップを経て、ヨーロッパと北米を包括した枠組みとしてのICDAS IIに発展したという経緯がある。その後、名称が改めてICDASに変更されている。

　そのICDASの提唱するう蝕検出基準は7つの基本コードからなり、概略は表3-2-2に示すとおりである[6]。また図3-2-2、図3-2-3は、日本ヘルスケア歯科学会[7]が提示しているICDASのう蝕検出基準の基本コードに基づいた平滑面と裂溝う蝕の臨床写真である。

　ICDASの評価基準でう蝕を診査するためには、以下の要件が必須であると明示されている。
- オーバーヘッドライトによる照明下で診査すること
- 歯ブラシとフロスによる歯面清掃およびエアーにて乾燥した後に診査すること

　特にコード1および2のような微細な変化の判定には、図3-2-2中のコード1およびコード2の臨床写真に示すとおり、歯面清掃の後、「5秒間歯面をエアーで乾燥させること」との項目があり、十分にこれらの条件に則り診査することによって初期脱灰病変を早期に発見するべきである。

　1966年から2000年に世界各国で実施されたう蝕の評価基準をデータベースで検索したシステマティックレビューによると、少なくとも29種類もの評価方法があり[8]、う蝕の診断基準が北米とヨーロッパで異なっていたことも、ICDASのような新しいう蝕診断・評価システム構築のきっかけであったとも言われている。

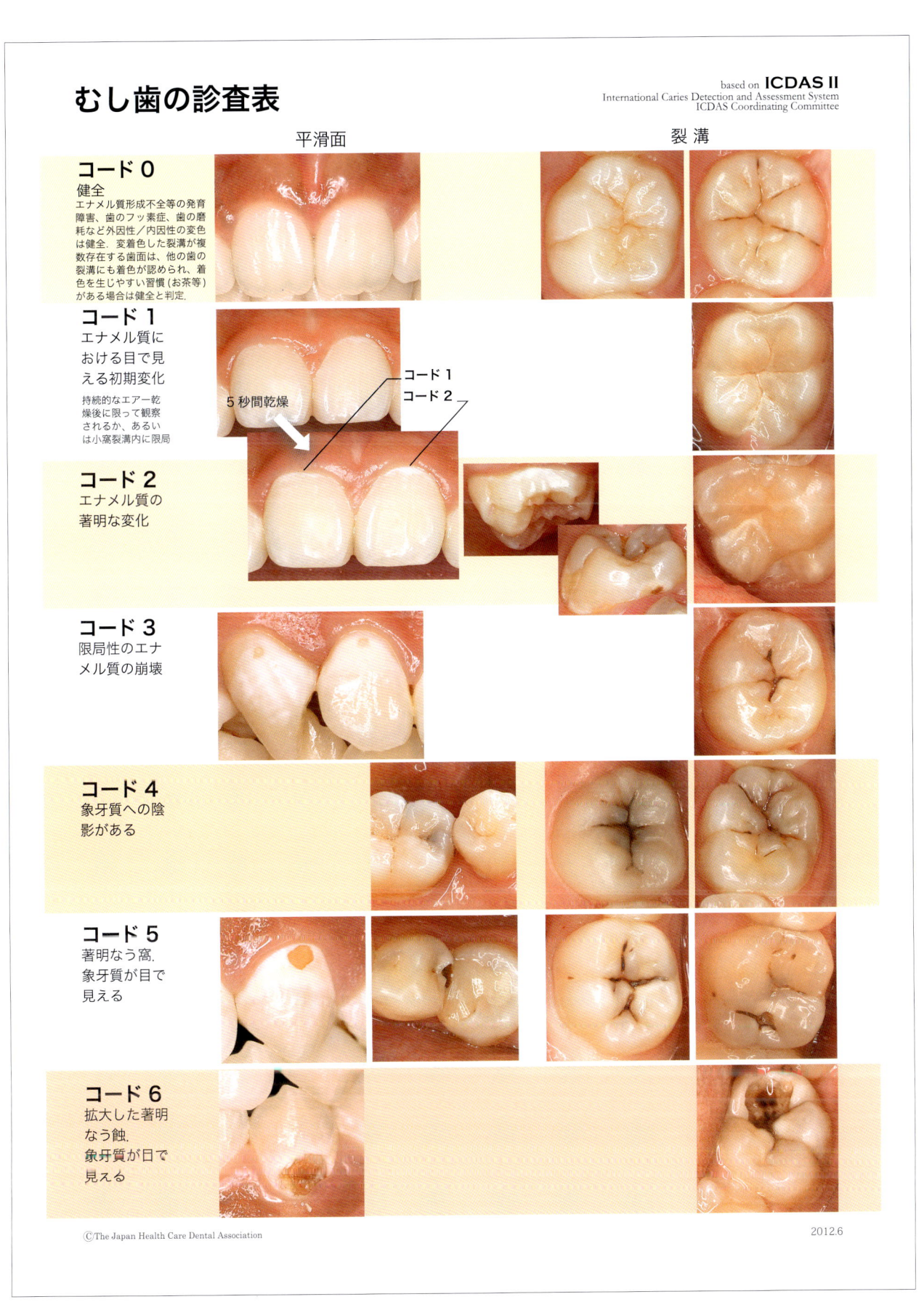

図3-2-2　ICDAS IIのう蝕検出基準の基本コードに基づいた臨床写真『フォトパネル』[7]。詳細は104ページ参照。（日本ヘルスケア歯科学会および杉山精一先生のご厚意による）

エックス線診査表

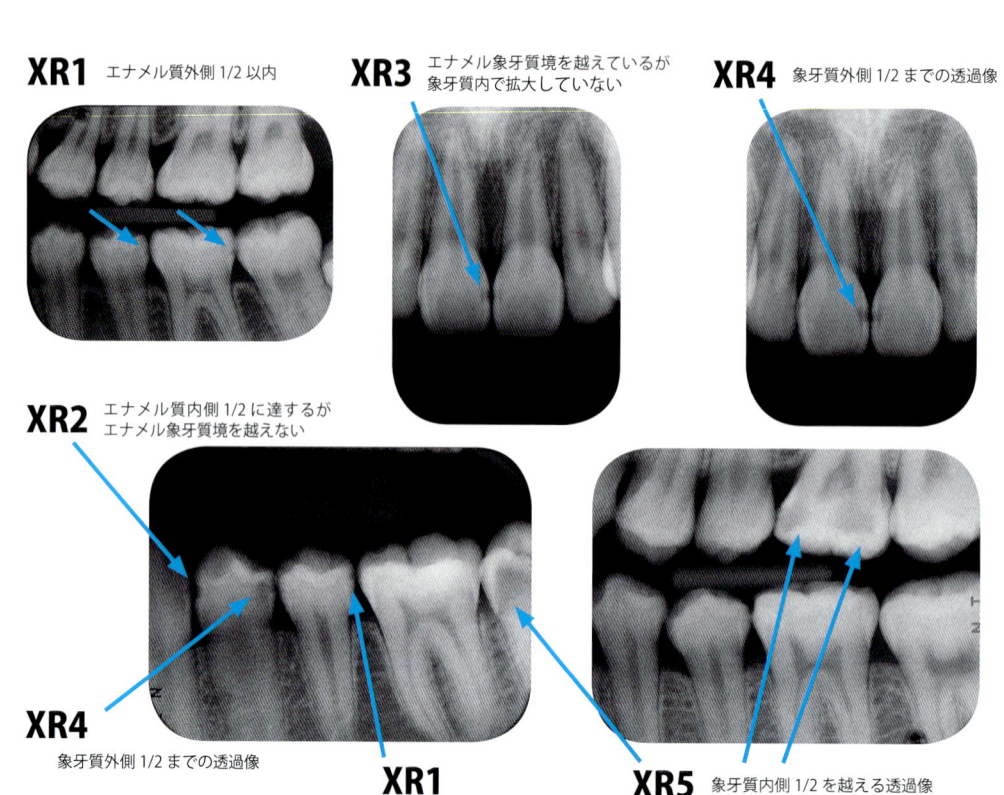

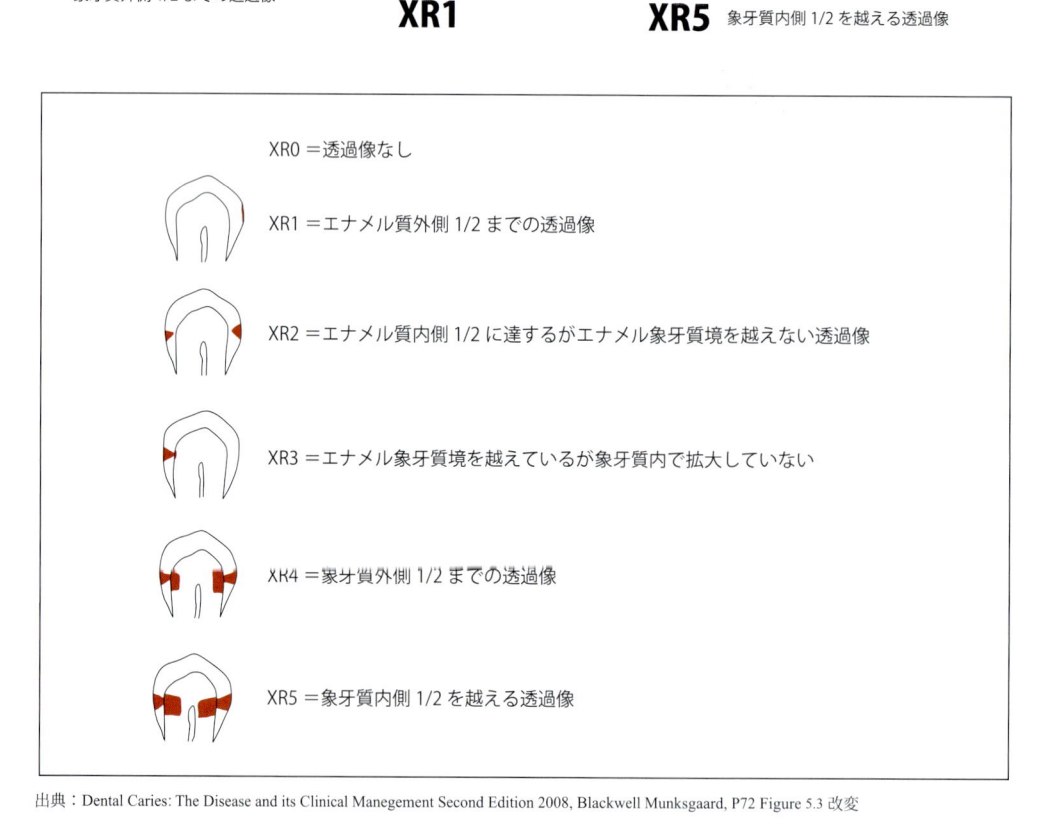

XR1 エナメル質外側 1/2 以内

XR3 エナメル象牙質境を越えているが象牙質内で拡大していない

XR4 象牙質外側 1/2 までの透過像

XR2 エナメル質内側 1/2 に達するがエナメル象牙質境を越えない

XR4 象牙質外側 1/2 までの透過像

XR1

XR5 象牙質内側 1/2 を越える透過像

XR0 ＝透過像なし

XR1 ＝エナメル質外側 1/2 までの透過像

XR2 ＝エナメル質内側 1/2 に達するがエナメル象牙質境を越えない透過像

XR3 ＝エナメル象牙質境を越えているが象牙質内で拡大していない

XR4 ＝象牙質外側 1/2 までの透過像

XR5 ＝象牙質内側 1/2 を越える透過像

出典：Dental Caries: The Disease and its Clinical Manegement Second Edition 2008, Blackwell Munksgaard, P72 Figure 5.3 改変

図3-2-3 『フォトパネル』の裏面に記載されたエックス線診査表[7]。詳細は104ページ参照。（日本ヘルスケア歯科学会および杉山精一先生のご厚意による）

102　Chapter 3　う蝕の診査・診断と介入・非介入の判断

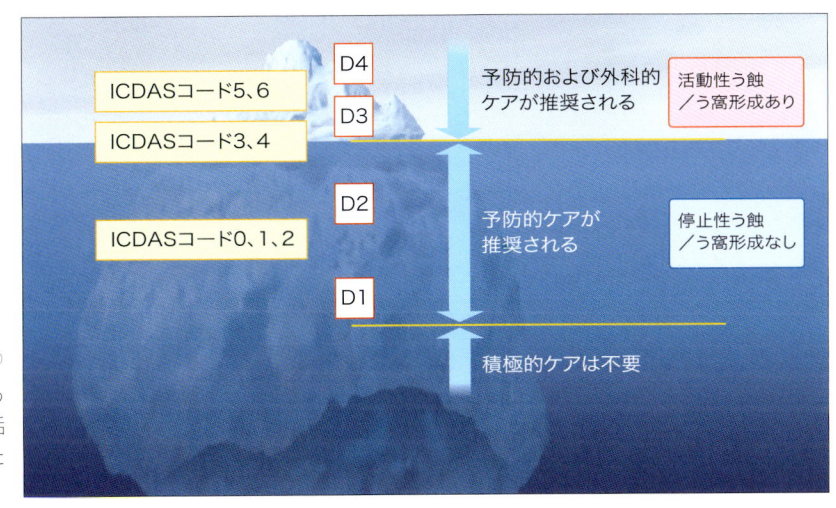

図3-2-4 う蝕の氷山と治療方針。(Pitts[3]より引用改変)。ICDAS コード3、4のう蝕病変への切削介入については、病変の活動性や個人のリスクと時間経過を踏まえたうえで決定する。

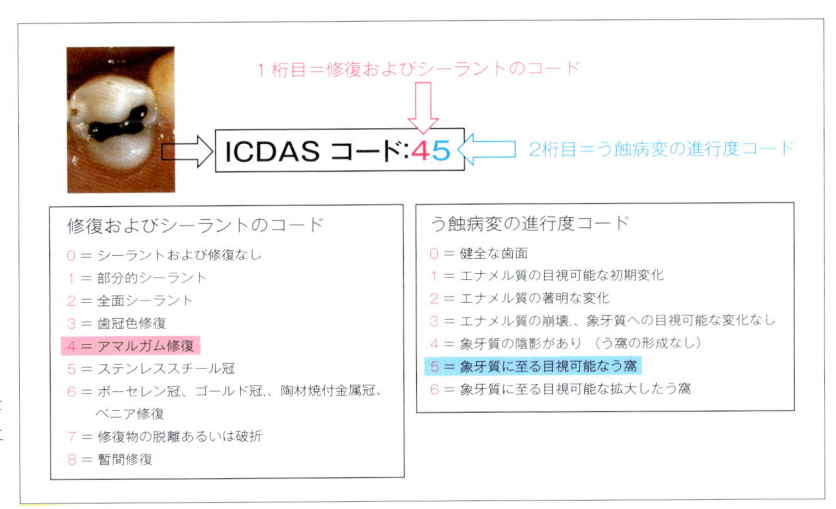

図3-2-5 ICDASの2桁表示。十の桁を0～8の修復コードで表示し、一の桁を上述の0～6のう蝕コードで表している。(Toppingら[9]より引用改変)

2) ICDASと日本のう蝕診断基準との違い

ICDASと、われわれになじみが深いCO、C1、C2、C3、C4のう蝕診断基準との違いはどこにあるのだろうか？　その違いは、『COを脱灰・再石灰化の最前線にある状態ととらえ、この区分をより細密に診断することによって初期脱灰病変を可能な限り早期に検出し、再石灰化の機会を最大限に広げよう』ということであろう。これはMIの基本的要件である『初期脱灰病変の再石灰化促進』に貢献できる考えかたであることは言うまでもない。

また、ICDASコードを前述の『う蝕の氷山』にあてはめると、水面下のコード0から2までは予防処置の対象となり、コード5と6は積極的な予防処置と切削を含む修復処置の対象となろう。コード3と4において、切削介入するか予防的処置に止めるかの判断は、う蝕病変そのものの評価のみならず個人のカリエスリスクも大いに関与するため、その境界については個人のリスクと時間経過をふまえたうえで判断することになる(図3-2-4)。

また、ICDASコードの記録をう蝕と修復物の状態により2桁表示する方法も提示されている(図3-2-5)[9]。そこでは、十の桁を0～8の修復コードで表示し、一の桁を0～6のう蝕コードで表すというものである。この方式は、臨床研究などにおいて詳細な口腔状態の記録には効果的であると思われるが、正直なところ2桁表示は複雑すぎるため、日常臨床への導入にはハードルが高いと筆者は感じている。

3) ICDASによる う蝕診断の習得方法

ICDASによるう蝕診断の習得のために、ICDASのwebサイトには90分のe-learningシステムがあり、自己トレーニングができるようになっている[10]。現在、英語、スペイン語、ポルトガル語、ドイツ語版があり、日本語版への翻訳の動きもある。

日本では、日本ヘルスケア歯科学会[7]がICDASによるう蝕診断の有用性に早くから着目しており、コード0〜6を詳細に翻訳するとともに、前述のとおり独自に『フォトパネル』と命名した診査ツール(図3-2-2、図3-2-3)を作成し、日本の歯科臨床へのICDASの普及をめざしている。フォトパネルの特徴は、コード0から6の独自の臨床例に加え、裏面にはエックス線写真の提示がなされている。特に、コード1と2の違いを隣接する前歯の歯頸部の例で示すなど、すべての口腔写真の質が高く、ICDASの臨床現場への導入に有用なツールであることは間違いない。日本ヘルスケア歯科学会は、2010年と2011年のORCAの年次総会において、ICDAS Board Directorらからフォトパネルの内容と使用について承認を得て、活発な活動を展開している。

さらに、2009年に日本歯科保存学会が発表した『MIを理念としたエビデンス(根拠)とコンセンサス(合意)に基づくう蝕治療ガイドライン』[11]においてもICDASについて言及されている。このガイドラインは、う蝕を切削・除去して修復する場合に直面する数々の疑問に対して、エビデンスとコンセンサスを勘案して推奨を提示する形式となっている。そこで「う蝕を切削するか否かについては、ICDAS II 基準にて判断する」との記載があり、国際標準を視野に入れている。

3. わが国の歯科検診とICDAS

わが国の学童の口腔保健は、学校歯科健診によるところが大きい。平成7年の学校保健法の施行規則一部改正に伴い、学校における定期健康診断では、従来の『疾病の早期発見・治療勧告』という考えかたから、『心と体の健康つくり』を指向するようになった。歯科健診もこれに呼応して、従来のC1、C2、C3、C4の4段階のう蝕検査の分類に、要観察歯CO(Caries needed observationの意)の概念を導入した。さらに、日本学校歯科医会は平成14年に探針を使用する方法を改め、平成15年の学校健診から、肉眼による視診へとう蝕の検出基準を変更したことは記憶に新しい。現在、探針は、修復物の適合状態やプラークの付着状況の確認およびプラークの除去に使用するよう指導されている。エナメル質内であっても、う窩を形成してしまうとう蝕原性細菌の活動起点となることや、唾液タンパクに接触するとアパタイト結晶が成長できないことなどを考慮すると、その下に脱灰が起きているエナメル質表層を診査のために探針で破壊し、再石灰化の機会を奪ってしまうことは、生物学的視点に立った行為とは言いがたい(Chapter 3-5 参照)。

表3-2-3は、平成5、11、および17年に厚生労働省が実施した歯科疾患実態調査[12]における基準の変化である。平成5年および11年の診査では、探針を用いたC1〜C4の4度分類での診査が実施されていたが、平成17年は診査方法も基準も大きく変わったことがわかる。そこでは、探針を用いず、もしくは先が球状のCPIプローブを用いて検診するように改められている。診査基準も、従来のC1〜C4分類から『Ci』と『Ch』という分類に変っている。ここでいうCiはCaries incipientの略で、従来の4度分類のC1とC2の段階を指し、ChはCaries high gradeの略で、従来のC3とC4に匹敵する。

一方、106ページ図3-2-6は平成17年の調査で用いられた『健全歯』および『未処置歯』についての定義を示しており[12]、実に詳細に『健全歯』について表記されていることには驚く。もちろん視診での診査には限界があるものの、歯面を詳細に診査することで明らかになる事象が数多くあり、診査の第一歩である視診に真摯な姿勢で取組むべきであることを示している。

う蝕の診査・診断において重要なことは、診査対象の特徴・性質および検出すべき閾値に応じて、基準を設定するべきであるということである。言うまでもなく現状の学校や企業の集団歯科検診の現

表3-2-3　厚生労働省・歯科疾患実態調査におけるう蝕診断基準の比較（厚生労働省[12]より引用改変）

	調査年次		
	平成5年	平成11年	平成17年
未処置歯の分類	う蝕1度（C1） う蝕2度（C2） う蝕3度（C3） う蝕4度（C4）	う蝕1度（C1） う蝕2度（C2） う蝕3度（C3）以上	軽度う蝕（Ci） 重度う蝕（Ch）
診断基準	う蝕1度（C1） 表面的な小う窩があり、成形充塡により容易に治療処置の完了する程度のう歯をいう。 ①平滑面では歯科用探針がひっかかるもの ②小窩裂溝では歯科用探針の先端が、歯質の中に1mm程度圧入されるもの ③根面う蝕では表面的な軟化象牙質の存在が触診されるもの う蝕2度（C2） う蝕1度よりも進行したう歯であるが、歯髄処置は不要と思われるもの。 ①歯冠部では、罹患象牙歯質が認められるもの、または触診によりう窩が象牙質に達していることが認められるもの ②歯根部では深さ2mm程度のう窩が存在するもの （注） ①隣接面では罹患象牙質の存在がエナメル質を介して透視されたものは、う窩を触診しエナメル質に限局したう窩の形成が認められなくてもう蝕2度とする。 ②小窩裂溝に歯科用探針の先端が2mm程度入るものは、象牙質に達するう窩であるのでう蝕2度とする。 う蝕3度（C3） う蝕2度よりもさらに進行した状態で、断髄、抜髄または根管処置を必要とするう歯およびう蝕のため、歯冠の1/5以上が崩壊しているもの。 う蝕4度（C4） う蝕の進行が著しく、抜去を要するもの。	う蝕1度（C1） エナメル質に限局したう窩の形成が認められるもの。 う蝕2度（C2） う蝕1度よりも進行し、病変が象牙質まで達しているが、歯髄には到達していないもの。 ①歯冠部では、罹患象牙質が認められるもの、またはう蝕が象牙質に達していることが認められるもの ②隣接面ではう窩を確認しなくても罹患象牙質の存在がエナメル質を介して透視されるもの ③軟化象牙質の存在が触診される根面う蝕 う蝕3度以上（C3） う蝕3度以上とは、う蝕2度よりさらに進行した状態で、歯髄まで病変が波及しているもの、またはそれ以上に病変が進行しているもの。	軽度う蝕（Ci） • 歯冠部 　明らかなう窩、脱灰・浸食されたエナメル質、軟化底、軟化壁が探知できる小窩裂溝または平滑面 • 根面部 　CPIプローブで触診しソフト感あるいはざらついた感じがある場合 重度う蝕（Ch） 歯髄まで病変が波及しているもの、またはそれ以上に病変が進行しているもの。

注1：平成11年は永久歯に限り「別に示す基準に該当する未処置歯」を調査している。　注2：「別に示す基準に該当する未処置歯」とは、「明らかなう窩、エナメル質下の脱灰、軟化底、軟化壁が確認できる小窩裂溝、平滑面のう蝕病変」のことである。

> **【健全歯】**
> - 健全歯とは、う蝕あるいは歯科的処置の認められないもの（以下に記す未処置歯 および処置歯の項に該当しないもの）とした。
> - 咬耗、摩耗、着色、外傷、酸蝕症、発育不全、歯周炎、形態異常、エナメル質形成不全などの歯であっても、それについてう蝕のないものは健全歯とした。すなわち、歯質の変化がなく、単に小窩裂溝が黒褐色に着色しているもの、平滑面で表面的に淡褐色の着色を認めるが歯質は透明で滑沢なもの、エナメル質形成不全と考えられるものなどは、すべて健全歯とした。
> - 健全歯のうち、脱灰、再石灰化などに関連し白濁、白露、着色部が認められる歯は、白濁・白斑・着色歯とした。白濁・白斑・着色歯にはテトラサイクリン、ニコチン、金属、外来性色素などによる着色などは含まないものとした。
> - 健全歯を予防填塞の有無により、次のように分類した。
>   ア．健全歯0：予防填塞（フィッシャーシーラント）がされていない歯
>   イ．健全歯：予防填塞（フィッシャーシーラント）がされている歯
> （注）予防填塞と処置歯との鑑別を行う場合、一般的に予防填塞はレジン充填に比べ、①色調が異なること、②填塞物の辺縁の形態か裂溝状で細く、不揃いなこと、③填塞物表面の粗造感が少ないことが多いことを考慮し鑑別した。
>
> **【未処置歯】**
> - 未処置歯は乳歯、永久歯とも次のとおり分類した。なお、調査年次によるう蝕の診断基準の差異については**表3-2-3**に示した。
>   ア．軽度う蝕（Ci：Caries incipient）：歯冠部については、明らかなう窩、脱灰・浸食されたエナメル質、軟化底、軟化壁が探知できる小窩裂溝、平滑面の病変を軽度う蝕とした。また、根面部については、病変部をCPIプローブで触診し、ソフト感あるいはざらついた感じがあれば軽度う蝕とした。
>   イ．重度う蝕（Ch：Caries high grade）：歯髄まで病変が波及しているものまたは、それ以上に病変が進行しているものを重度う蝕とした。
> （注）
>   1．同一歯の歯冠部に2か所以上にう蝕のある場合には、病状の進んでいる区分に分類した。
>   2．フッ化ジアンミン銀（サホライド）のみを塗布したと考えられる歯は未処置歯とした。

図3-2-6 厚生労働省平成17年歯科疾患実態調査における健全歯と未処置歯の定義。（厚生労働省[11]より引用改編）

場において、ICDASの0-6のフルコードを用いて、オーバーヘッドライトの照明下で歯面を十分乾燥させながらコード1とコード2を検出することは現実的ではない。しかしわが国の社会経済の成熟度、国民の健康増進志向、そして、MI理念に基づく歯科治療の恩恵を考慮した場合、ICDASコード診査により得るものは大きい。問題は、ICDASのフルコードでう蝕診査ができる環境を整えることである。

そのためには、ヨーロッパ先進国の一部で行われているように小学校に校医が常駐し、日常の授業のあいだに1日あたり少数の学童をデンタルチェアーのオーバーヘッドライトの照明下で30分以上かけて細密に診査するというシステムは、学童のう蝕検診にICDASの導入を可能にし、結果的に学童期から口腔保健を着実に増進させるヒントかもしれない。

4．ICDASの疫学、公衆衛生、教育への展開

ICDASは、う蝕評価基準の普及を臨床現場で推進するのみならず、臨床研究、疫学・公衆衛生、さらには教育の場面にも展開していく方向性を提示している（**図3-2-7**）[6]。

1）疫学・公衆衛生分野へのICDASの展開

疫学・公衆衛生の場ではスクリーニングにおいて生化学検査は必要ではないと言われているが、WHOでは非伝染性の慢性疾患のリスクファクターをサーベイランス（調査監視）する方法について、ステップワイズアプローチ（STEPwise approach to surveillance：

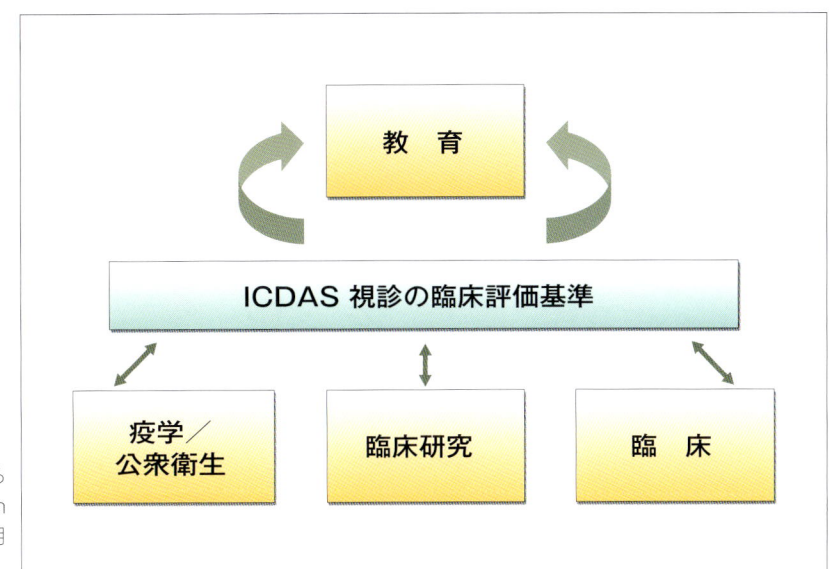

図3-2-7 ICDASの歯科領域における展開。(International Caries Detection Assessment System (ICDAS).[6] より引用改変)

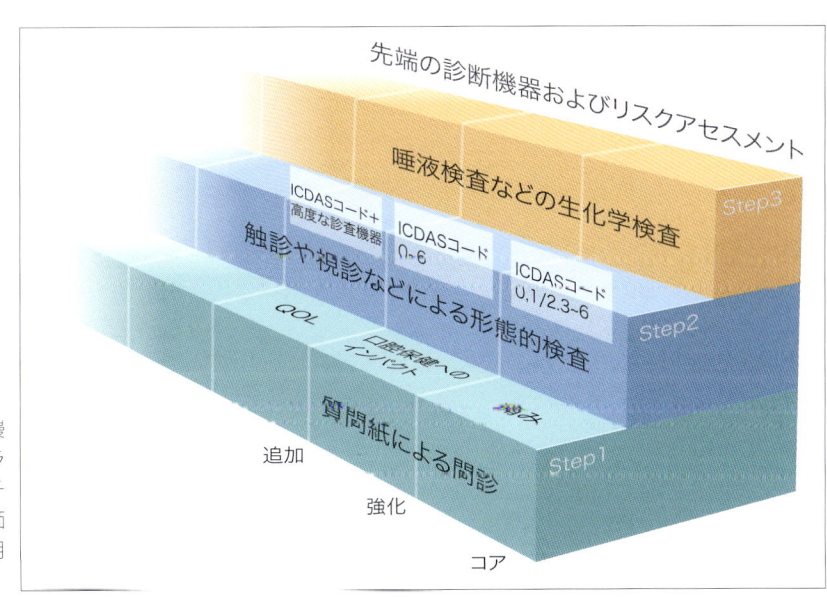

図3-2-8 WHOが推奨する非伝染性の慢性疾患のリスクファクターのサーベイランス法であるステップワイズアプローチ(STEPS)に口腔保健の指標とICDAS評価基準をあてはめたモデル。(Pitts[14]より引用改変)

STEPS) として推奨している (図3-2-8)[13]。

STEPSは、
① 質問紙による問診
　（Questionnaires）
② 触診や視診などによる形態的検査（Physical measurements）
③ 唾液検査などの生化学検査（Biochemical measurements）
の3段階から構成されている。ここでいうサーベイランスとはモニタリング（継続監視）とほぼ同義であるが、モニタリングは継続的な調査により変化を見逃さないように監視することに対し、サーベイランスは悪い部分を見逃さないように調査監視する意味が強い。STEPSのアプローチは、主要な

疾病のリスクファクターを監視しながら、コアとなるデータを観察することとなる。その際には、それぞれの国や地域に即したコア変数とリスクファクターを拡大して設定することや、地域の利益に関連したファクターをオプションとして組み込むことができるといった柔軟性を示している。

Pittsは、ICDASコードをSTEPSの②視診・触診の段階に取り入れて、ICDASを口腔領域での疫学・公衆衛生へあてはめることを提唱している[14]。すなわち、107ページ図3-2-8の中段のStep2のステージでう蝕の診査・診断に用いるということである。

たとえば、『コア（Core）』のステージでは痛みを評価の指標としているため、ICDASコードを0、1/2、3〜6に改変したうえで適用することをイメージしている。脱灰・再石灰化をとらえるというよりは、う窩の進行が問題となるため、コード1と2を合体させた基準で対応しようということである。そして、次のステージの『強化（Enhanced）』では口腔へのインパクトの有無を評価しようとしているので、コード0〜6のフルコードでのう蝕の診査が適切であるとしている。そこでは、当然ながら初期う蝕病変を再石灰化させてう蝕を積極的に予防するイメージを抱いている。さらに『追加（+Supplements）』のステージでは、ICDASフルコードでの診査に加えて補助的診断器具を用いて、ごく初期の脱灰病変を検出しQuality of Lifeの実現に寄与することを想定している。

ただし、急性う蝕が氾濫している発展途上国のような状況では、ICDASフルコードによる詳細なう蝕の診査よりも、コアレベルでの痛みの評価が意味を持つことは明らかである。このような理由からか、世界各地域での多様な保健の増進を目的とするWHOが、より詳細なICDAS基準を積極的に採用する姿勢は現在のところ見られない。

2）う蝕学教育へのICDASの導入

現代でも特定の個人に急性う蝕が多発していることや、フッ化物使用の影響もあってう蝕の病態が変化していること、さらには根面う蝕に代表される新たな問題も発生しているため、う蝕に関する教育には、科学的エビデンスに基づくシステマティックなアプローチが必要である。そのような認識に基づき、ORCAとAssociation of Dental Education in Europe（ADEE）が中心的な役割を担ってワークショップを開催し、ヨーロッパにおけるう蝕学に関する卒前教育のカリキュラムを作成している[15]。

そのカリキュラムは、
①基本的知識
②リスクアセスメント、診断、および総合的判断
③治療方針決定―予防的非切削療法
④治療方針決定―切削療法
⑤臨床および公衆衛生における科学的根拠に基づくう蝕学
から構成されている。学生はカリキュラム修了時に、『生物学、基礎医学、および臨床医学の知識と理解により、個人あるいは公衆レベルでう蝕の診断および評価ができるとともに、予防とマネジメントに関する臨床的判断を下すことができるようになる』ことを目標としている。このような明確なフレームワークの下で、ヨーロッパではICDASによるう蝕診断が教育現場でも普及しつつある。

その他、北米でのCaries Management by Risk Assessment（CAMBRA）グループもう蝕診断にICDASコードを視野に入れており、またオーストラリアにおけるMIに基づくう蝕の教育でもICDASコードが頻繁に用いられるようになっている[16]。

わが国の歯科卒前教育では、文部科学省が主導する歯学教育モデル・コア・カリキュラム（平成22年度改訂版）において、『う蝕の病状と診断（検査法を含む）を理解すること』は主要項目に挙げられているが、具体的な診断および検査法まで定められているわけではない。しかしその一方で、コア・カリキュラムには『う蝕およびその他の硬組織疾患の診断と治療』の項に、『MIに基づく歯科治療の意義、臨床的対応を説明できる』との細目がある。MIに基づく歯科治療の柱の1つである『う窩を形成していない初期病変の再石灰化促進』を実現するためには、初期脱灰病変の正確な診断が必要なことは言うまでもなく、現状でそれにもっとも適したう蝕評価方法がICDASであろう。よって、卒前教育にICDASを導入することは、わが国の卒前教育カリキュラムとして整合性がある。

> 【う蝕の評価方法について】
> 1. 現在のう蝕の定義および評価のコンセプトに関するエビデンスを検証した結果、将来のう蝕に関する臨床研究の計画にあたっては、う蝕の評価法は以下の要件を満たすべきである。
>   - エナメル質および象牙質におけるう蝕進行の兆候を、どの段階で測定しても正確に把握できること。
>   - 経時的な研究においては、通常起こるレベルの脱灰あるいは再石灰化の変化や、う蝕検知システムによる評価のばらつきを考慮したうえで、う蝕進行の兆候に関するいかなる経時的な変化も観察できること。
>   - う蝕予防関連製品の経時的な研究では、う蝕病変の発症および挙動(進行、停止、および再石灰化)について実験群間での違いが識別できること。
> 2. 研究を進歩させうる新しいう蝕評価技術が開発され、その有効性が証明された場合には、臨床研究に取入れること。
>
> 【臨床研究における新しい評価方法の有効性について】
> 3. う蝕の進行を連続的に記録することが可能であり、評価結果を、観察期間が2、3年の従来の経時的研究の結果と比較すること。
> 4. 新しい評価方法では、う窩を形成していない病変の脱灰・再石灰化を計測できること。
> 5. よりよい診断方法、デザイン、分析方法などによって、う蝕の臨床研究が優れたものに進化する方向性は多数あると考えられるが、新しい臨床研究の有効性について最重要視すべき基本方針は、その結果や結論が従来の臨床研究と一致していることである。
> 6. う蝕に関する新しい臨床研究は、効能や安全性を損なってはならない。

図3-2-9 ICW-CCT によるコンセンサス（Pitts ら[17]より引用改変）。

5. う蝕に関する臨床研究と ICDAS

臨床研究をデザインする際に、研究の目的および対象の性質を熟慮したうえで、意味のあるエンドポイントを設定することは重要である。旧来の臨床研究では、WHOの基準におけるD2／D3、すなわち『う蝕が象牙質に達するか』に閾値を設定しているものも見受けられたが、近年の臨床研究ではD1、すなわち『エナメル質内病変を発症したか』を閾値とするものが多く見受けられる。

さらに最先端の研究では、エナメル質の表層下脱灰の検出能力を評価することを目的として、Fiber Optic Transillmination (FOTI) や咬翼法のエックス線撮影に加えて、レーザーダイオードによる検出法（例：DIAGNOdent）、定量蛍光法 (Quantitative Light Fluorescence: QLF)、近赤外光を用いた光干渉断層画像診断法、レーザーラマン分光分析装置など最先端機器を用いたものもあり、閾値はさらに下がっていく傾向にある。

一方、う蝕に関する臨床研究の将来の方向性については、前出のICW-CCTにて詳細な論議がなされている[17]。ICW-CCTのミッションとして、口腔ケア製品のう蝕予防効果を検証する臨床研究がレベルの高いエビデンスとして受入れられるよう、研究デザインに関する国際的なコンセンサスを掲げた（**図3-2-9**）。

1960〜1970年代にう蝕が多発していた時代と比較して、現代ではう蝕の発生頻度も病態も異なってきた。それを反映して現代のう蝕に関する臨床研究では、上述のう蝕予防効果の臨床研究デザインで論議されているとおり、『象牙質に至るう窩形成の評価』などから、『エナメル質初期脱灰病変の検知と再石灰化療法の効果の評価』といったように、より精密かつ客観的な研究にその対象が変遷している。そのような背景を考えた場合、研究の潮流は最先端機器での客観的精密検査に遷移していくのかもしれないが、臨床研究である以上、う蝕の視診は第一義的に行われる必須の検査である。よってICDASによる評価は、初期脱灰病変の細密な診断を意識している点で時代のニーズに即しており、将来の臨床研究に採用すべき評価基準であると考えられる。

Chapter 3-3

う蝕病変の活動性判定の重要性

林 美加子

　Pittsは、う蝕の考えかたとして『カリエスキューブ(caries cube)』(図3-3-1)と名づけた3つの側面の重要性を説明している[1]。すなわち、『う蝕病変の検出』、『う蝕病変の活動性の判定』、そして『時間軸を考慮したう蝕病変の監視』の3つである。

　まず『う蝕病変の検出』では、99ページの図3-2-1に示したう蝕の氷山を引用したICDASコードによる視診に加えて、咬翼法エックス線撮影やFOTIといった検出法が重要となる。将来は、最先端の診断機器で非破壊的にエナメル質の表層下脱灰レベルの変化をより精密に検出できるようになると期待される。

　検出したう蝕病変の治療方針について、エナメル質に止まっているう蝕病変は、まず非切削的処置の対象になる。特に活動性う蝕の場合には、プラークコントロールの強化、フッ化物塗布、そして口腔全体のカリエスリスクの低減をはかり、再石灰化効果を経時的に観察することとなろう。

　一方、う窩を形成していない象牙質に達する病変では、切削介入して修復処置を行うかどうかの判断が必要になる。その場合にも、病変が活動性か停止性かが鍵を握っている。日常臨床では視診と触診にて表3-3-1に示すような基準でう蝕病変の活動性を判断しており[2]、活動性の非常に高い象牙質う蝕は切削・修復の対象となる。また、臨床症状が認められず、う蝕活動性が高くないと判定された場合には、象牙質に達する病変でも再石灰化療法の対象となりうる。その場合、経過観察にて再石灰化効果が認められず、病変が進行するようであれば修復処置へと方針転換が必要になる。

　脱灰・再石灰化はダイナミックな挙動を示すため、経時的なモニタリングが必要であることはよく知られている。その挙動はう蝕の活動性を反映した結果ともとらえられるため、う蝕の活動性自体が環境および時間経過とともに変化する性質のものである。したがってう蝕病変を評価する場合には、病変の進展のみならず、その活動性も経時的に評価するべきである。そして再石灰化が可能なステージにあると判断された病変については、再石灰化療法を施すと同時にカリエスリスクを軽減することで、病変を活動性から停止性う蝕にコントロールすることが肝要である。そこでは、病変とリスクの両者を時間軸で見る視点が欠かせない。

　なお、う蝕の活動性をスコア化して経時的にモニタリングしようとする研究もあるが、いまだ信頼性に足りる正確なう蝕活動性評価のゴールドスタンダードは確立されておらず、現状では視診の所見、う蝕発生部位、触診の所見、および歯肉の状態などを総合的に判断するように推奨されている[2]。

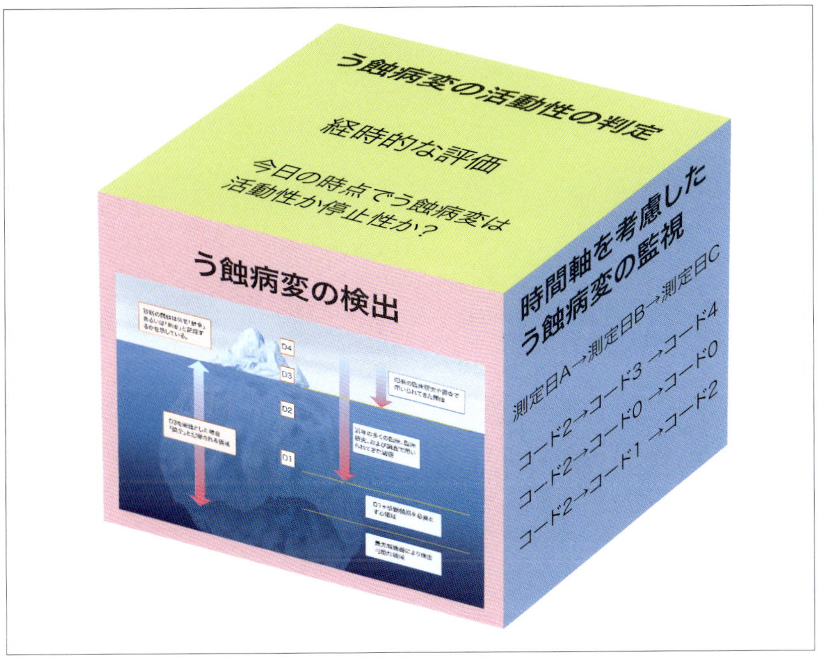

図3-3-1　カリエスキューブ（caries cube）。う蝕をとらえる場合、『う蝕病変の検出』、『う蝕病変の活動性の判定』、そして『時間軸を考慮したう蝕病変の監視』が重要な側面である。（Pitts[1]より引用改変）

表3-3-1　視診と触診によるう蝕活動性の評価（Ekstrandら[2]より引用改変）

		視診の所見	触診の所見
エナメル質			
	活動性	・白色～黄色 ・チョーク状（光沢なし） ・う窩を形成することもある	・表層は粗造 ・プロービングでう窩を検出することあり
	停止性	・より黄色～褐色 ・光沢あり ・う窩を形成することもある	・粗造感は少なくより滑沢 ・プロービングでう窩を検出することあり
歯冠部象牙質			
	活動性	・健全だが脱灰されたエナメル質の下層に影の兆候あり ・窩洞が象牙質に達すると黄色～褐色を呈する	・プロービングすると軟らかい
	停止性	・健全だが脱灰されたエナメル質の下層に影の兆候あり ・窩洞が象牙質に達するとより褐色を呈する	・活動性のものより硬いが健全な象牙質より軟らかい
歯根部象牙質			
	活動性	・黄色～褐色	・軟～なめし革状
	停止性	・褐色～黒色	・硬いものの健全な歯根象牙質とは異なる

Chapter 3　う蝕の診査・診断と介入・非介入の判断　111

Chapter 3-4

介入と非介入の判断の重要性

伊藤 中

1. う蝕病変の減少・軽症化時代の診査・診断

病変を診査する目的は、当然のことながら修復治療の必要性を明確にすることである。Chapter 1-2で述べたように、う蝕病変の発生が減少し、進行も遅くなって病変の軽症化が進んでいる現代において、病変に対して積極的に介入していくことは、必ずしも妥当であるとは言えない。このような背景があるからこそ、病変の診査・診断は慎重に行うべきである。

歯の切削と言えども、生体組織の一部を切除するには、それなりの根拠がなくてはならない。病変に修復治療が必要かどうかを判断するにあたっては、病変の状態（深さや広がり）についての情報だけでなく、病変自体の活動性を評価すること(lesion activity assessment)が求められる。

病変の活動性は、何かの情報を得れば把握できるというものではなく、また時間とともに変化するものであるため、時間の流れのなかで活動性を低下させる努力をしつつ再評価をくり返していかなければならない。

1）『非介入』と判断するうえでの大前提

病変に対して修復介入をしないためには、
- 疾患そのものに対する治療を継続的に行なうこと
- その結果としての病変の変化を、時間軸のなかで評価し続けること

の両者が大前提として実行されていなければならない。したがって、メインテナンスに対するコンプライアンスが不明確な患者においては、介入するか否かグレーゾーンの病変に対して修復治療を選択する場合が多くならざるを得ない。

また初診患者などコンプライアンスの見極めができていない患者に対しては、
- う蝕という疾患の全体像
- 病変に対する介入の考えかた
- 初期病変であれば修復治療を回避できる可能性があること
- そのために歯科医院と患者本人のそれぞれが果たさなければならない役割、特にメインテナンスの重要性

などについて、十分な理解を促す必要がある。

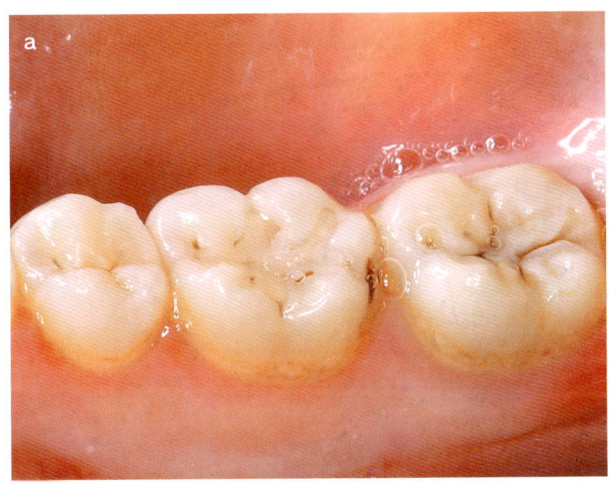

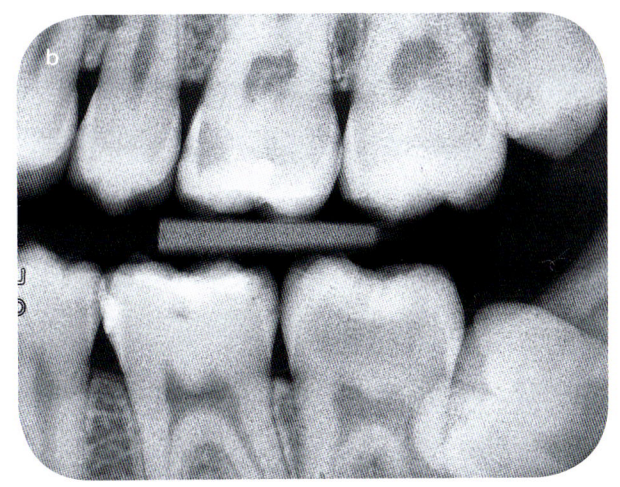

図3-4-1a、b ⏌7は、肉眼所見では裂溝にやや脱灰が認められる程度である。しかし、咬翼法エックス線写真では歯髄に近接する病変が確認できる。このように、エナメル質にほとんど病変が認められないにもかかわらず象牙質の脱灰が進行しているような病変を『隠れう蝕（hidden caries）』と呼ぶ。このような病変は若年者でよく見られる。エックス線写真で長期的にモニタリングしていくことが、このような病変を検出するためには非常に重要である。

2）『介入』と判断するうえでの大前提

明らかにう窩が形成されている病変については、悩むことなく修復治療の対象となる。難しいのはう窩を形成していない病変（non-cavitated lesion）である。これについては、2つの問題を克服しなければならない。

まず、う窩を形成していない病変のなかには、初期う蝕病変と、実際には進行したう蝕病変が存在しているにもかかわらず肉眼的には実質欠損が認められない『隠れう蝕（hidden caries）』（図3-4-1）が含まれる。このような病変をどのようにして検出していくのか、というのが第1の問題である。

2つ目は、う窩を形成していない初期病変に対してどのような治療を選択するのか、つまり『修復治療を行うか否か』という意思決定に関する問題である。これらの問題については、Chapter 3-5にて考察する。

すべての歯科医師は二次う蝕病変と毎日のように遭遇しているはずだが、その原因を患者のホームケア不足や修復材料の物性、修復治療の精密さの欠如などとしていることが多い。しかしそれは、根本的な問題のすり替えにすぎない。なぜなら、修復治療を行った瞬間に病変は消滅してしまうからである。そもそも介入する必要があったのかどうかということが議論されることは皆無に近い。

歯科医療従事者は、修復治療のための歯の切削によって、長期間にわたって起こる脱灰による実質欠損よりも大きな歯質の喪失が一瞬にして起こることを忘れてはならない。そして、欠落した組織を人工物で修復したとしても、それは人工臓器にすぎず、元の身体に戻したわけではないのである。『病変を人工物に置換すれば、問題は解決する』というのは幻影にすぎない（**症例3-4-1**）。

3）不可逆的な介入には慎重にも慎重を

『疾患としてのう蝕』に対する治療が不在の臨床からは、『早期発見、早期修復』という結論しか得られない。『介入しなかった場合、どのようなことが起こるのか』を正確に予測することは不可能なのかもしれないが、う蝕という疾患に対する治療を提供しながら初期う蝕病変を経過観察していると、進行が停止し結果的に修復治療が必要でなかった病変が少なくないことに気づかされる（**症例3-4-2**）。

誤解がないように書き加えておくと、修復治療を否定しているのではない。現在までに整理されているう蝕に関する知識から導きだされるのは、真の意味でのう蝕治療と修復治療の両立の重要性であり、病変の進行速度なども考慮すると、病変への不可逆的な介入には慎重を期するべきである。

Chapter 3　う蝕の診査・診断と介入・非介入の判断　113

症例3-4-1
う蝕治療と病変診断のコンセプトの欠如の影響を受けた症例

初診時3歳・男児。主訴は検診希望であった。8歳時、父親の知り合いの歯科医院を受診。「フッ素塗布程度の処置だけですむだろう」と思っていたところ、多くの修復治療が施された。

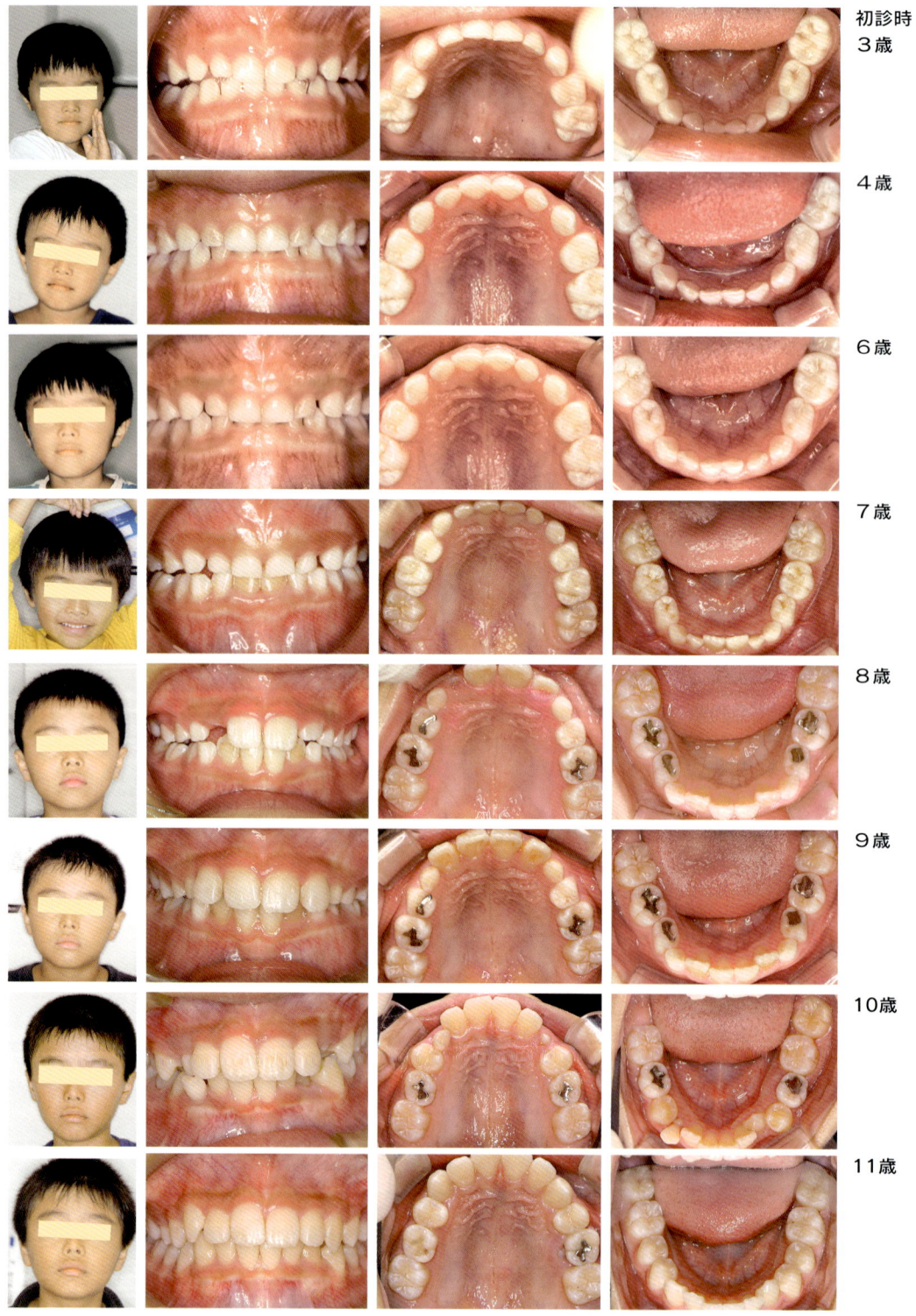

初診時 3歳

4歳

6歳

7歳

8歳

9歳

10歳

11歳

症例 3-4-1a う蝕に対する知識のアップデートがなく、時間軸のなかで判断していく姿勢の欠如が無意味な修復を招いた。すべて乳歯であったのが救いであった。修復物はあくまでも人工物であり、修復治療の決断は慎重であらねばならない。

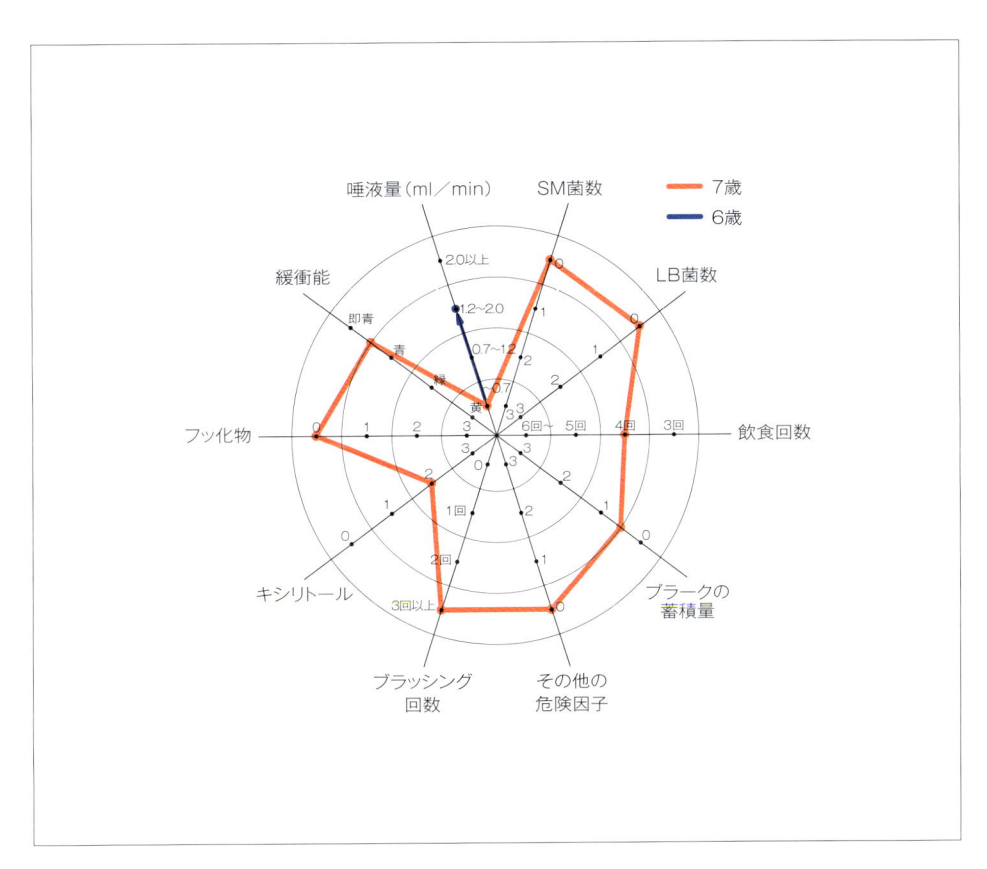

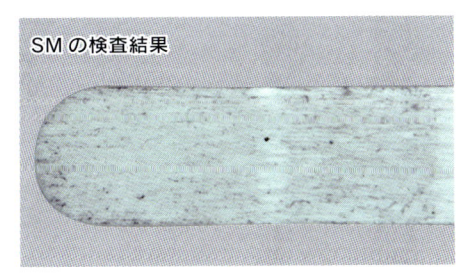

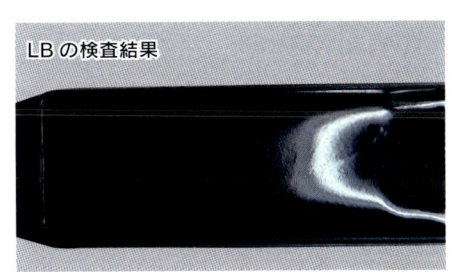

症例3-4-1b　カリエスリスク検査の結果（6歳時）。ロ　リスクであることがわかった。

次ページに続く

13歳

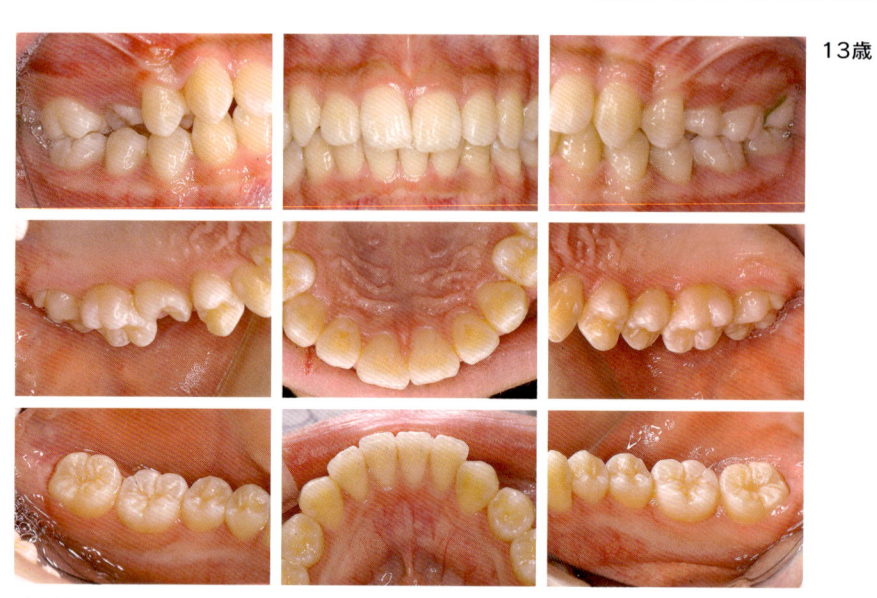

症例3-4-1c 問題なく永久歯列が完成した。上顎右側臼歯部に歯列不正があるが、この程度なら問題ないと考えている。

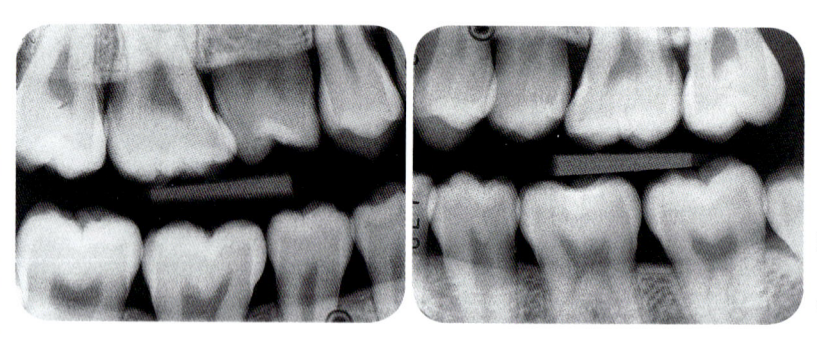

16歳

症例3-4-1d 咬翼法エックス線写真（16歳時）。臼歯部隣接面にも脱灰は認められない。

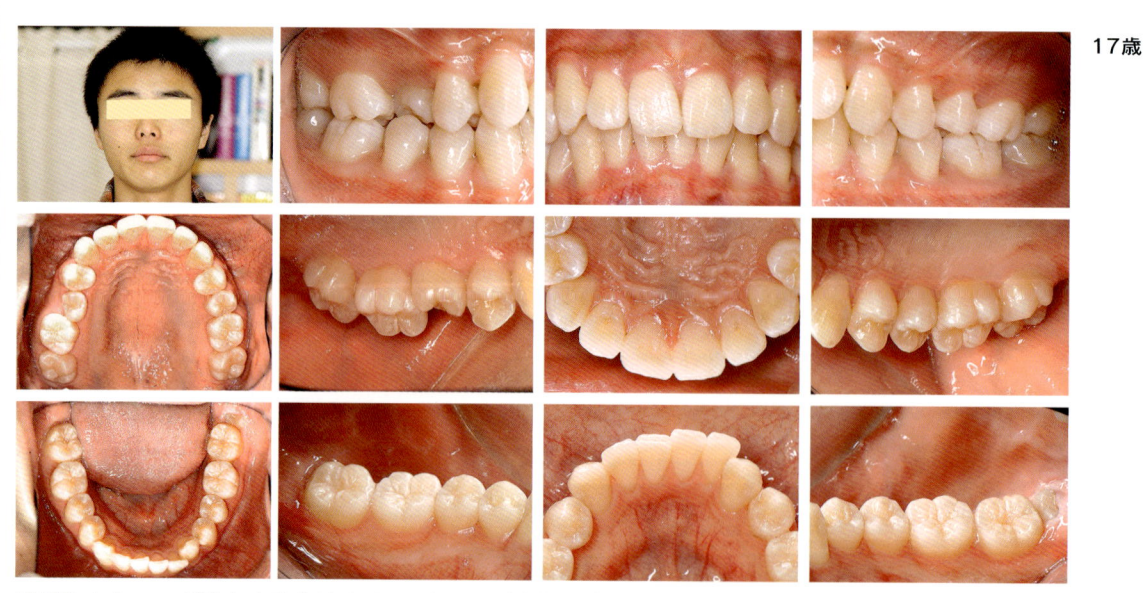

17歳

症例3-4-1e 一般的に中高生はメインテナンスが途絶えがちであるが、この患者は決められた間隔より遅れがちではあっても来院は継続している。現在もカリエスフリーの状態である。

症例3-4-2
初期病変を、修復処置を行わずに再石灰化を促しながらメインテナンスしている症例

初診時8歳・女児。主訴は検診希望であった。ホームケアはほどほどにできるようになってきたが、フッ化物を使用してくれないことがリスクとなっている。6|6 の初期病変は DIAGNOdent の基準では修復処置の対象ということになるが、再石灰化させる臨床判断を下した。

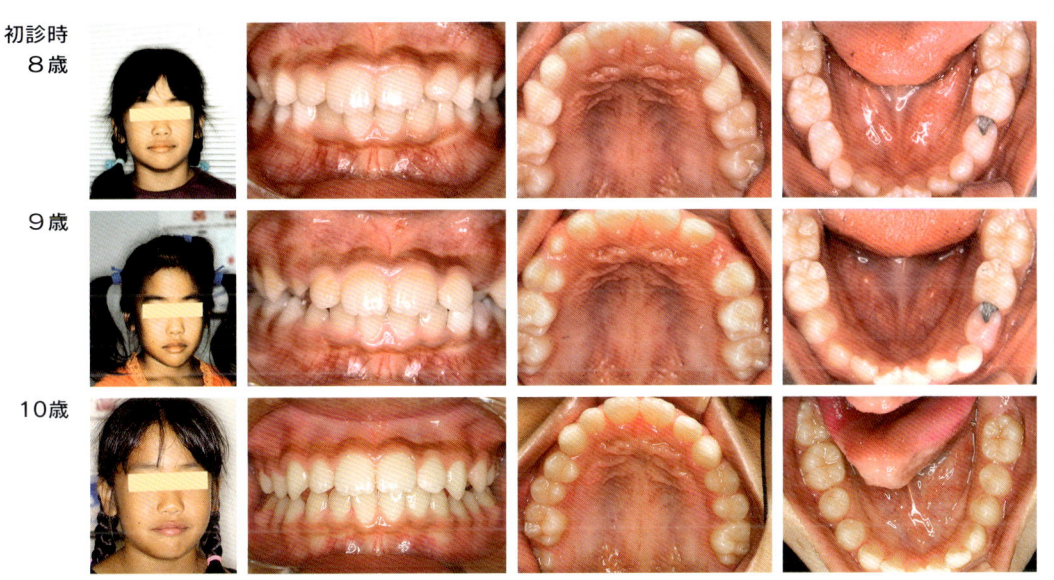

症例3-4-2a ホームケアが安定しきれず、ヒヤヒヤの状態であるが、とりあえずメインテナンスには必ず来院してくれた。すべてがこちらの思い通りに進まなくても、何か1つでも脱灰を促進する要因を遮断できれば、コントロールは結果としてうまくいくことも多い。

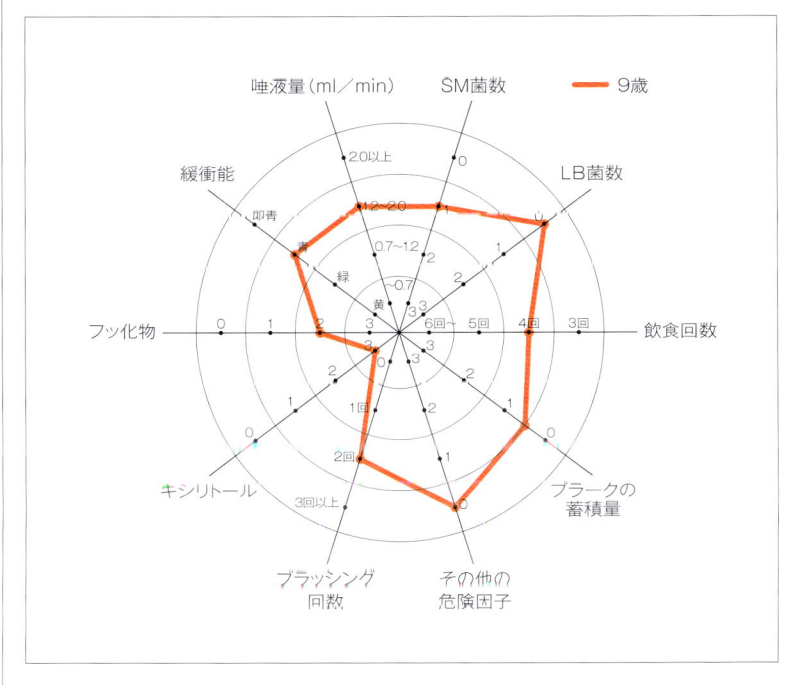

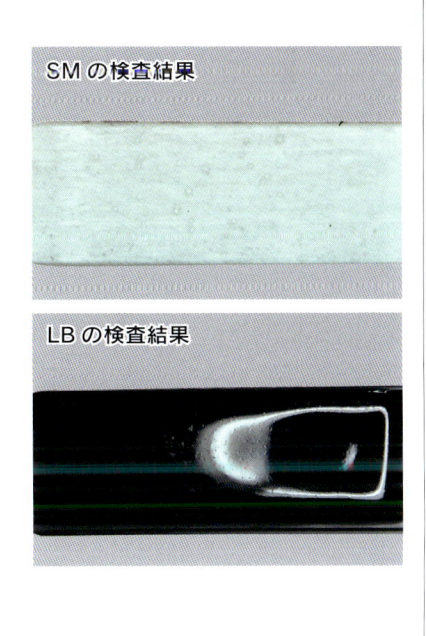

症例3-4-2b 9歳の時点でカリエスリスク検査を実施した。総合的にはローリスクであるが、ホームケアでフッ化物をあまり使用していないのが問題であった。

次ページに続く

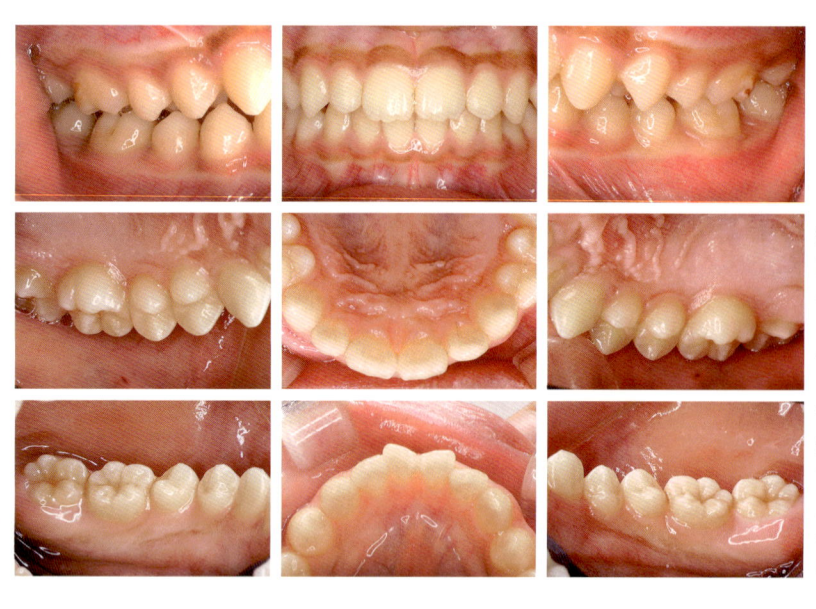

12歳

症例3-4-2c 6|6 の遠心頬側には初診時から経過観察している初期病変がある。DIAGNOdentでは |6 で90前後、6| で60前後を示すが、カリエスリスクが低いことと、ホームケアでのプラークコントロールがそれほど難しくない部位であること、褐色で硬い病変で、歯質の変化はエナメル質の表面が粗造になっている程度であったこと、メインテナンスに定期的に来院していることなどを考慮して、修復介入せずに経過観察している。

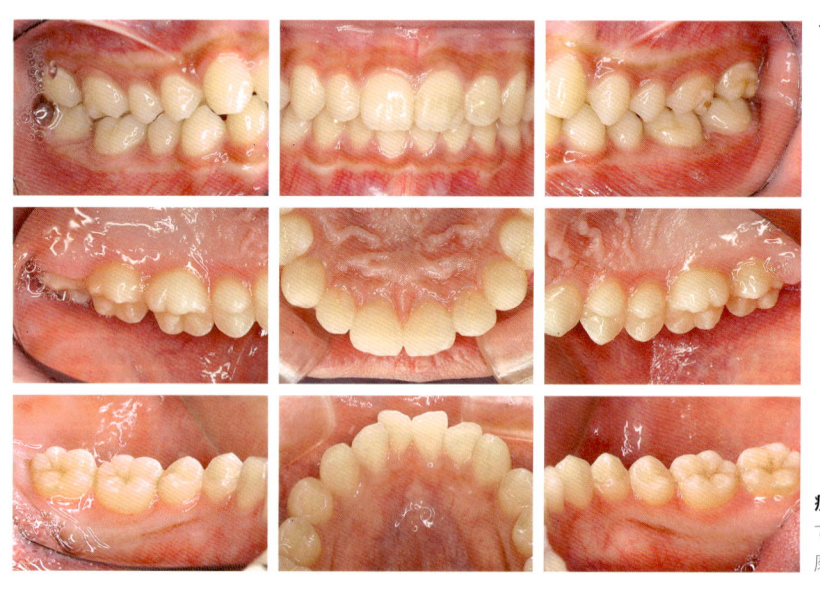

19歳

症例3-4-2d 残念ながら、毎回指導しているにもかかわらず、フッ化物配合歯磨剤の使用はまだ定着していない。

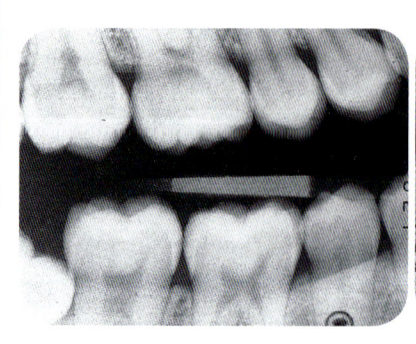

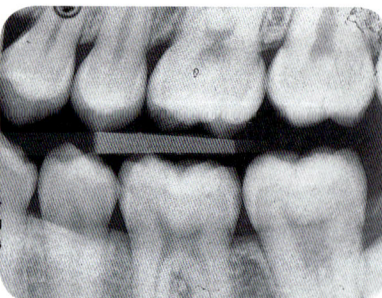

21歳

症例3-4-2e 咬翼法エックス線写真。DIAGNOdentの数値は、6| で35前後、|6 で20前後に落ち着いてきている。

118　Chapter 3　う蝕の診査・診断と介入・非介入の判断

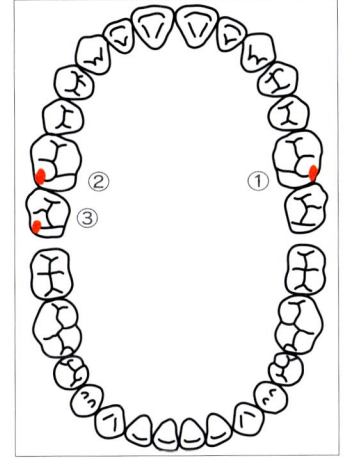

図3-4-2 初期病変をDIAGNOdentでモニタリングしていく場合、どの位置で測定したかがわかるようにして、測定値を継続的に記入している。

2. 情報化社会ゆえの情報提供の難しさ

　当然のことではあるが、大多数の患者は疾患に関する正しい知識を持ち合わせておらず、歯質の色が黒っぽくなっていれば「むし歯ではないか」と思い、「むし歯は詰めればすべてが解決する」と考える傾向が非常に強い。このような患者に関わる場合には注意が必要である。なぜなら、十分に知識を提供し意識改革をしておかなければ、修復治療を行わず病変に再石灰化のチャンスを与えることに対して、「治療してもらえない」という不信感を抱かれる可能性もあるからである。

　一方で、現代社会は虚実入り交じった状態で情報が氾濫している。あらゆるメディアを通じて歯科に関する知識を得て、それを自分なりに解釈して来院する患者と遭遇することもしばしばである。そのような患者のなかには、「初期う蝕病変は再石灰化を促進することによって、歯質の切削を伴わずに治療できる場合もある」という情報を、「むし歯を削らないで治す方法がある」というように極端な思い込みをしている場合があり、どうしても修復が必要な病変があったりすると、修復治療にたどり着くまでの対応に多大な労力を払わされることになる。

　ここでは、『削れば問題はすべて解決する』『削らなくても解決できる』という両極端な誤解を紹介した。いずれの場合についても、専門家どうしのディスカッションにも耐えられるだけの診査資料と最新の知識に基づいて、事実を正確かつ客観的に患者に伝えることが重要である（**図3-4-2**）。

　私たちは、再石灰化を促す治療と修復治療それぞれの利点と限界を踏まえたうえで、適切な診断を下していかなければならない。さらに新たな予防・修復材料などについての知識をつねにアップデートし、自らの臨床をふり返りながら、低侵襲を志向しながらも不足のない治療を提供できるよう努めることが求められている。そのような姿勢を貫くことが、患者への何よりのメッセージになるであろうと考えている。

Chapter 3-5

介入と非介入の判断基準を視野に入れたう蝕診断法

伊藤 中・三宅直子・林 美加子

1．病変の検出とモニタリング

　すでに疼痛などの症状が発現していれば、たとえ肉眼的に確認できないような病変であっても検出のチャンスは増える。しかし、臨床症状のない、しかも明らかなう窩の形成を伴わない病変を把握するには、視診を含むさまざまな診査を適切に行っていくことが必要である。特に継続的にメインテナンス受診している患者に対しては、注意深い観察が必要である。

　すでに存在が確認されている病変については、
- 組織破壊が進行しているのかどうか
- 現在の活動性はどうなのか

についてモニタリングをくり返していく。そのためには、経時変化を検出できるような診査法と結果の記録が必要になる。

　現在の日常臨床におけるう蝕病変の基本的な診査法は、視診・触診、エックス線検査である。これらに加えて、近年ではレーザー光を応用した検査法（DIAGNOdent）が、その導入のしやすさと数値によって評価できるという客観性から広く普及しつつある（117ページ症例3-4-2参照）。

　さらに近年では、前出のICDASコード1、2のような実質欠損を伴わないエナメル質の脱灰病変の診査・評価が提唱されていることにも呼応して、正確な初期脱灰病変の非破壊検査が注目されている。まず、Fiber Optic Transillumination（FOTI）は咬翼法エックス線撮影とならんで有用性が高く評価されており、最近では隣接面のみならず咬合面のエナメル質と象牙質う蝕病変の検出にも用いられるようになってきた。また Quantitative Light-Induced Fluorescence（QLF）は、エナメル質－象牙質境界面に特定波長の光が放射されると強い蛍光を放射する性質を利用し、初期う蝕病変を非侵襲的に客観的・定量的に診断できる、すでに実用化されている方法である。他にも、近赤外線を利用した光干渉断層法（Optical Coherence Tomography：OCT）にて非破壊的にエナメル質の表層下脱灰の断面像を観察する取り組みも進みつつある。

1）視診・触診

　視診・触診は、もっとも簡便で普遍的な診査法である。

　100ページでも述べたように、う蝕病変の視診にあたっては歯面の十分な乾燥と明るい照明が必須である。さらに、可能であればルーペなどを用いて拡大視野で観察することが望ましい。

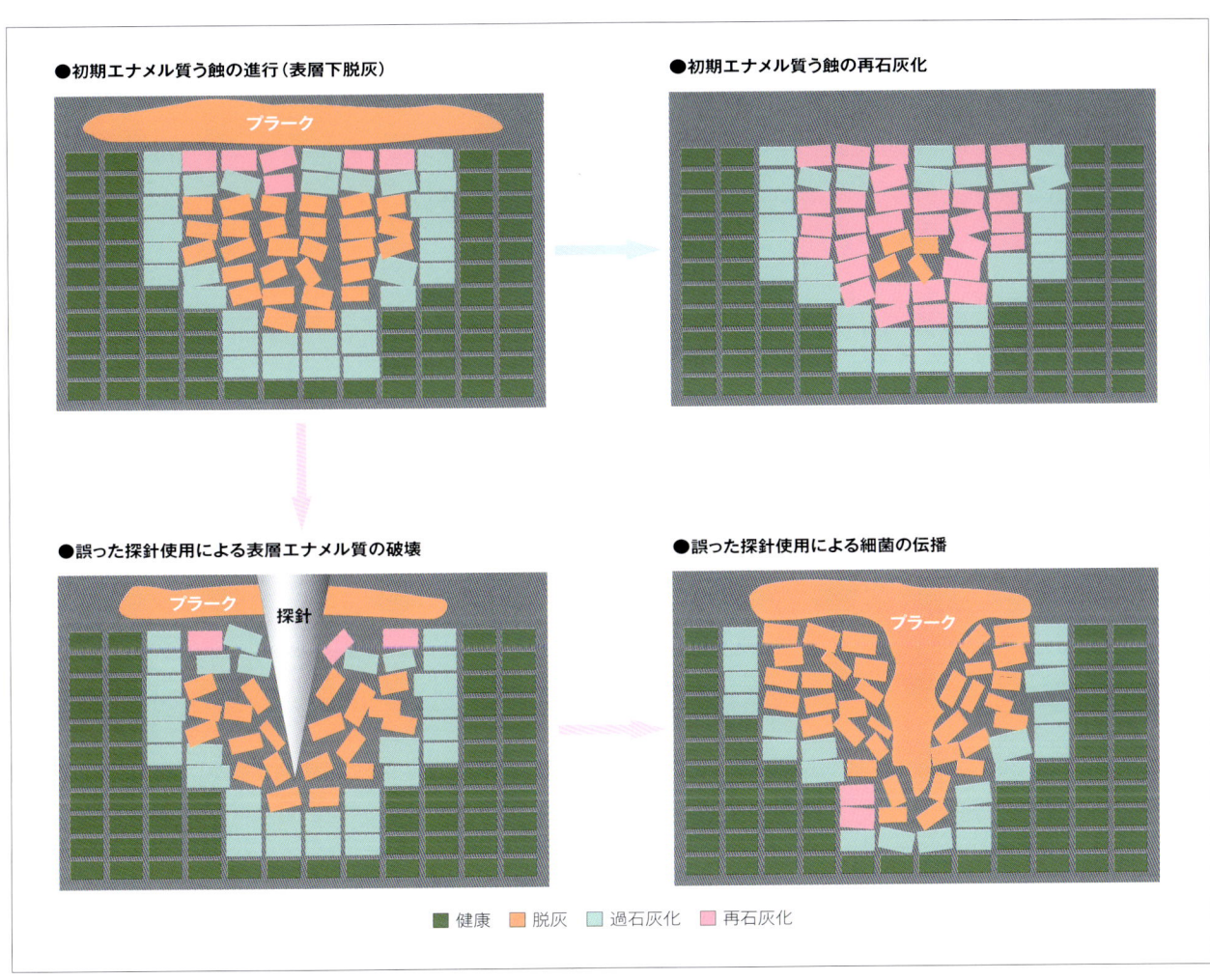

●初期エナメル質う蝕の進行（表層下脱灰）　●初期エナメル質う蝕の再石灰化

●誤った探針使用による表層エナメル質の破壊　●誤った探針使用による細菌の伝播

■健康　■脱灰　■過石灰化　■再石灰化

図3-5-1　初期う蝕病変は、プラークを除去することで、唾液などによる再石灰化が期待できる。しかし病変の診査などで鋭利な探針を不用意に用いると、表層のエナメル質が破壊され、病変の再石灰化が望めなくなる。さらに、診査時に歯面にプラークが付着していると、破壊された歯質のなかにプラークが押し込まれ、脱灰が深部へ進んでいく経路を開いてしまうことになる。（Barbakowら[4]より引用改変）

　Baderら[1]は、う蝕病変検出における視診に関して、特異度が高くて感度が低く、再現性が低いことが特徴であるとまとめている。つまり、病変を見落としやすいことと、診査者によって基準が異なることが問題であると指摘している。またMialheら[2]やNovaesら[3]によれば、視診（歯間分離などをせずに）によって永久歯の隣接面う蝕病変を検出する場合の感度は約30％である。

　視診の感度の低さは、他の診査法との併用によって補っていくことになる。また再現性は、ICDASのように病変の状態を細かく分類し、それに則って診査を行うことでキャリブレーションが図られていくことになるであろう。

　触診に関しては、歯質に対して侵襲的な力を加えないように十分な配慮が必要である。特に初期病変の診査では、再石灰化可能な歯質に致命的ダメージを与えてしまわないようにしなければならない。かつて行われていたような、裂溝に鋭利な探針を刺してスティッキー感を確認するような診査は、今日ではまったく容認できない（図3-5-1）。

2）エックス線検査

　視診の限界を補ってくれる診査法として日常的に行われているのが、エックス線検査である。エックス線検査は、歯質にとっては非侵襲的な診査法であり、隣接面の病変や隠れう蝕（hidden caries）も検出可能である。いくつかの研究から得られたエックス線写真のう蝕病変検出の感度と特異度は、咬合面病変では感度50〜80％、特異度約80％、隣接面病変では

Chapter 3　う蝕の診査・診断と介入・非介入の判断　121

表3-5-1　エックス線写真撮影頻度に関するガイドライン（American Dental Association Council on Scientific Affairs[5]より引用改変）

	乳歯列	混合歯列	永久歯列（智歯萌出前）の若年者	成人
う窩が認められるかう蝕病変発生のリスクが増大している＊リコール患者	隣接面の視診や探針などを用いた触診が不可能な場合、6～12か月ごとの臼歯部咬翼法エックス線診査			6～18か月ごとの臼歯部咬翼法エックス線診査
う窩が認められずう蝕病変発生のリスクが増大していないリコール患者	隣接面の視診や探針などを用いた触診が不可能な場合、12～24か月ごとの臼歯部咬翼法エックス線診査		18～36か月ごとの臼歯部咬翼法エックス線診査	24～36か月ごとの臼歯部咬翼法エックス線診査

＊う蝕病変発生のリスクを増大させる要因
1. う蝕経験が多い、あるいは脱灰を起こしている部位が多い
2. 二次う蝕（recurrent caries）の既往がある
3. う蝕原性細菌が多い
4. 適合の悪い歯冠修復物の存在
5. 口腔衛生状態が不良
6. 適切にフッ化物を使用していない
7. 哺乳瓶の使用や母乳が続いている
8. ショ糖を含有する食物の摂取頻度が高い
9. 家族の口腔内の健康状態がよくない
10. エナメル質の実質欠損の発生
11. 口腔機能の低下
12. 口腔乾燥
13. 遺伝的な歯の形態異常
14. 複数の歯面にわたる修復物が多数存在している
15. 化学／放射線治療
16. 摂食障害
17. 薬物／アルコールの濫用
18. 定期的なデンタルケアを受けていない

感度50～60％、特異度90％以上となり、視診と比較して病変を検出する能力が高いといえる。

エックス線写真撮影の欠点は、患者に放射線被曝を与えることである。したがって、メインテナンス中の経過観察のための撮影は必要最小限になるよう配慮すべきである。

アメリカ歯科医師会（ADA）とアメリカ食品医薬品局（FDA）は、う蝕病変がエナメル質を貫通するのに必要な時間やカリエスリスクを考慮に入れ、う蝕病変のモニタリングを目的とするエックス線写真撮影頻度についてのガイドライン[5]を発表している（表3-5-1）。

エックス線写真で経時比較を行えるようにするためには、規格性を意識して撮影することが求められる。フィルムホルダーを用いて、フィルムを正しく位置づけ、より正しい診断を導くようなエックス線写真を撮影したいものである。

3）DIAGNOdent

DIAGNOdent（Kavo/ 図3-5-2）は、歯質にレーザー光を当てたときの反射光の蛍光強度を0～99の数値で表現することによって、う蝕病変の進行度を評価することを目的とした診査機器である。使用にあたっては、

- チップの方向を変化させ、さまざまな角度から測定を行う
- プラークが存在すると高い数値が出てしまうため、診査前のプラーク除去は、単なる視診時よりもさらに重要

といった配慮が必要である。

歯質への侵襲はまったくなく、数値で客観的に評価することから経過観察では使用しやすい。

Baderらのシステマティックレビュー[6]によれば、感度は80～90％、特異度は60～70％とされている。視診やエックス線写真よりも感度は高く、病変の検出能力は鋭敏になった。逆に特異度は低くなり、病変の存在しない部分を健全であると判別する能力は、視診、エックス線写真よりも劣る（表3-5-2）。これは、偽陽性が増

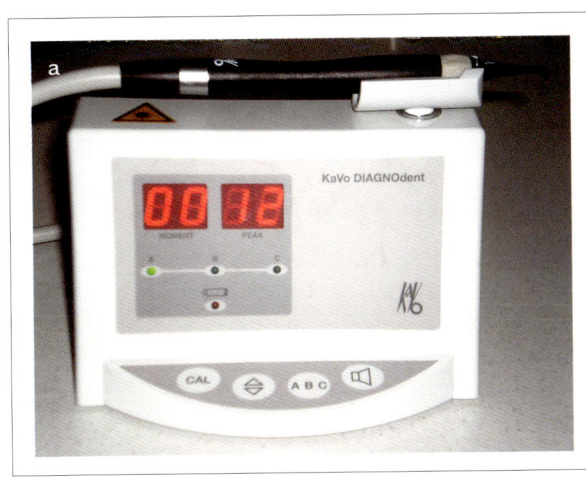

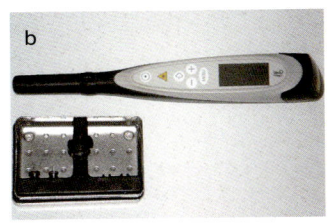

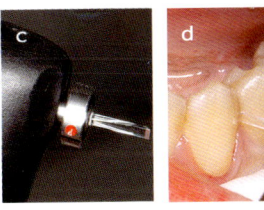

図3-5-2 DIAGNOdent（Kavo）。初期病変の客観的基準によるモニタリングには有効である。特徴として、感度が高いが特異度は低い（偽陽性が増える）。**a**：初期のタイプは隣接面の測定ができなかった。 **b**：新しくデザインされたペンタイプは隣接面を測定できるのが特徴である。 **c**：ペンタイプのチップ先端。 **d**：チップを隣接面に挿入したところ。

利点
- 視診やエックス線写真で把握できない病変を検出できる。
- 非侵襲的である。
- 数値で評価できるため経時的比較が可能。

欠点
- 同一病変でもチップの方向によって数値が変わる。
- プラークなどの影響を受ける。

表3-5-2 う蝕病変診査法の特性に関するシステマティックレビュー（Baderら[6]より引用改変）

		DIAGNOdent			視診		咬翼法エックス線写真	
	検出レベル	検出閾値	感度	特異度	感度	特異度	感度	特異度
Rochaら (2003)	D3、D4	>20	0.73	0.95	0.61	1.0	0.96	0.81
Anttonenら (2003)	D3、D4	>30	0.92	0.69	-	-	0.68	0.88
Heinrich-Weltzienら (2002)	D3、D4	>20	0.93	0.63	0.25	1.0	0.70	0.96
Lussiら (2001)	D3、D4	>20	0.96	0.86	0.31	-	0.63	0.99

修復治療を行うか否かを判断する際には、偽陽性を多く出さないようにしたいため、感度の高いDIAGNOdent使用の優先順位は必ずしも高くない（D3：象牙質の厚みの1/2までのう窩、D4：象牙質の厚みの1/2を超えるう窩）。

加することを意味している。

これまでも述べてきたとおり、う蝕病変の進行速度が概して遅いことや、修復処置が不可逆的であることなどを考慮すると、特異度の低い検査のみで診断を下すことは非常に危険である。まず最初に、視診、エックス線写真のような特異度の高い診査を行った後に、判断に迷う部位に対して補助的にDIAGNOdentを使用するのが好ましいと考えている（124ページ症例3-5-1）。

また、DIAGNOdentの数値によって、修復介入をするか否かを決定する基準も発表されているが、実際の臨床判断は、この数値に振り回されることなく、あくまでも臨床所見や患者の条件を総合的に評価し、場合によっては時間的推移によって経過を見届けてから意思決定をすべきである。筆者の臨床では、DIAGNOdentは初期病変を経過観察していく際に、歯周治療におけるプロービングのように病変を経時的にくり返し測定し、『再石灰化が進んだのか』あるいは『脱灰が進んだのか』を把握するために使用している。修復介入に踏み切るのは、数値が次第に悪化し、病変の活動性が高いまま維持している場合である。

症例3-5-1
若年者のう蝕病変検出の難しさを実感させられた症例

初診来院時19歳・男性。通院している矯正歯科医院より「むし歯があると言われた」とのことで来院。現在、保定装置を使用中である。肉眼所見、エックス線写真所見から、カリエスリスクの高さが伺われる症例である。臨床ではさまざまな手段を用いて病変の検出を試みるが、不必要な歯質の切削を避けたいと考えるほど、判断は難しくなる。

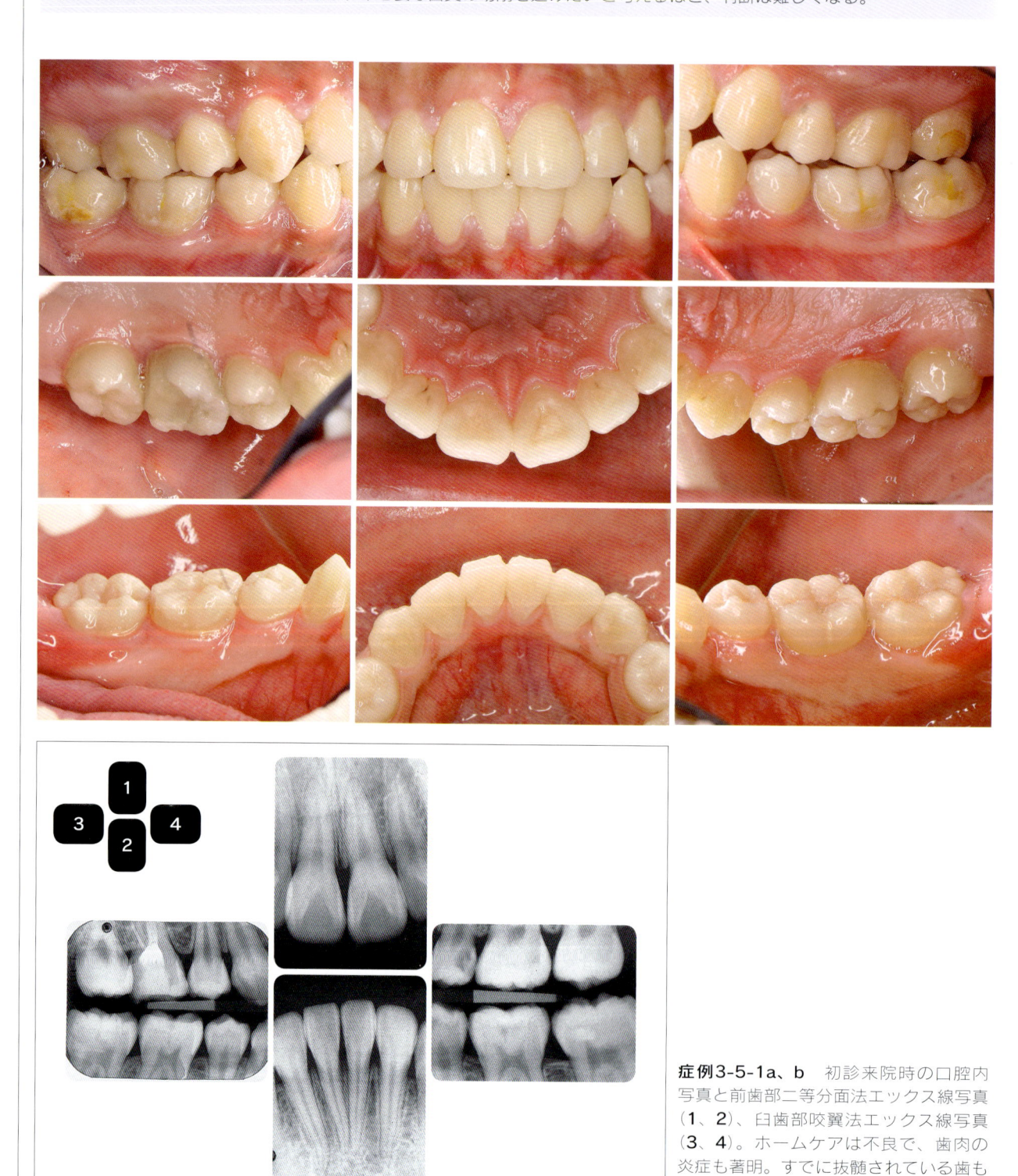

症例3-5-1a、b　初診来院時の口腔内写真と前歯部二等分面法エックス線写真（1、2）、臼歯部咬翼法エックス線写真（3、4）。ホームケアは不良で、歯肉の炎症も著明。すでに抜髄されている歯も認められる。

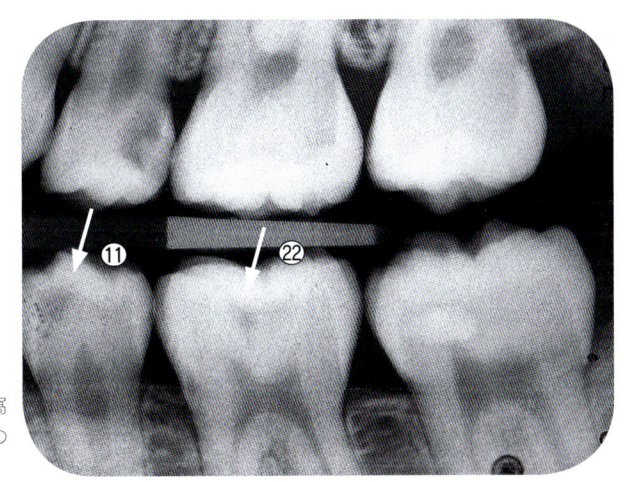

症例3-5-1c 咬翼法エックス線写真から、5̲6̲に咬合面小窩からのう蝕病変を示す比較的大きなエックス線透過像が認められる。DIAGNOdentの計測値は5̲が11、6̲が22であった。

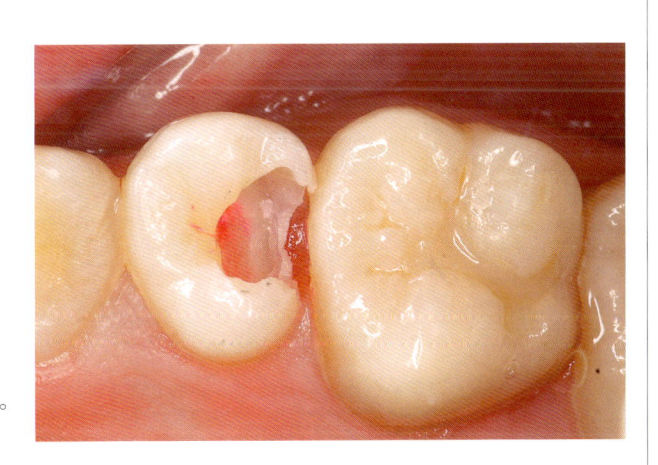

症例3-5-1d 5̲遠心の病変。軟化象牙質除去時の咬合面観。歯髄に近接した病変なので、処置は慎重に行っている。

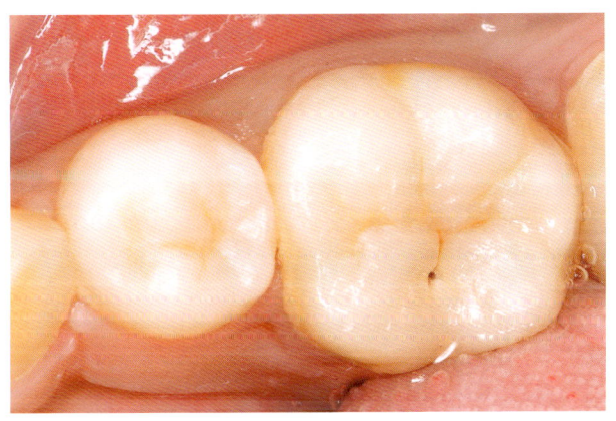

症例3-5-1e 5̲6̲術前の咬合面観。6̲に黒色の病変が認められるものの、特に5̲では実際の病変の大きさを正確に予測することは、視診だけでは困難であった。

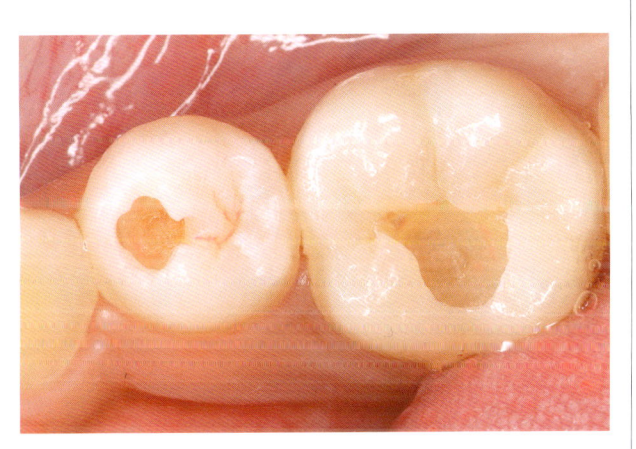

症例3-5-1f 5̲6̲軟化象牙質除去後の咬合面観。

Chapter 3　う蝕の診査・診断と介入・非介入の判断　125

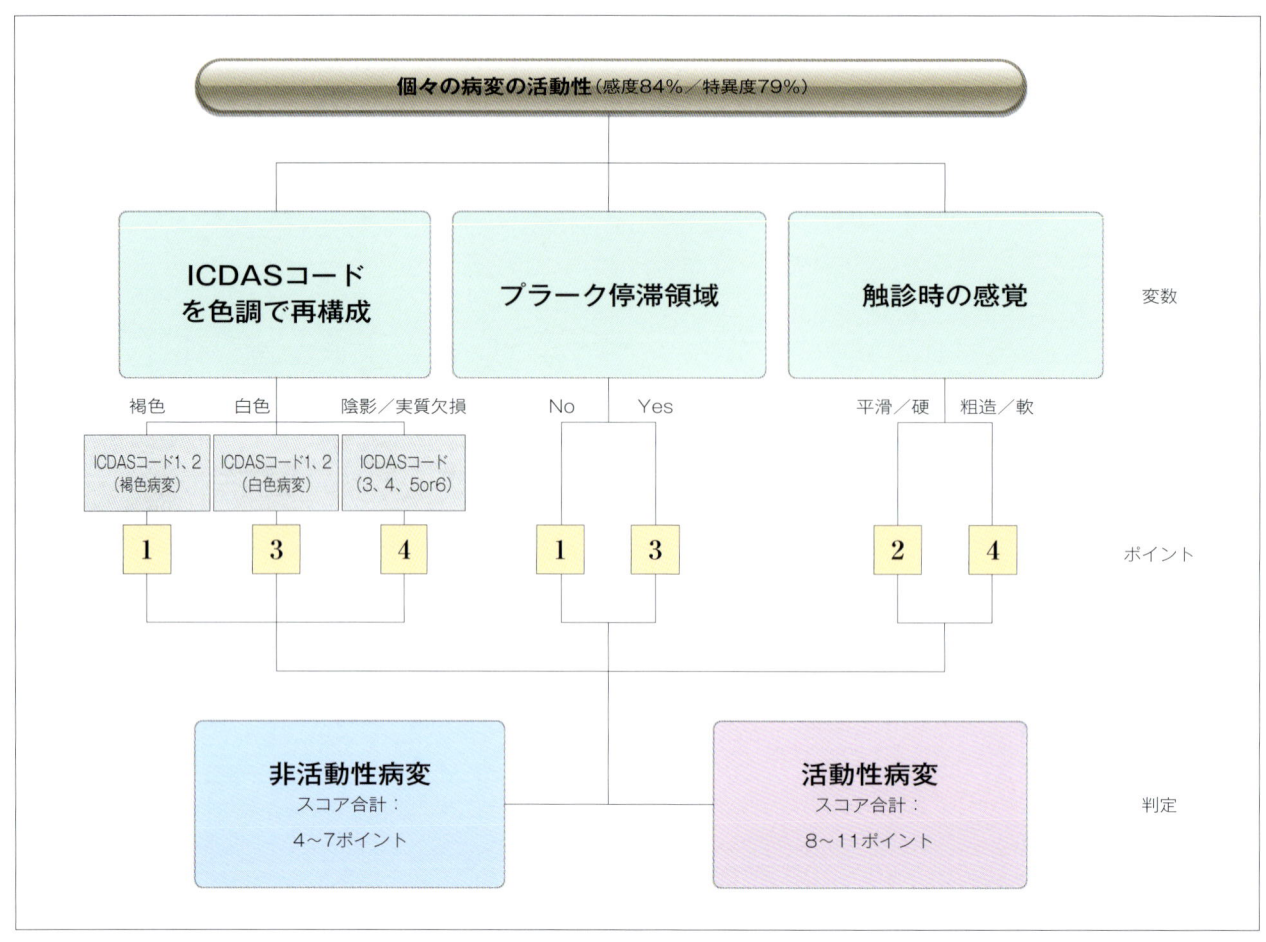

図3-5-3 視診、触診から得られる情報をもとに病変にスコアをつけて、活動性と非活動性を判断するEkstrandらのシステム。感度、特異度とも比較的高く、判断基準として十分に参考にできる。(Ekstrandら[7]より引用改変)

2. 病変の活動性をどう評価するか

1) 介入・非介入の意思決定には総合判断が求められる

視診・触診における活動性および停止性病変のそれぞれの所見の特徴は、111ページ表3-3-1で整理したとおりである。しかし、実際に修復介入をするかどうかの意思決定を行う際には、視診・触診から得られる所見に、
- 病変の進行度
- プラークの付着状況（ホームケアの達成度も含めて）
- 患者のコンプライアンス
- カリエスリスクに関する情報

を加味して、総合的に考える必要がある。しかし主観的に評価しなければならないパラメータが多いことと、それぞれの要因が病変進行とどの程度相関しているのかということも不明確であるため、ややもすると診査者（術者）の勘と、術者の有する修復治療のオプションに依存してしまう傾向は否めない。

このような曖昧さを解消するためにEkstrandら[7]は、ICDASコード、病変の色、表面の粗造さ、プラークの付着しやすさをスコア化し、合計スコアで病変の活動性を評価するシステムを考案した（図3-5-3）。

このシステムについては妥当性も検証されており、感度が84%、特異度が79%という値から、かなりの正確度が確認された。さらにBragaら[8]は、このシステムで判別された活動性とICDASコードを組み合わせて、治療オプションを選択できるようなデシジョンツリーも提案している（図3-5-4）。

日常臨床で下される判断は、あくまでも実際に患者と対面し、口腔内を観察している歯科医師が下すべきで、このようなデシジョンツリーに盲目的に従うべきではな

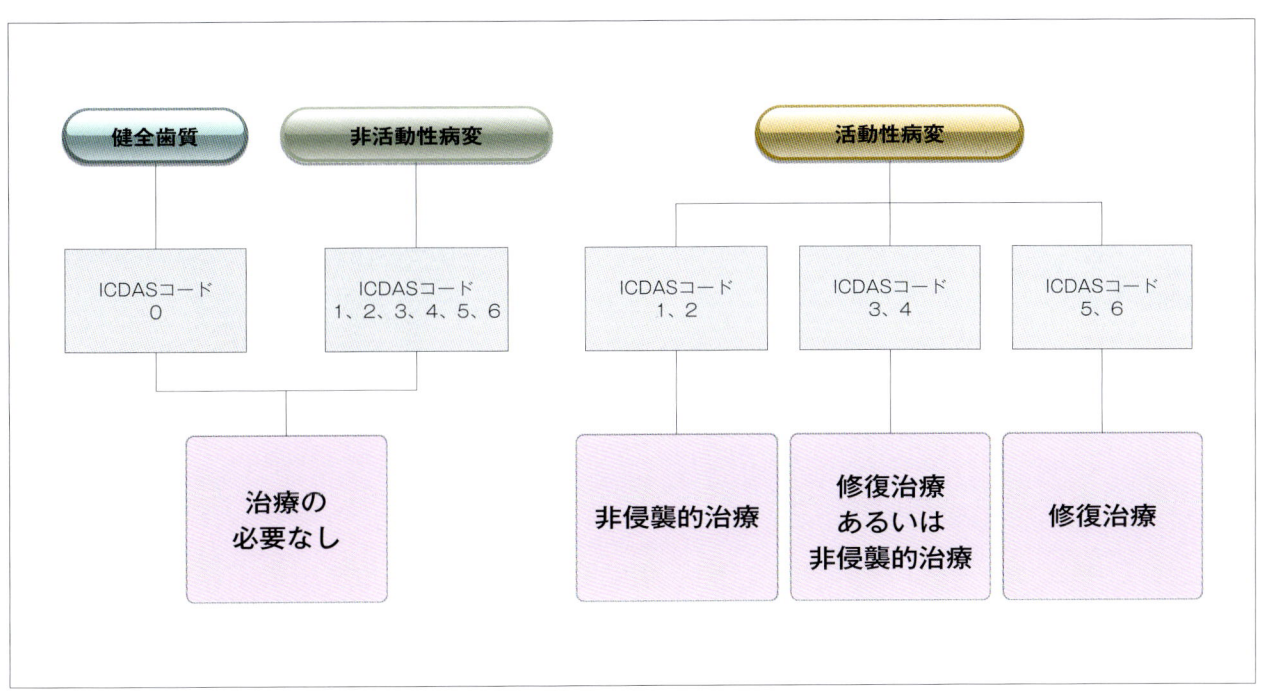

図3-5-4 ICDASコードと病変活動性評価に基づくう蝕病変治療のデシジョンツリー。**図3-5-3**で判断された病変の活動性とICDASによる進行度を組み合わせて、治療方針を決定する際の一助にできる。（Bragaら[8]より引用改変）

い。しかし、より適切な臨床判断を下していくうえで、1つの拠りどころとなるのは間違いない。個々の症例において、賢く応用していく姿勢が求められる。

2）治療方針の決定における患者とのディスカッションの重要性

『早期発見、早期治療』の考えかたであれば、病変の検出と病変の進行度を把握することで診査を完了できた。しかし、病変の再石灰化の可能性や、修復治療の限界が理解されている現代においては、侵襲的にならざるを得ない修復治療ではなく、非侵襲的な治療、つまり病変の再石灰化の促進やカリエスリスクの軽減も重要な選択肢であり、個々の病変の活動性を知ることには大きな意味がある。しかし、ある特定のシステムのスコアを鵜呑みにして治療方法を決定してしまうのではなく、あくまでも歯科医師自身が最終的な判断を下す際の参考として位置づけるべきである。

単に病変の状態から判断すれば修復処置が必要ない場合であっても、審美的問題や咀嚼機能の回復が修復処置によってしか得られない場合もあるであろう。また、患者のコンプライアンスが得られず、非侵襲的治療の効果が期待しにくい場合には、修復と非修復のボーダーラインにある病変であれば、あえて修復を選択するような場面もある。治療方針の決定にあたっては、エビデンスのみを偏重するのではなく、患者には多様な背景があることを理解したうえで、歯科医療従事者と患者とのディスカッションが非常に重要なのである。

症例3-5-2
カリエスリスクが高く、下顎大臼歯舌側面にまで白斑病編が生じている症例

初診来院時16歳・女性。1|の充填物脱離を主訴に来院した。初診来院時は、白斑病変の目立つ口腔内状況であった。初診来院時ならびにメインテナンス中に修復処置を行っている。このような症例では、リスクのコントロールと再石灰化の促進を行いつつ経過観察し、時間軸のなかで修復範囲を見極めていくことが必要である。接着性の修復材料があってこそできる臨床対応である。

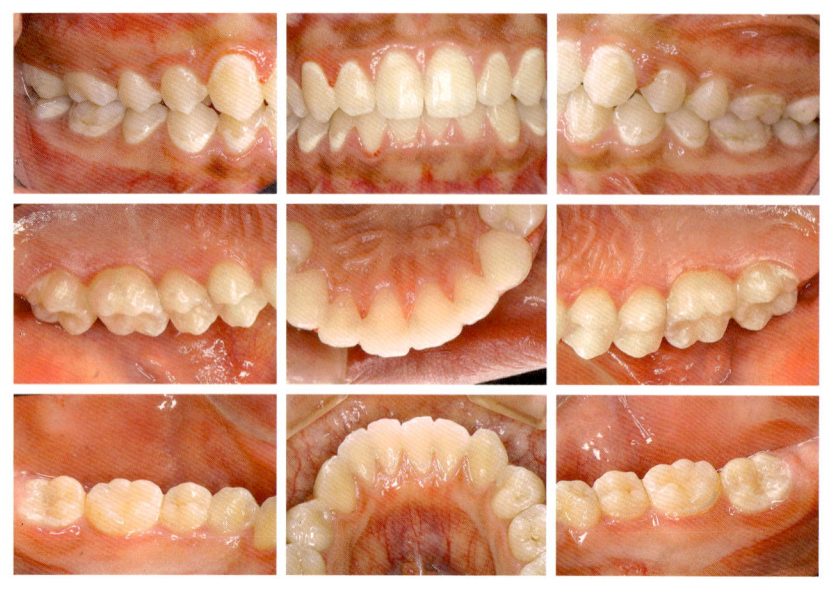

症例3-5-2a 初診来院時の口腔内状況（16歳）。白斑病変が目立つ、まさに瀬戸際の口腔内である。

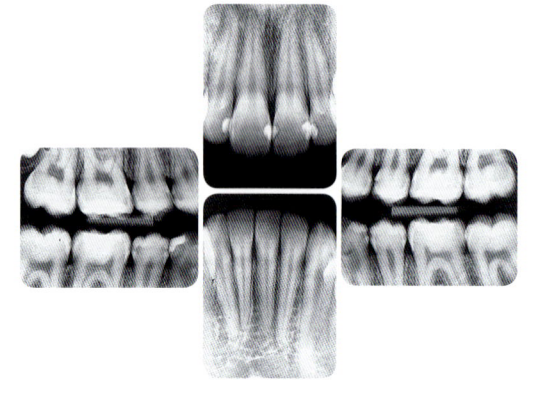

症例3-5-2b 初診来院時のデンタルエックス線写真（16歳）。6|近心、4|遠心、|4遠心、|4遠心、|5遠心に修復治療を行った。実質欠損を起こしていない初期病変については、再石灰化の促進を優先させる。

3. う蝕病変はどのように扱うべきか

　白斑病変など修復処置の必要ない初期う蝕病変に対しては、いきなり修復処置を考えるのではなく、口腔内環境を再石灰化優位になるように整えることと、フッ化物などによる病変の再石灰化処置をまず考える（**症例3-5-2**）。もちろん、メインテナンス来院時の経過観察は大前提である。

　実質欠損に進行してしまった部位については修復処置を行うが、実質欠損の周囲に初期病変があったとしてもできるだけ切削せず温存し、再石灰化処置を継続する。仮にその部分が進行したとしても、その部分のみに修復処置を行

えばよい。重要なのは、『修復物の予後』のために初期う蝕病変を切削してしまうことではなく、『歯質を少しでも温存する』ためにさまざまな努力を惜しまないことである（**症例3-5-3**）。接着修復の進歩が、そのような臨床展開をサポートしてくれているのである。

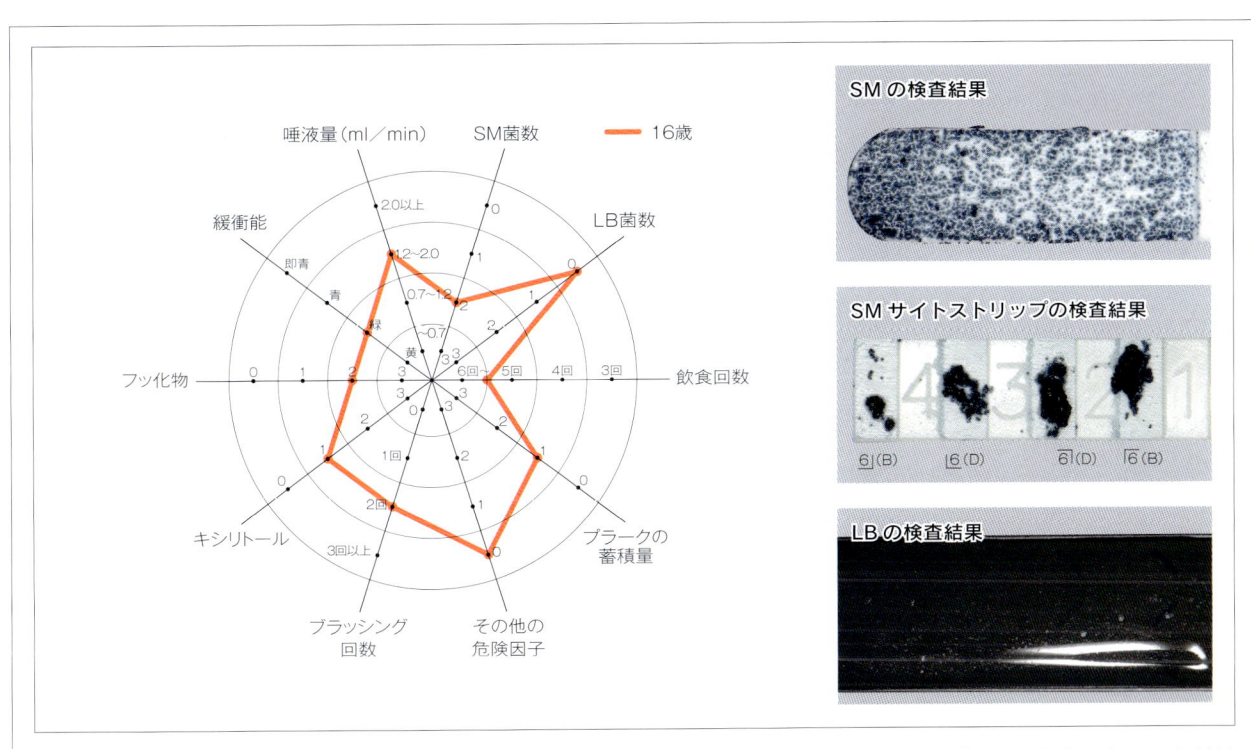

症例3-5-2c カリエスリスク検査結果（16歳）。SMスコアが高いことと、フッ化物の使用が少し不十分であることがリスクである。フッ化物配合歯磨剤の使用と、キシリトールガムによるミュータンス菌の抑制、初期病変の再石灰化を目指した。

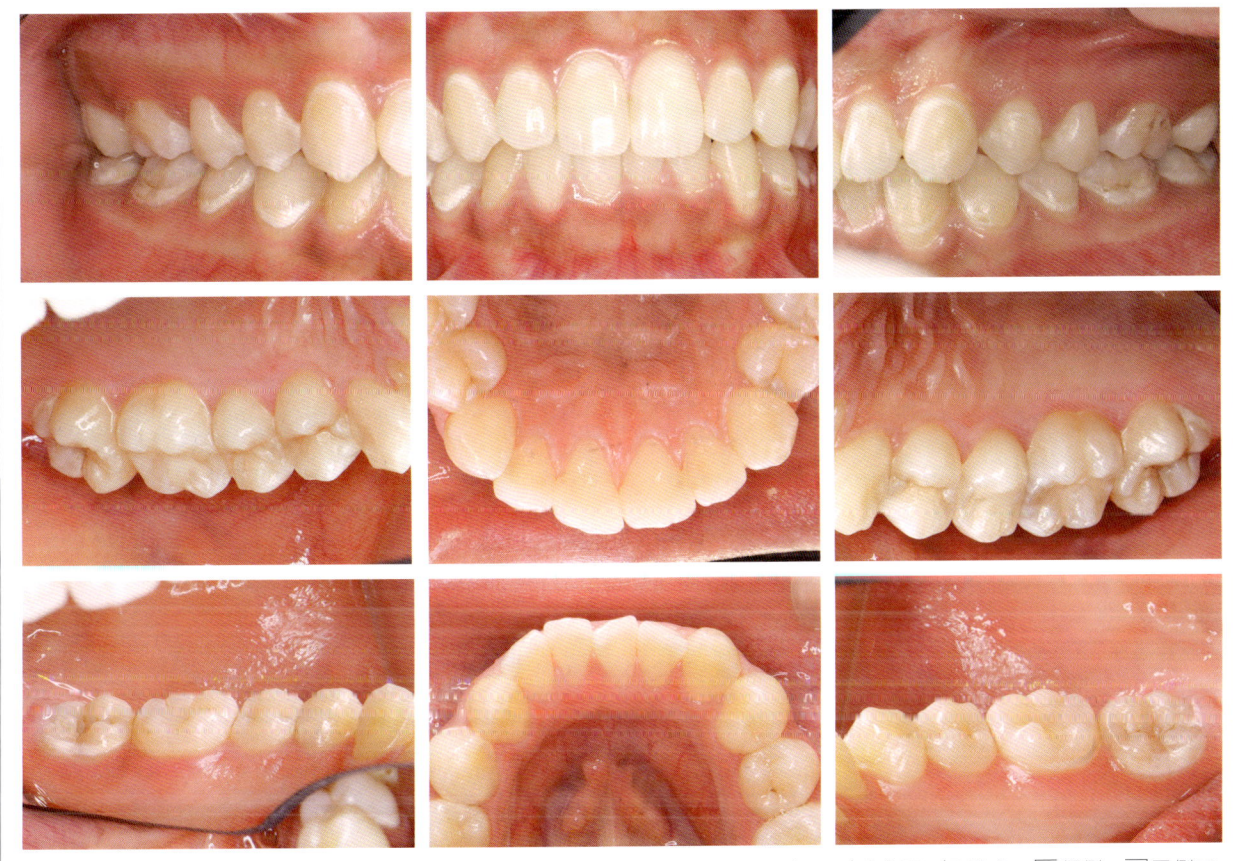

症例3-5-2d メインテナンス来院時の口腔内状況（18歳）。メインテナンス中に7|咬合面、|5遠心、|4頬側、|3唇側で実質欠損が生じ、修復処置を行った。このような症例では、リスクのコントロール、再石灰化の促進を行いつつ経過を観察し、時間軸のなかで修復範囲を見極めていくことが必要である。

Chapter 3 う蝕の診査・診断と介入・非介入の判断 129

症例3-5-3
細菌リスクは低いが、ホームケアの不足と唾液緩衝能の低さが問題の症例

初診来院時22歳・女性。右下奥歯が欠けたことを主訴に来院した。初診来院時は、年齢の割には無髄歯の多いハイリスクを思わせる口腔内状況であり、初期う蝕病変も多数認められた。おそらく再修復をくり返してきたのであろう。
　プラーク量の多さと緩衝能の低さがリスクとしてあげられることから、ホームケアの強化（特に隣接面のデンタルフロスの使用）と、（緩衝能とう蝕病変の発症との相関は弱いが）キシリトールガムを食後に噛んでもらうようにしている。

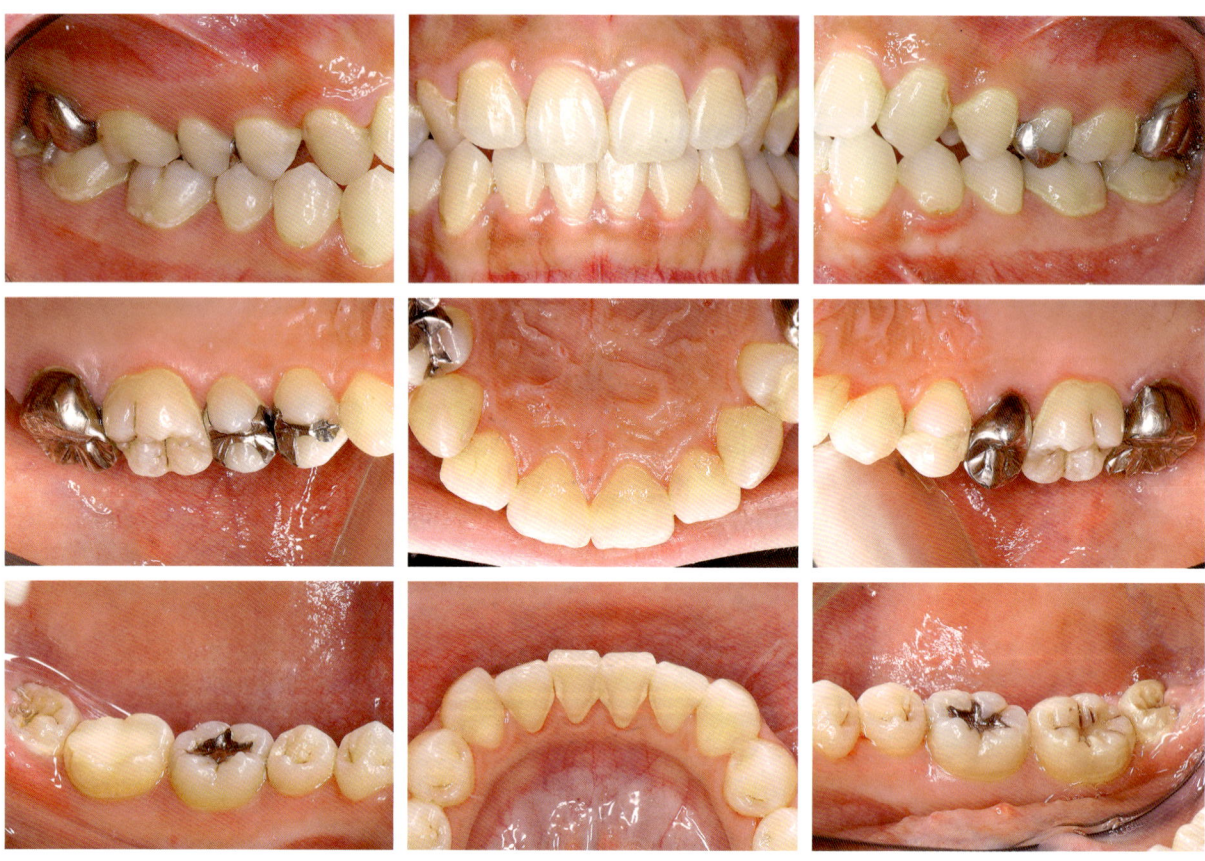

症例3-5-3a　初診来院時の口腔内状況（22歳）。年齢の割には無髄歯の多いハイリスクを思わせる口腔内である。初期う蝕病変も多数認められる。

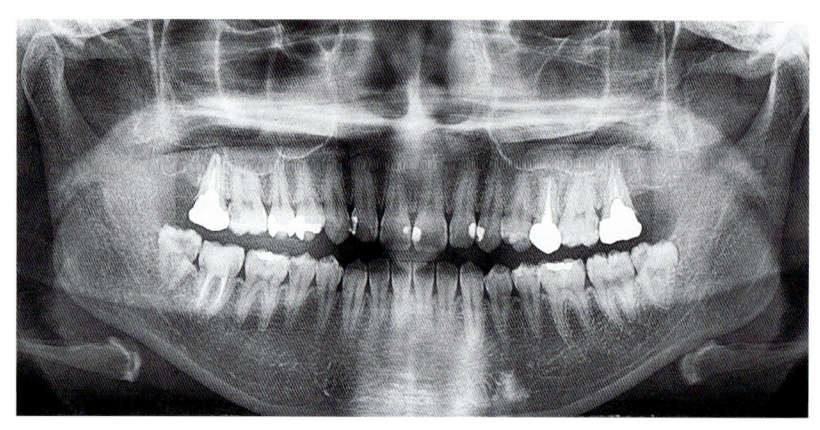

症例3-5-3b　初診来院時のパノラマエックス線写真（22歳）。DMFTは21と多い。無髄歯も4本あり、おそらく再修復をくり返してきたのであろうことが推察できる。

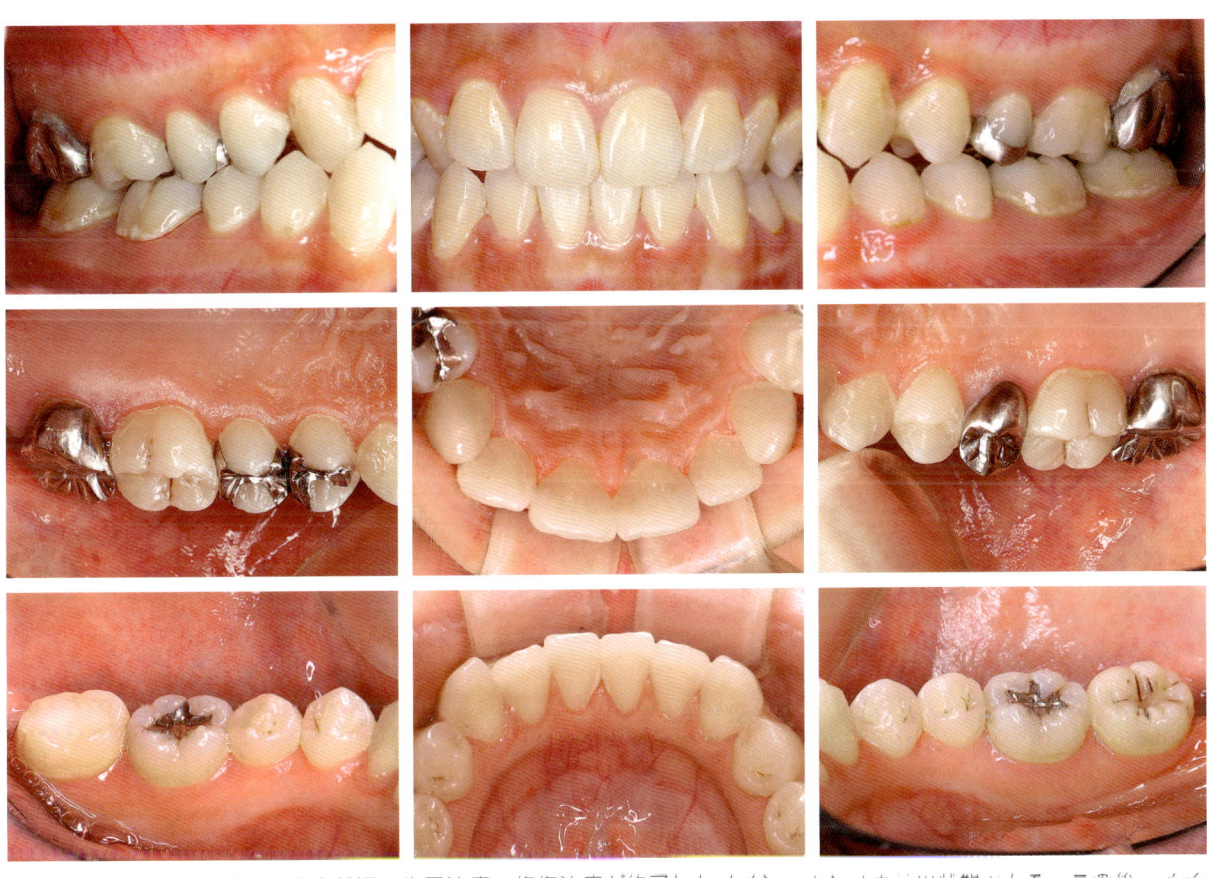

症例3-5-3c 再評価時の口腔内状況。歯周治療、修復治療が終了したメインテナンス直前の状態である。この後、メインテナンス中に 6│近心、│4 遠心に修復治療が必要となった。しかし、口腔内の環境としては落ち着いてきていると感じられる。

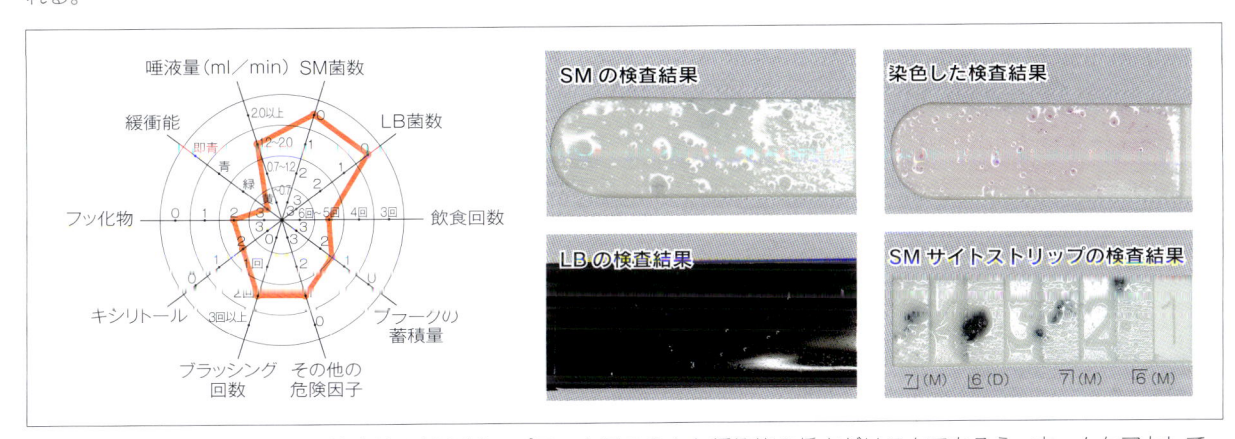

症例3-5-3d カリエスリスク検査結果（23歳）。プラーク量の多さと緩衝能の低さがリスクであろう。ホームケアとして、特に隣接面でのデンタルフロス使用を強化してもらうよう指導した。また緩衝能に関しては、う蝕病変の発生との相関が弱いパラメータではあるが、白斑病変が多かったことを考慮してキシリトールガムを食後に噛んでもらうようにした。

Chapter 3 う蝕の診査・診断と介入・非介入の判断 131

CHAPTER 4

再石灰化促進療法と修復処置

　行われた歯科医療が、どのような結果を招くのか——この検証には時間がかかる。
　かつては、う蝕病変というものは一方通行で進行していくものと考えられていた。さらに、現在のような接着修復材料も利用できなかった。そのような時代には、多少の健全歯質を犠牲にしてでも予防拡大を行い、窩洞形態を整えてインレー修復などが行われてきた。そして、それらの修復処置の経過を検証して得られたのは、健全歯質を保存することの重要性であった。
　初期の病変であれば、再石灰化を促すことで修復処置を避けることができる。また接着システムを用いれば、最小限の歯質の削除で修復治療を完了することができる。しかし、いずれの処置であれ、正しい理解に基づいて行われなければ、生体の一部としての歯を長期間にわたって機能させることにはつながらない。
　本章では、再石灰化促進療法と修復処置についての現在の考えかたを整理したい。

Chapter 4-1 鼎談

その"削りかた"は、現在のコンセプトに合致しているか

今里 聡・林 美加子・伊藤 中

1. この歯は削る必要があったのだろうか

今里 症例4-1-1の第一大臼歯4本に、インレーがこんな感じで入っているのを見ると、とても悲しくなります。皆さんはどう思われますか？

伊藤 初診来院時のパノラマエックス線写真を撮影した際に、上顎第一大臼歯はそれほど深いう蝕だったのだろうかと疑問に思ったのを覚えています。最終的に脱離したのでコンポジットレジンで再修復したのですが、外れた窩洞内には軟化象牙質はなく、裂溝がシュッと残っているような状態で、「これは削る必要があったのだろうか？」と率直に思いました。

今里 たぶん伊藤先生がおっしゃったように、裂溝が着色していて、頬側面溝のところも一部黒くなっているのを見て、それをつないで削った、という状況だったのだろうと思います。

伊藤 安易にこのサイズの窩洞にしてしまったことは問題だと思います。初診時年齢は8歳ですから、萌出後1〜2年でここまで削らなければならないほど進行したとは考えにくいですからね。

今里 もし介入しなければならなかったとしても、はるかに小さなサイズの修復で済んだであろうことは想像に難くありません。
　おそらくこの患者さんは、何年か後に下顎第一大臼歯を白い材料に変えたいと思うでしょう。そのときはさらに歯質を削らなければなりません。これはまさに負のスパイラルですよ。

林 もしかしたらこの歯科医師は、修復した歯は永久にもつ、と思っているのかもしれませんよ。修復した歯は、統計などを見ても平均15年程度しかもたず、どんどん再修復をくり返していかなければならないことが明らかになっているのですが、多くの歯科医師はその事実について目をつむっているように感じます。

今里 材料そのものの強度などについては、ある程度の関心はあると思います。しかし『修復した歯がどれくらいもつか』という感覚は持っていないのでしょう。

林 乳歯はコンポジットレジンで、永久歯はインレーで修復している理由も、そこにあるのでしょうね。

今里 コンポジットレジンによる咬合構築に不信感があって、「乳歯だから咬合はさほど考えなくてもいいだろう」という誤った認識

症例4-1-1
くり返し歯科治療を受け、全顎に修復処置がなされた症例

　初診来院時8歳・女性。「上顎前歯の歯並びが気になる」、「検診希望」を主訴に来院した。ミュータンス菌が多く、飲食回数も多いことからハイリスクである（カリエスリスクの詳細は136ページ参照）。初診来院時より、すべての第一大臼歯に1級のインレーが装着されていた。
　現在は、不定期ながらもメインテナンスを継続している。上顎のインレーが脱離したため、その部位はコンポジットレジン修復を行った。

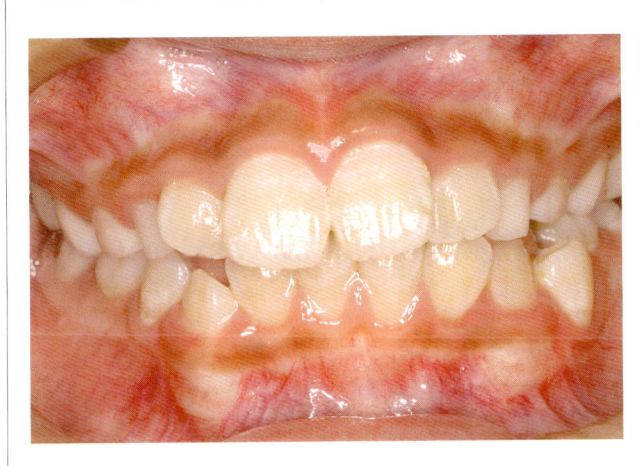

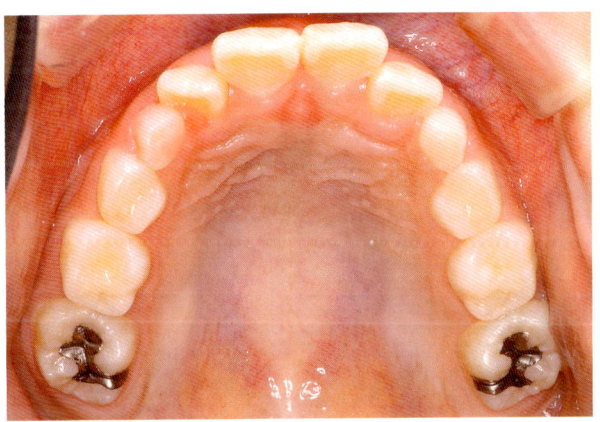

症例4-1-1a　初診来院時の口腔内写真。すべての第一大臼歯に1級のインレーが装着されている。乳臼歯にも修復物が認められ、ハイリスクを思わせる口腔内所見である。

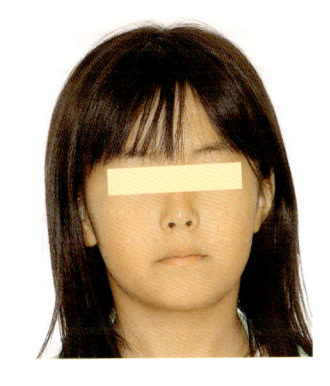

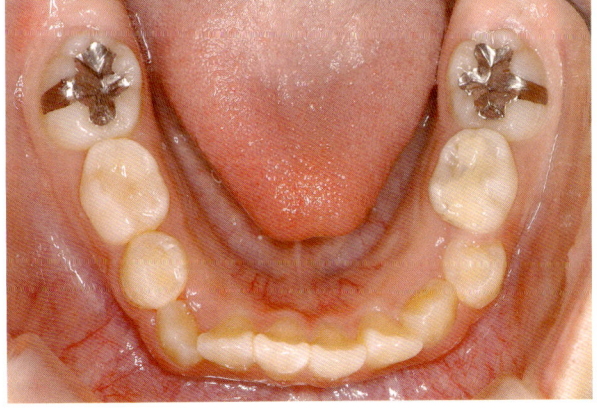

症例4-1-1b　初診来院時のエックス線写真。上顎第一大臼歯は、左右とも深いう蝕病変があったようには見えない。はたして、これほどの歯質削除が必要であったのか疑問が残る。

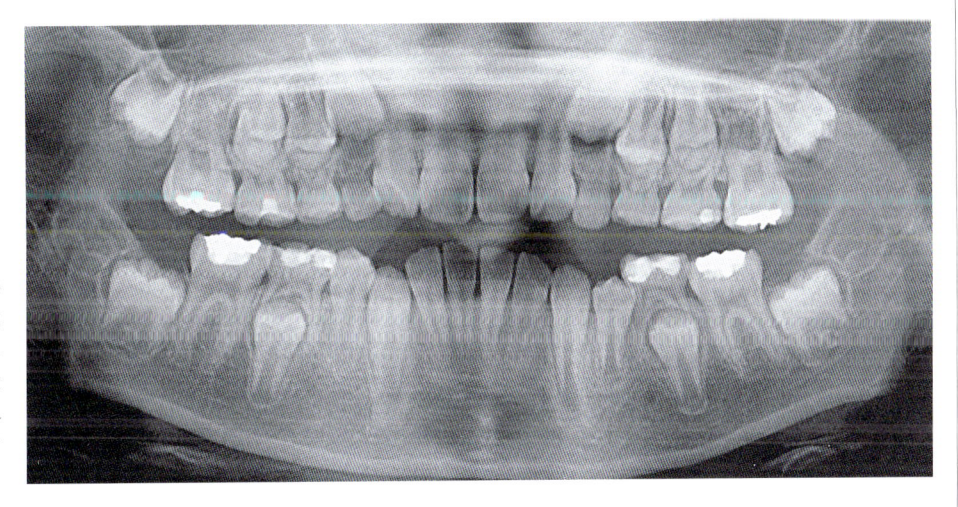

Chapter 4　再石灰化促進療法と修復処置

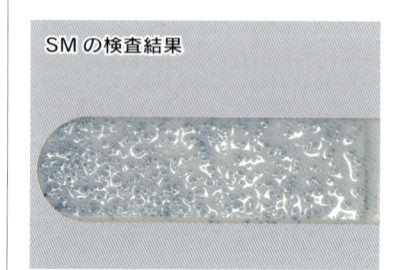

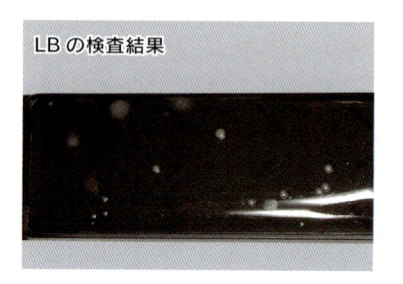

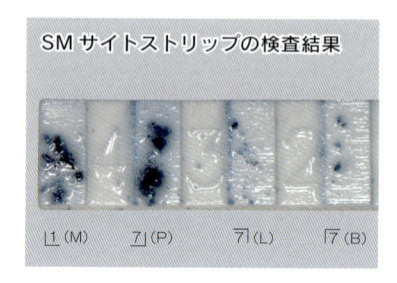

症例4-1-1c カリエスリスク検査結果。ミュータンス菌が多く、ハイリスクの口腔内。唾液量8.0ml/5分、緩衝能は高い。飲食回数も多く（1日7回）、生活習慣への配慮が必要である。

でこの修復方法を選択したのかもしれないですね。

材料がまだ進化途中であるならばそれでもしかたがなかったのかもしれませんが、今は『この修復をした歯がどれくらいもつのか』という視点で考えなければならない時代です。そういう意識を持っていれば、おそらくこのような『削りすぎ』と言える状況にはならなかったでしょうし、この修復法の選択も違っただろうと思います。

人工臓器を入れるにしても、単に丈夫な人工臓器を入れるのではなく、それによって治した身体全体に目を向けるのが重要なわけで、1本の歯も生体として見る目を持つべき時代ですからね。

2. 削るならば、現在のコンセプトを理解したうえで削る

林 症例4-1-1の修復を行った歯科医師は、予防拡大をすごく意識していますよね。

今里 「卒業したときの知識でやっています」という歯科医師が案外多いのではないでしょうか。ですから、「予防拡大万歳！小窩裂溝の着色は全部つなげて広げろ！」になってしまうのだろうな、と思います。

林 みんな新しいことを学ぼうとしますが、う蝕治療については昔のままですよね。う蝕治療が日常的すぎて、残念ながら魅力が少ないのでしょうか。処置のしかたが古くてもぜんぜん気づかず、それで絶対に治っていると思っているとなると、なかなか意識改革は難しいかもしれませんね。

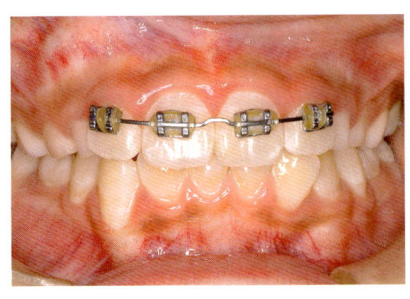

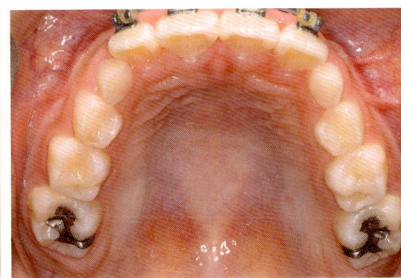

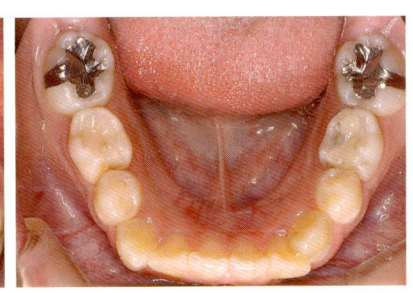

症例4-1-1d メインテナンス来院時（初診来院時から1年後）の口腔内写真。4か月ごとのメインテナンスで管理中である。

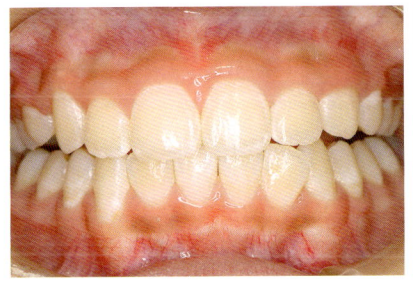

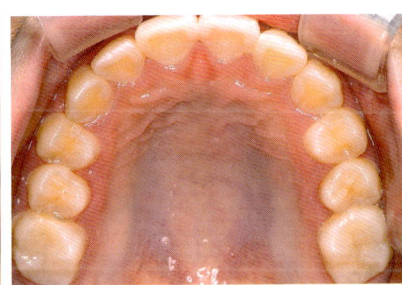

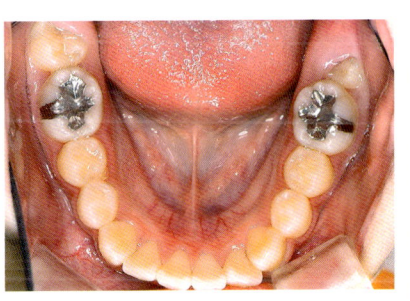

症例4-1-1e メインテナンス来院時（初診来院時から2年4か月後）の口腔内写真。6|6 のインレーは脱離したため、コンポジットレジン修復を行った。窩洞内には軟化象牙質は認められず、当時充填が必要であったとしても、修復治療の概念は最新のものとは言いがたい。

伊藤 う蝕は、本当はいちばん頻繁に遭遇している疾患なのに、インプラントのようなレアケースにばかり関心が行ってしまうのは、おかしな話ですよね。頻繁に遭遇して、それなりにこなせているから、それでOKなのかもしれません。「これは問題だ」と感じたら知識のリニューアルをしようと思うものですが、そう思わなければ、昔の知識でやっていても疑問すら抱かないのは当然ですからね。

今里 実際、これだけ適合がよくてきれいなインレーを入れられる歯科医師だったら、きちんとした概念――つまり、MIとは何か、小さく削るとはどういう意味かなどを理解すれば、コンポジットレジン修復のHow Toは簡単に習得できると思います。歯科医師としてきちんとした技術を持っている人が、概念の部分で遅れているのはすごくもったいなくて、残念だなぁと思います。

林 コンポジットレジン修復に関心があっても、きれいにコンポジットレジンを詰めるとか、色を合わせることに主眼が置かれていて、本当に大切な初期う蝕の診断やMIの概念などが後回しになっている感もありますからね。

伊藤 そこがいちばん怖いところだと思います。コンセプト1つ違うだけで、臨床での表現が変わってしまいますから。やはり、現在の接着やコンポジットレジンの技術、そしてメインテナンスやリスクコントロールの考えかたを常に取り入れながら、最新で最善の修復方法を誰もが考えていかなければならないと思います。

今里 行った処置はもとより、その歯科医師が生きた化石にならないように、日々進歩している修復治療の概念や材料、技術についてキャッチアップし続けてほしいですよね。

Chapter 4　再石灰化促進療法と修復処置　137

Chapter 4-2

歯質再石灰化のメカニズム

稲葉大輔

1. エナメル質の再石灰化

1）化学反応モデルに見るエナメル質の再石灰化メカニズム

う蝕は、病理学的および原因論的には歯の無機質の溶解を主徴とする慢性的な崩壊性の硬組織疾患と解釈される。一方、エナメル質の脱灰部が唾液により再石灰化することが1910年にHead[1]により報告されて以来、歯の無機質の出納に注目した再石灰化のメカニズムが詳細に研究さるようになった[2〜8]。とりわけフッ化物応用との関連でこの50年ほどのあいだにう蝕学研究が急速に進み、その観点から今日、う蝕は脱灰と再石灰化が循環する動的な可逆反応プロセスととらえられている[2]。

この脱灰・再石灰化のプロセスは、カルシウムイオン（Ca^{2+}）、リン酸イオン（HPO_4^{2-}）、水素イオン（H^+）に大きく依存している。

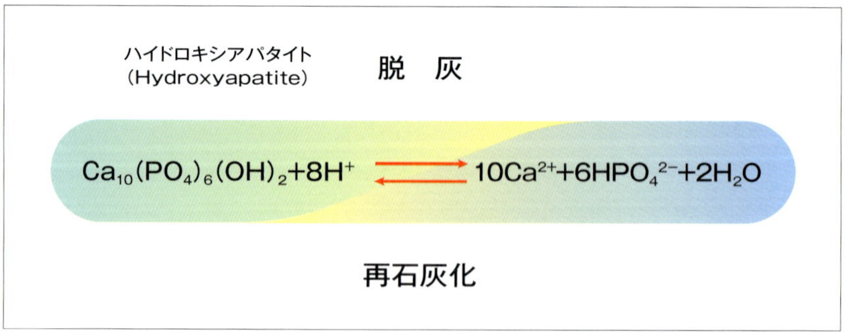

図 4-2-1 脱灰・再石灰化の化学反応モデル。

それらの関連を示す化学反応モデルが図4-2-1である。すなわち、化学反応論的に歯質結晶の主成分であるハイドロキシアパタイト（$Ca_{10}(PO_4)_6(OH)_2$）が、酸つまり水素イオンによって溶解する反応が脱灰であり、再石灰化とは歯質周囲の環境中にある歯質共通イオンのカルシウムイオンとリン酸イオンからハイドロキシアパタイトの結晶が再形成される現象である。この反応はpH依存性の平衡関係にあり、歯質周辺に水素イオンが供給されて環境が臨界pH（5.2〜5.5）を下回ると、ハイドロキシアパタイトの溶解度が増すために脱灰方向の反応が進む。一方、水素イオンの供給が停止する、あるいは水素イオンが消費または緩衝されることでpHが中性域に回復し、かつ歯質共通イオンが過飽和に存在すると、再石灰化へ向かう反応が進行する。

このとき環境中に低濃度のフッ

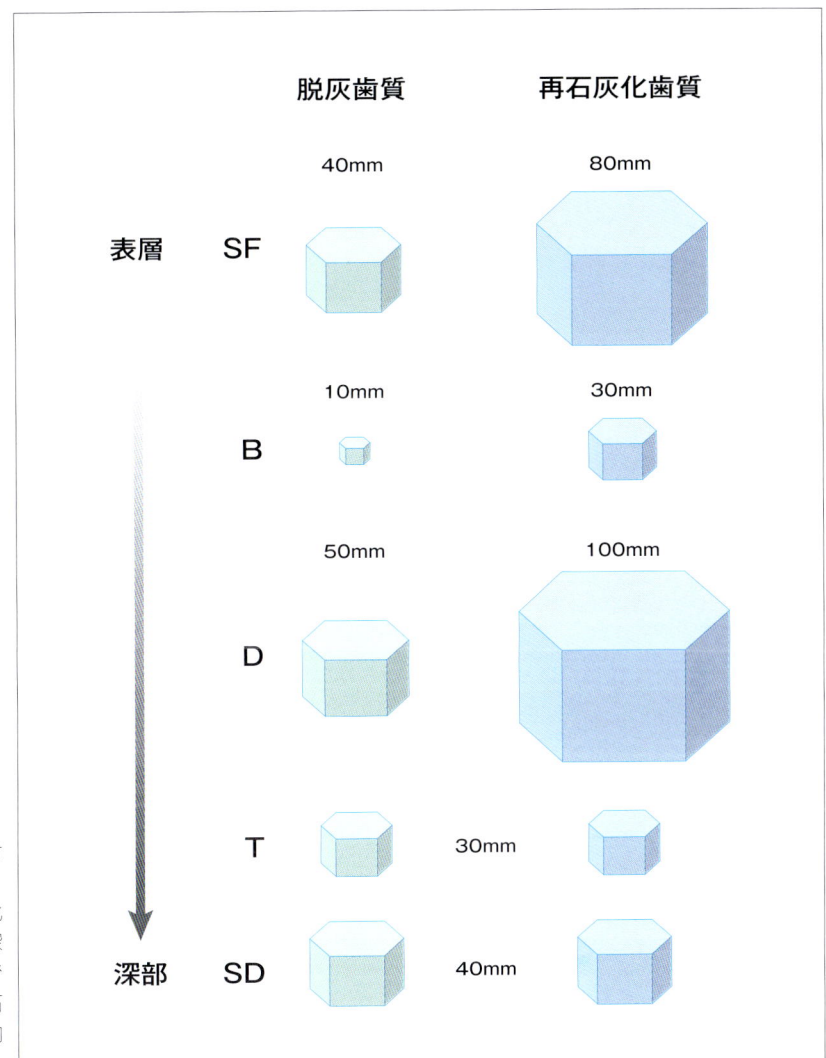

図4-2-2 う蝕病変内の結晶サイズの相対比較（SF：表層、B：病変体部、D：暗部、T：透明層、SD：深層健全部）。再石灰化歯質（右側）の結晶サイズは、表層側で深層より大きく、また2つの層（SF、D）では脱灰歯質よりも大きい。これにより再石灰化歯質では溶解度が低下し、耐酸性が向上する。（Silverstone[6]より引用改変）

化物イオン（F⁻）が存在すると、$Ca_{10}(PO_4)_6(OH)_2$ の水酸基がフッ素と置換したフルオロアパタイト（$Ca_{10}(PO_4)_6F_2$）の結晶が主として形成される。

すなわち、化学反応論的に再石灰化が起きる要件は次の3点に集約される。
① 歯質周囲の pH が中性または弱アルカリ性である。
② 脱灰歯質周囲の環境中にカルシウムイオンとリン酸イオンが過飽和に存在している。
③ 環境中に微量のフッ化物イオンが再石灰化のタイミングで持続的に存在している。

さまざまな観察から、このようにして再石灰化で形成された歯質は脱灰前よりも耐酸性が向上していることが知られている。その第1の理由は、再石灰化で形成された結晶のサイズが健全歯質および脱灰歯質の結晶よりも大きいため、溶解性が低下していることである（図4-2-2）[8]。第2の理由は、再石灰化の過程でフルオロアパタイトが形成され、同じく脱灰前より溶解性が低下するからである[2,3]。これはフッ素の結合力が水酸基よりも圧倒的に高く、結晶が安定化するためである。このように、再石灰化の最大の意義は、歯質の耐酸性を高めることによりエナメル質をう蝕抵抗性に改質しうる点にある。

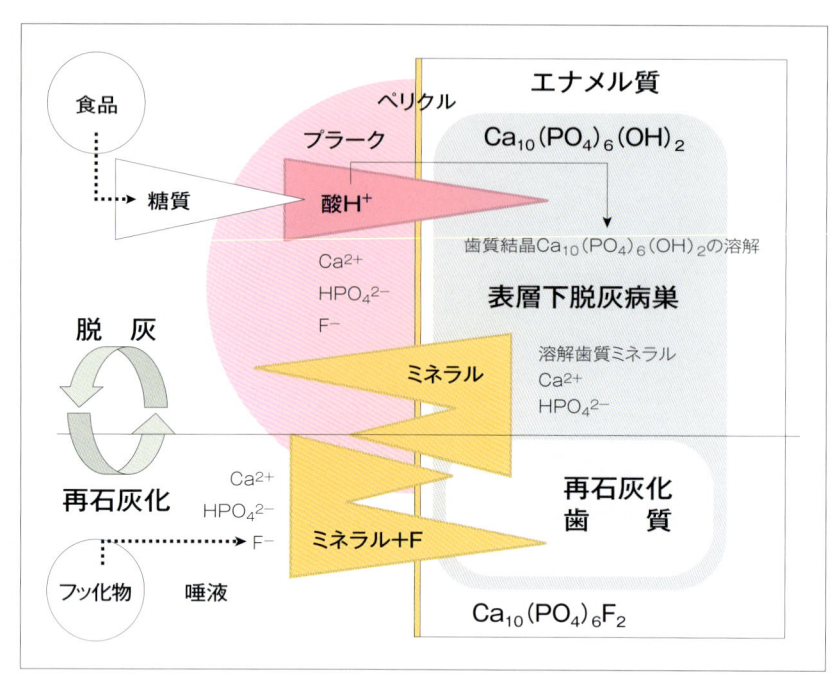

図 4-2-3　脱灰・再石灰化プロセスの模式図。

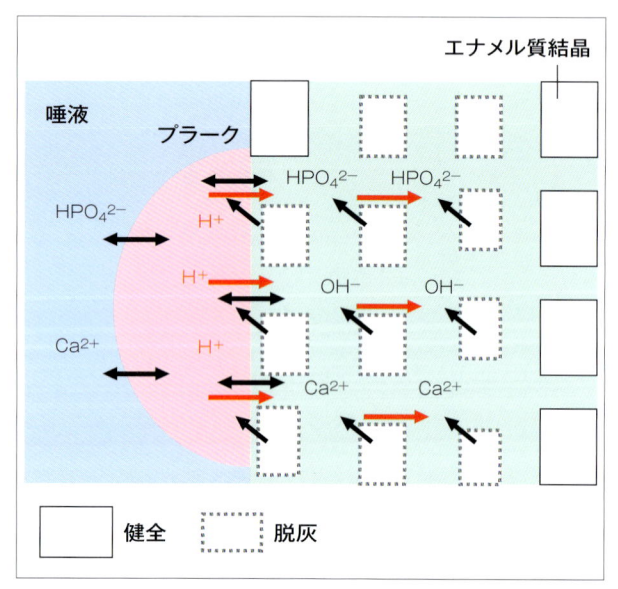

図 4-2-4　歯質結晶の脱灰。

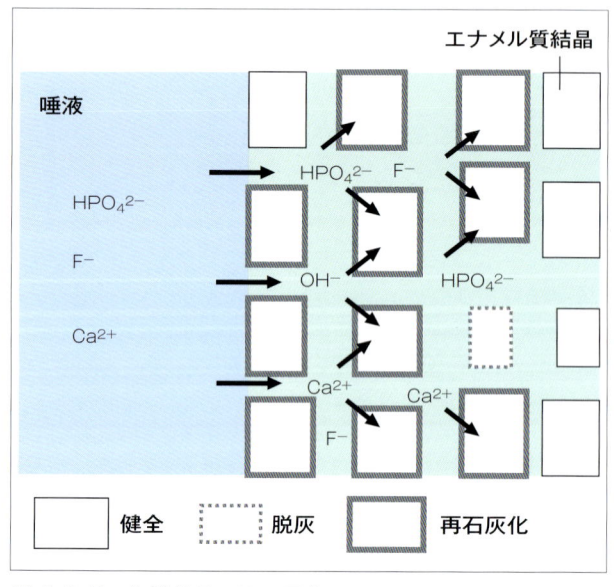

図 4-2-5　歯質結晶の再石灰化。

2）口腔内環境における エナメル質の 再石灰化メカニズム

　前述の化学反応モデルは無機質の出納をもっとも単純に示しているが、現実の再石灰化は化学的要件のほか、唾液やプラークなど生物学的な口腔環境や歯質の組織・結晶構造など、さまざまな要素に影響を受ける。以下、その詳細を図 4-2-3～図 4-2-5 をもとに解説する。

　再石灰化は歯質結晶の再形成であるため、その発現には結晶形成の場と結晶核を提供するう窩に至らない軽微な脱灰病変、すなわち初期う蝕の先行が前提となる。再石灰化の前駆状態といえる脱灰を起こす水素イオンは、プラーク細菌が産生する有機酸として供給される。この有機酸は周知のようにプラーク細菌が食品の糖質を代謝して産生するが、とりわけショ糖やブドウ糖などの糖分が供給されるとプラーク内での酸産生が急速に起こり、pH は短時間で低下す

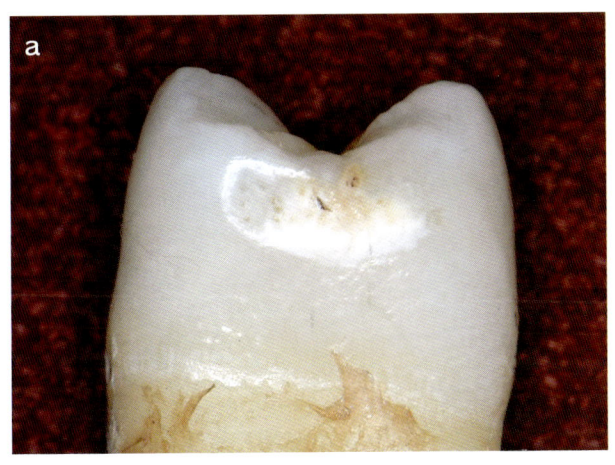

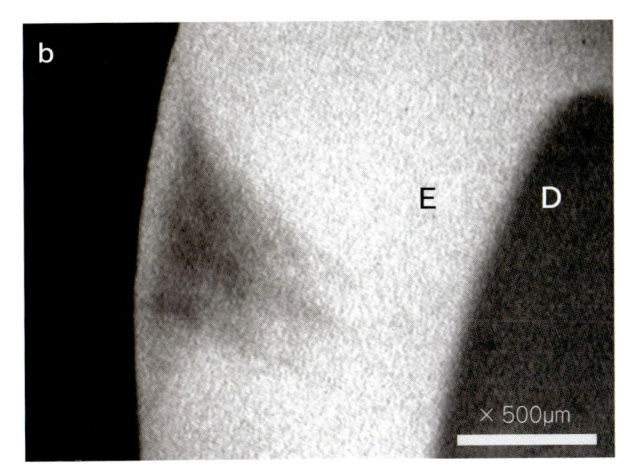

図 4-2-6　脱灰性白斑の所見とマイクロラジオグラム像。脱灰性白斑は一般に表層下脱灰を伴う。このように視覚的に白斑として観察される脱灰病変（表層下脱灰）は臨床的には初期う蝕として一括されるが、それらは脱灰単独により形成されたものではなく、あくまでも日々間断なく起きる脱灰・再石灰化を経た結果であって、う蝕としてはさまざまなステージにあり、けっして一様ではないことに注意。（E：エナメル質、D：象牙質）

る。この際に起きる結晶レベルの反応を**図 4-2-4**に模式的に示す。水素イオンは極めてサイズが小さいため、通常水分に満たされている歯質結晶間の微細スペースを容易に通過してエナメル質内層の結晶へ到達する。これにより歯質内部の液相では pH が低下し、結晶が溶解して組織の脱灰が開始される。溶解した歯質成分のイオンは結晶間スペースを通じて移動し、プラークと歯質のあいだで交換される。この交換はプラーク内の不溶性グルカンを主体とする基質の存在によりおおむね歯質・プラークの界面に限局するが、一部はさらにプラーク内を通過し、プラークと唾液のあいだでも歯質共通イオンの交換が行われる。

このような歯質の脱灰は、糖質の供給が途絶えて水素イオンの供給が停止したり、歯質内部で脱灰に水素イオンが消費し尽くされることにより pH が中性へ回復すると、自動的に停止することになる。この段階で、溶解した歯質イオンは歯質結晶間の液相に貯留、または結晶間スペースを通過して歯質外へと移送される。ここで、移送された部位が開放空間であれば歯質の溶解は加速される。しかし、通常そこにはプラークがあるため、歯質イオンの交換が歯質とプラークとのあいだで行われる結果、その濃度がプラークと歯質の界面付近で高まることになる。その濃度は徐々に過飽和へと移行すると考えられる。よってプラーク pH が中性付近であれば、プラーク直下の脱灰病変に再石灰化が起きる可能性が十分にある。ただし水素イオンを産生する可能性は常にあるため、予防医学的にはプラークの除去が原則である。

その後、水素イオンの供給が途絶え、またプラークが除去されると、歯質は唾液に接触することになる。唾液中の歯質共通イオンであるカルシウムおよびリン酸イオンは過飽和であり、かつ pH は重炭酸イオンなどの影響で弱アルカリ性となる傾向にあるため、脱灰病変が唾液に接触すれば再石灰化が起きやすい環境となる。具体的には、唾液のカルシウムおよびリン酸イオンが結晶間スペースを通じて歯質内層へ移動し、部分的に溶解して残存する歯質結晶を核として、新たな結晶が析出する（**図 4-2-5**）。

3）エナメル質の再石灰化の要件

再石灰化に重要なことは、部分的に溶解した結晶が脱灰歯質に残存していることである。もし、先行した脱灰で完全な実質欠損が起きると、そこに再石灰化は生じえない。したがって、病理組織学的には、ミネラルが一部喪失しているがう窩の形成に至らず、表面の連続性が失われていない、いわゆる表層下脱灰（**図 4-2-6**）と呼ばれる状態が再石灰化の前提となる。この状態の病変は臨床的には初期う蝕と称され、口腔内では通常、脱灰性白斑として観察される。

また、この再石灰化のタイミン

グで、歯質周囲にフッ化物イオンが微量存在すると、結合性の強いフッ素が無機質イオンと結合し、耐酸性の高いフルオロアパタイトが主として形成され、歯質は効率よく耐酸性へと改質される。なお、フッ化物応用が開始された当初は歯質にフルオロアパタイトとして取り込まれたフッ素が高濃度であるほどう蝕予防効果が高いと考えられていたが、その後の検証から、歯質周囲の環境中に存在する1～3ppm程度のごく微量のフッ化物イオンが、再石灰化の反応を大きく加速する意味で重要であることが明らかにされた[3, 6, 7]。また、環境中のフッ化物イオンは、再石灰化に先行する脱灰を抑制することも確認されている。ただし唾液中のフッ化物濃度は0.1ppm以下と低く、再石灰化促進には濃度があきらかに不足している[9]。したがって、口腔内では炭水化物の摂取によりプラークでの酸産生が必然的に起きることを考慮すると、臨床的には脱灰抑制と再石灰化の促進の両面からフッ化物イオンの唾液への供給は必須である。

4) 臨床的に見るエナメル質の脱灰・再石灰化のバランス

脱灰から再石灰化に至る一連の過程は、食事による糖質の摂取により再び脱灰に転じ、その後やがて再石灰化の時間帯に至る。結果的に口腔内では脱灰・再石灰化が間断なく循環するのが現実である（図4-2-7）。ここで臨床的に重要となるのは、脱灰・再石灰化のバランスという概念である。すなわち、ミネラルの出納バランスが脱灰＞再石灰化の場合、つまり脱灰が再石灰化よりも相対的に優勢である場合はう蝕が進行することになるが、再石灰化＞脱灰の場合は脱灰病変の回復が起きることとなる。また、脱灰と再石灰化が均衡状態にある場合、見かけ上は現状維持となり、健全状態の保持またはう蝕の進行停止となる（図4-2-8）。

2. 象牙質の再石灰化

エナメル質、象牙質ともに、結晶レベルおよび化学反応的には再石灰化のメカニズムは共通している[10]。しかし、組織学的には象牙質とエナメル質では再石灰化機構に大きな違いがある。

もっとも特徴的な差異は、象牙質が生活組織であり、有機質と水分が体積濃度で約50％を占めること[9]、および細管構造により髄腔内液が約20mmHgの陽圧で歯髄側から表層へ絶えず還流していることである[11, 12]。歯髄液も象牙質の歯質結晶であるハイドロキシアパタイトに対してミネラルイオンが過飽和状態にあるため、歯質内部から象牙質を再石灰化させるとともに、表層から深部方向への酸の侵入を阻止する役割を果たす。これに加え、露出した象牙質では唾液との接触で表層の再石灰化が起きるため、内外2方向から再石灰化機構が働くという、エナメル質にはない特質を備えている（図4-2-9）。

またう蝕への感受性に関しては、歯根面では臨界pHが6.7前後とエナメル質の5.5付近より高いことが知られている[13]。これは、エナメル質に比べて象牙質ではマグネシウムや炭酸の含有量が多いこと、ならびに結晶のサイズが小さいことによる。また組成についても、エナメル質のミネラルは体積濃度で89％であるのに対し、象牙質のミネラルは約48％と低く、総合的に象牙質は溶解性が高いためう蝕が進行しやすい組織となっている。このような特徴は、一方で再石灰化の反応性を高めることにもつながっているが[5, 10]、脱灰がエナメル質よりも急速であることを考慮すれば、象牙質（根面）には確実な再石灰化促進療法が必須と考えるべきである。

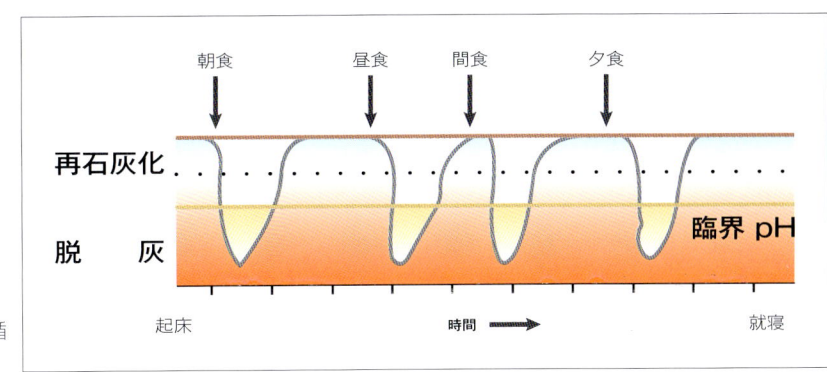

図 4-2-7　口腔内での脱灰・再石灰化の循環概念図。

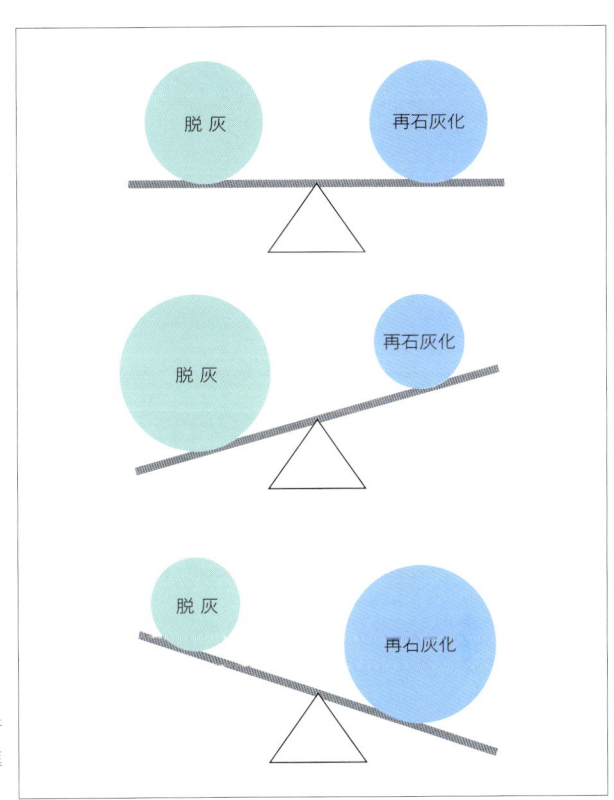

図 4-2-8　脱灰・再石灰化の平衡関係。脱灰＝再石灰化（上段）の平衡関係にあれば歯質は現状維持（健全維持またはう蝕進行の停止）となるが、脱灰＞再石灰化（中段）になるとう蝕が進行し、再石灰化＞脱灰（下段）の場合は脱灰病変の回復が進む。

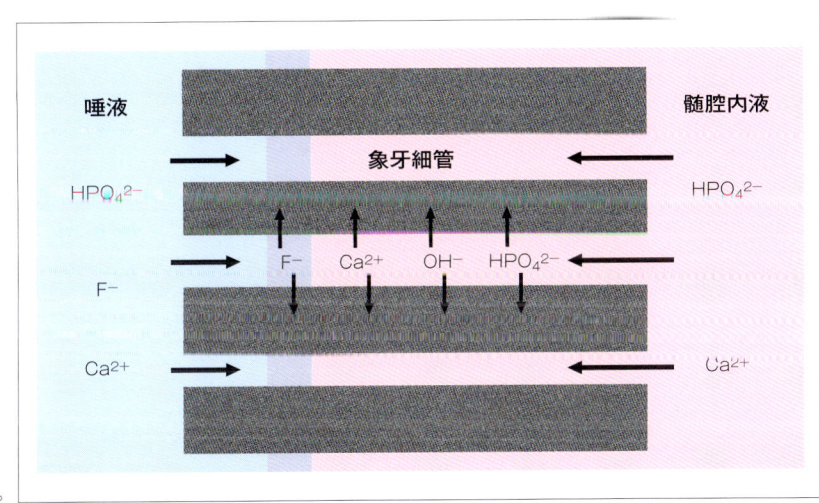

図 4-2-9　象牙質（根面）再石灰化の模式図。

Chapter 4　再石灰化促進療法と修復処置　143

Chapter 4-3

再石灰化促進の手段

稲葉大輔

1. 口腔内環境で再石灰化が促進される要件

口腔内環境で再石灰化が促進される要件は、次のように集約される。
- 脱灰病変の唾液との接触
- 歯質周囲での中性域pHの維持
- 再石灰化＞脱灰の維持
- フッ化物イオンの供給、維持

それらを具体的に実現しうる手法として、**表4-3-1**に示すものが挙げられる。

表4-3-1　再石灰化促進手段の概要

再石灰化促進要件	分類	プロフェッショナルケア	セルフケア
唾液接触の維持	分泌促進	保健指導	咀嚼回数の増加 シュガーレスガム咀嚼 鼻呼吸の習慣化 ストレス緩和
	成分改質		トクホガムの咀嚼 チーズの摂取 CPP-ACPペースト
	分泌不全対策		人工唾液の応用
脱灰抑制	糖質制限	食生活分析 保健指導	代用甘味料の活用 食生活習慣の改善
	バイオフィルム管理	PMTC 3DS	3DS（ホームケア） 抗菌性洗口剤
フッ化物応用		APF Fバーニッシュ フッ化物配合研磨材	フッ化物配合歯磨剤 フッ化物洗口剤 フッ化物ジェル （CPP-ACPペースト）
歯面保護		シーラント バーニッシュ レジンコーティング	―

2. 唾液接触の維持を実現するための手法

1) 唾液の分泌促進

再石灰化は、唾液中の歯質共通イオンが脱灰病変へ浸潤して結晶を再形成する修復反応である。よって唾液の分泌促進・維持が再石灰化促進の基盤となる。ただし、再石灰化に必須といえるフッ化物イオン濃度は、唾液中では0.1ppm以下と低いため、唾液分泌の促進・維持と同時に、低濃度フッ化物の頻回応用による唾液へのフッ化物イオン供給が臨床的には必須となる。また、口腔環境を再石灰化優位に保つには、当然のことながら脱灰の抑制が同時に必要となる。

唾液分泌の促進には咀嚼刺激の増加が有効となるので、食物摂取時の咀嚼回数の増加が、またそれ以外の時間帯ではシュガーレスガムなどの咀嚼刺激が有効となる。刺激唾液が増加するメリットは、唾液緩衝能の基盤である重炭酸イオン（HCO_3^-）が増加して唾液がアルカリ側に転じて再石灰化に有利になると同時に、それによりプラーク中の有機酸の緩衝が促進されること、また分泌が増加した刺激唾液が、咀嚼による唾液のフラッシング効果と相まって口腔内の自浄作用とプラーク中の有機酸の排除を促進することである。

なお、唾液分泌が正常であっても口呼吸により口腔乾燥をきたす場合がある。対策として、鼻呼吸を習慣化して、唾液の水分蒸発による乾燥を防止するとともに、口唇の閉鎖により唾液フィルムの歯面との接触を常時確実にすること

表4-3-2　カリエスリスクに関連した根拠レベルの比較（WHO/FAO[1]より引用改変）

根拠のレベル	リスク軽減	無関係	リスク増加
確実 (Convincing)	フッ化物	デンプン*の摂取	砂糖の量と頻度
たしからしい (Probable)	ハードチーズ シュガーレスガム		
可能性あり (Possible)	キシリトール ミルク 食物繊維	新鮮な果物	低栄養
不十分 (Insufficient)	新鮮な果物		

*米飯、ジャガイモ、パンなどの調理済み、および生のデンプン食を指す。ただし、ケーキ、ビスケット、砂糖入りスナックを除く。

が重要である。また、唾液分泌は長期的なストレスにより減少するので、リラクゼーションなどによるその緩和が症例によっては有効であろう。

一方、唾液分泌が低下する原因には、局所的な唾液腺障害のほか、シェーグレン症候群や糖尿病をはじめとする全身疾患、ならびに血圧降下剤（α1遮断薬）、副交感神経遮断薬ほか数百種類に及ぶ各種薬品の副作用などがある。このようなケースでは唾液分泌改善が難しいことから、再石灰化機能性の人工唾液の応用が有用となる。

2) 唾液成分の改質アイテムとしての食品の利用

一部の食品は、再石灰化促進あるいは脱灰リスクの低下に有効である。その代表例としてチーズを挙げることができる[1〜6]。チーズのう蝕予防効果は国内では話題にならないが、欧米では多くの実験的研究、ヒト口腔内試験、なら

びに臨床疫学研究で幅広く確認されている。メカニズムとしては、原料である牛乳に含まれるカルシウム、リン、カゼインがう蝕を抑制し、再石灰化を促進すると考えられている。またハードチーズでは、咀嚼を促すことによる唾液分泌の促進も効果機序とされる。

近年、食品由来成分を添加したシュガーレスガムの再石灰化促進効果が報告されている[7〜9]。ガム咀嚼は基本的に唾液分泌促進に有効性があり、しかも食品のなかでは比較的長く口腔に維持されるので、口腔保健機能をもつ有効成分のデリバリーシステムとしても最適である。ガムに添加されている再石灰化関連の食品由来成分は、牛乳由来CPP-ACP（casein phosphopeptide – amorphous calcium phosphate）[7,10]と馬鈴薯デンプン由来リン酸化オリゴ糖のカルシウム塩（POs-Ca）[8,9]、茶葉由来フッ化物などがあり、いくつかの製品が特定保健用食品として認可されている。

なお、キシリトールは非う蝕原性であるが、抗う蝕性と再石灰化

促進効果についてはこれまでも相反する結果が報告されており、有効性が疑問視されている。WHOとFAOが公表しているカリエスリスク軽減に関するエビデンスのレベル[1]（145ページ表4-3-2）も高くはない。よって、臨床的にはキシリトールガムをシュガーレスガムとしてとらえ、咀嚼刺激唾液の分泌を促すアイテムとして活用することが妥当であろう。

3．脱灰抑制を実現するための手法

1）甘味摂取制限を中心とした食生活習慣の改善

再石灰化と同時に必須となるのが、脱灰リスクの抑制である。脱灰は摂食のたびに起きるので、セルフケアが基盤となる。その方法は多種多様であるが、う蝕を生活習慣病ととらえると、甘味摂取の制限を中心とした食生活習慣の改善が対策の基本となる。このためのプロフェッショナルケアは食事分析と保健指導であり、リスク分析では食事調査が必須となる。また、食品成分の面からはキシリトールに代表されるような非う蝕性あるいは低う蝕性の代用甘味料を活用することが有効となる。

ただし、現実的にはエネルギー源としての炭水化物や目に見えない糖質が多くの加工食品を通して摂取されるため、代用甘味料による脱灰抑制を実現することは容易ではない。

2）プロフェッショナルケア（PMTCと3DS）の実施

より確実な脱灰リスク低下をもたらす手法として、PMTC（Professional Mechanical Tooth Cleaning；専門家による機械的歯面清掃）がプロフェッショナルケアとして必須となる。PMTCは、専用の器材（図4-3-1）により歯肉縁上および歯肉縁下3mm付近までの歯面上バイオフィルムを除去する手法である。脱灰病変の表面を覆うプラークを除去し、病変への唾液の接触およびフッ化物イオン供給の環境を整えるために有効である。

PMTCは、口腔バイオフィルムの徹底除去のみならず、初期う蝕部位への高濃度フッ化物塗布においても重要である。再石灰化促進には、フッ化物配合歯磨剤の使用やフッ化物洗口に代表される低濃度フッ化物の頻回応用がもっとも効果的である。これらはセルフケアでの適用となるが、脱灰病変に関しては、PMTCによるプラーク除去後にフッ化物バーニッシュやAPFなど高濃度フッ化物応用を追加することが推奨される。

3DS（Dental Drug Delivery System）は、ドラッグリテーナー（個人トレー）を用いて抗菌薬ジェルを歯の表面に一定時間作用させることで除菌する処置である（図4-3-2）[11, 12]。適応はう蝕ハイリスク者で、唾液中の細菌数検査が推奨されている。抗菌薬としては、高濃度のヨード製剤やクロルヘキシジン製剤がプロフェッショナルケアに、またセルフケアではそれらの低濃度製品が使用される。このほか、再石灰化促進を目的にフッ化物塗布用のゲルやフォーム、フッ化第一スズゲルによるセルフケアとしても応用可能である。

3DSの利点は、PMTC直後に行うことにより、バイオフィルムの初期形成の段階で抗菌薬が効果的に作用しうること、また、とくにう蝕関連菌であるミュータンスレンサ球菌数を効果的かつ長期間にわたって抑制できる特徴を有し、う蝕予防に有利なことである。

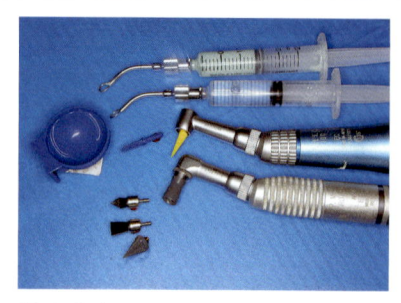

図4-3-1　PMTCの専用器材。

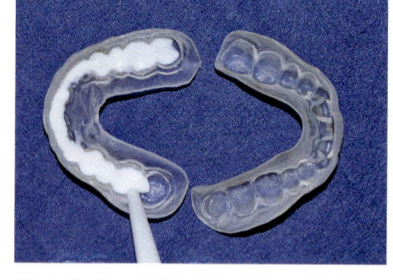

図4-3-2　3DS用のドラッグリテーナーの例（写真は鶴見大学・花田信弘教授のご厚意による。撮影のため白色ゲルを使用）。

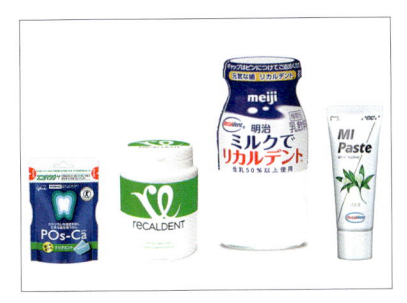

図 4-3-3　可溶性カルシウム配合製品の例。

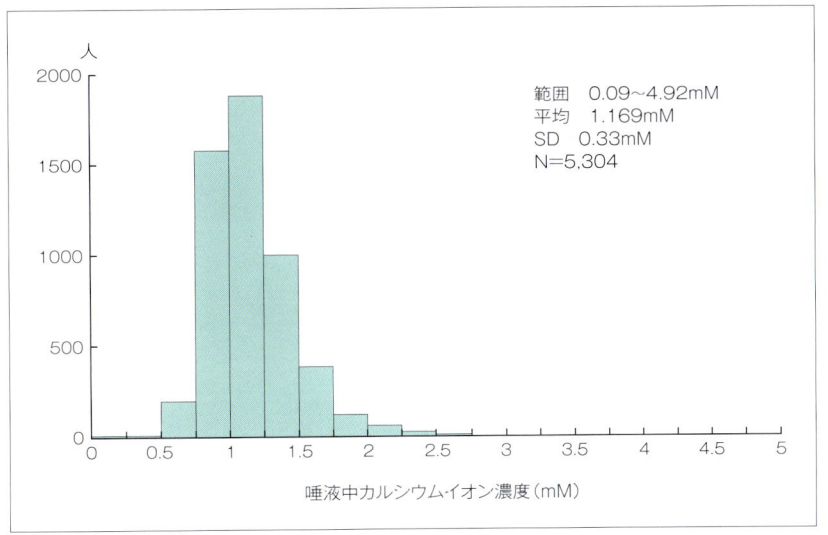

図 4-3-4　唾液中カルシウムイオン濃度 (mM) の度数分布。(Inaba ら[18]より引用改変)

4．セルフケアによる再石灰化の促進

1）セルフケアにおけるフッ化物応用時の注意点

フッ化物ついては多数の研究が蓄積されているが，再石灰化に関連した特徴は次のとおりである。
- 再石灰化には低濃度フッ化物の頻回応用が効果的である。
- 再石灰化促進には歯質に結合したフッ化物よりも、歯質周囲に停滞する微量のフッ化物イオンが有効である[13,14]。
- 歯質周囲に停滞する微量のフッ化物イオンは、同時に脱灰抑制に作用する[15]。

したがってフッ化物は、セルフケアによる日常的な応用が重要である。セルフケアに利用できる代表的なアイテムは、フッ化物配合歯磨剤とフッ化物洗口剤である。とりわけフッ化物配合歯磨剤は入手が容易であり、日常的使用が国民に定着している。

ただしフッ化物配合歯磨剤に関しては、ブラッシング後の洗口を大量の水で十分に行うと唾液中にフッ化物イオンがほとんど維持されないため、効果が発揮されないことに注意を要する。再石灰化の発現に有利とするためには、ごく少量の水（10ml）で数秒のうがいを1回ないし2回ですませるよう指導する必要がある[16,17]。この方法は、フッ化物配合歯磨剤に限らず、フッ化物ジェルにも原則として共通である。

2）可溶性カルシウム含有製品による再石灰化の促進

セルフケアでは、フッ化物製品のほかに、カルシウム含有製品（図4-3-3）が応用可能である。代表例はCPP-ACPで、牛乳タンパクを酵素で消化したCPPが非結晶性リン酸カルシウムACPをエナメル質表層下まで運搬し安定化させるのが再石灰化促進機構とされ、臨床試験でも再石灰化の促進が確認されている[7]。ACPの特徴はリン酸カルシウムを沈殿させないまま過飽和の状態を維持しうることで、これは可溶性カルシウムであるPOs-Ca（リン酸化オリゴ糖カルシウム）にも共通した性質である[8,9]。

フッ化物イオンに加え、唾液中あるいは歯面付近にカルシウムイオンを供給することは再石灰化を促進するうえで重要である。これは、5,000人規模の調査で、唾液中カルシウムイオン濃度の幅に高低間で10倍もの大きな差がある（0.25～2.77 mM、1.12±0.31 mM／図4-3-4）こと、また再石灰化は唾液中カルシウムイオン濃度に依存性であることからも明らかである[18]。したがって、う蝕ハイリスク集団に関しては、セルフケア用にフッ化物と可溶性カルシウム含有の製品を推奨することが重要であろう。

Chapter 4-4

う蝕象牙質除去の指標と方法

岩見行晃

1. 除去すべきう蝕象牙質

　象牙質のう蝕病変は円錐状に拡がり、細菌数や薄切切片の観察結果から、歯髄側に向かって多菌層、寡菌層、先駆菌層、混濁層、透明層、生活反応層に分類される（図4-4-1）。う蝕象牙質の除去は、これらのうちの感染した部分（多菌層、寡菌層、先駆菌層）の選択的除去が大前提となる。

　奥瀬は[1]、う蝕病変を有する新鮮抜去歯の断面についてヌープ硬さと細菌侵入の状態、肉眼的な色調の関係を調べ、急性う蝕病変では脱灰による軟化がもっとも先行し、着色、細菌侵入が順に続くことを示した。また、硬くて顕著な着色のある慢性う蝕病変では、軟化、着色、細菌侵入の前線が近接しているため、着色部分を除去すれば感染象牙質が除去できるとした（図4-4-2）。

　さらに寺嶋は[3]、軟らかくて着色が顕著でない象牙質の急性う蝕病変は、細菌感染と有機質の破壊を伴った軟化が進行している外層（多菌層、寡菌層、先駆菌層に相当するとされる；caries-infected dentin）と、非感染で有機質破壊が少ない内層（混濁層、透明層、生活反応層に相当するとされる；caries-affected dentin）に分かれ、外層を選択的に除去すれば感染象牙質が除去できるとした。

　しかしながら、次項以降で述べるように、慢性う蝕病変にみられる濃い着色のある硬い象牙質の除去の必要性については、いまだに十分なエビデンスと研究者間でのコンセンサスが得られていないのが現状である。

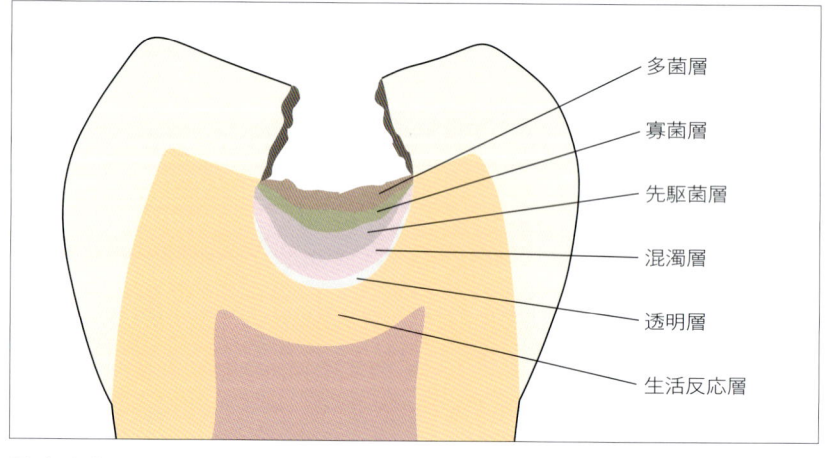

図 4-4-1　Furrer によるう蝕円錐。多菌層、寡菌層、先駆菌層がう蝕象牙質外層に、混濁層、透明層、生活反応層がう蝕象牙質内層に、おおよそ相当する。

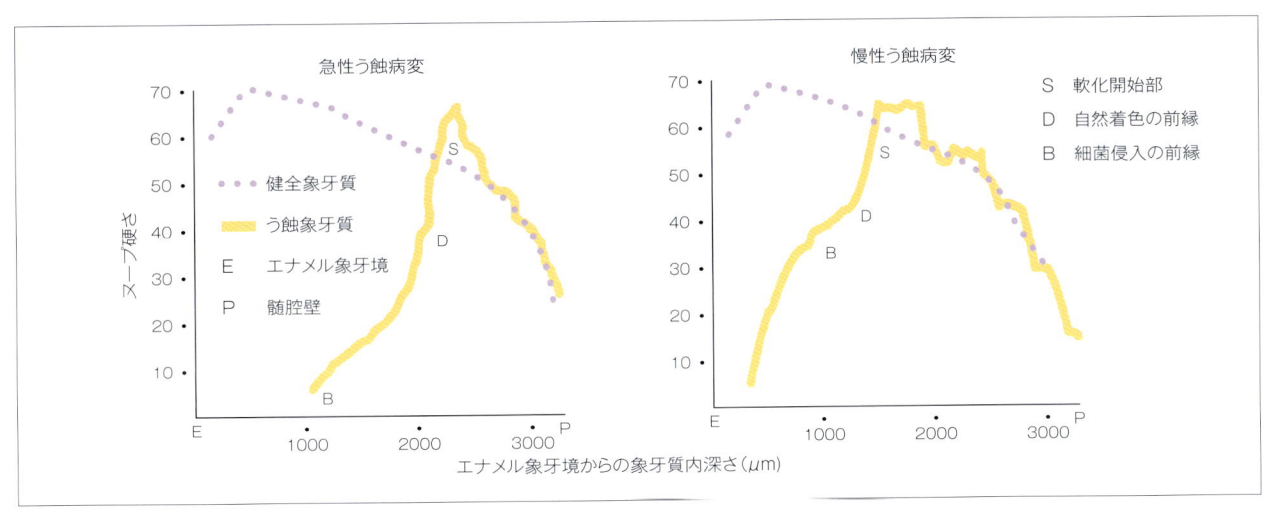

図 4-4-2　急性および慢性う蝕病変における象牙質断面の硬さと深さの関係。（岩久[2]より引用改変）

2．う蝕象牙質除去の指標

1）う蝕検知液

　う蝕象牙質外層と内層を色や硬さで明確に区別することは困難であるため、色素浸透の差によって両者のコントラストを大きくする方法が考案された[3]。このようにして開発されたのがう蝕検知液である。

　う蝕検知液は当初、0.5％塩基性フクシンのプロピレングリコール溶液（Caries Detector-F／クラレノリタケデンタル）が用いられていたが[3]、塩基性フクシンの発がん性が指摘されたため、1％アシッドレッドのプロピレングリコール溶液（Caries Detector／クラレノリタケデンタル、図4-4-3）に切り替えられた[4]。この検知液をう蝕象牙質に10秒間適用し、水洗乾燥後に赤染して

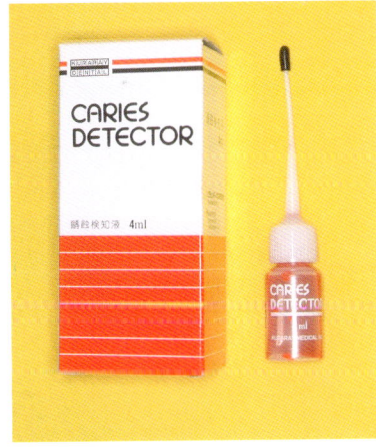

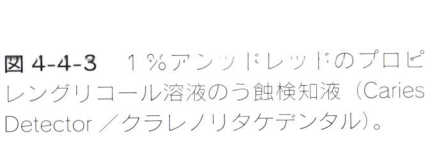

図4-4-3　1％アシッドレッドのプロピレングリコール溶液のう蝕検知液（Caries Detector／クラレノリタケデンタル）。

いる象牙質が、う蝕象牙質外層とされる。そして、染色した歯質が淡いピンク色になれば、う蝕象牙質外層の選択的除去が完了するとされている[5,6]。開発当初は赤染部分を完全に除去することが推奨されていたが[3]、この方法では先駆菌層を超えて透明層に達する過剰切削となることが示され[5]、淡いピンク染の象牙質を残存させる

基準が広く受け入れられるようになった。また、筆者らがう蝕検知液による染色後の象牙質の色をCIE1978$L^*a^*b^*$表色系による数値で評価した研究[7]でも、L^*が60より大きい（淡いピンク染の象牙質に相当する）と、残存歯質中に細菌が検出されなかったことが明らかになっている（次ページ図4-4-4、図4-4-5）。

Chapter 4　再石灰化促進療法と修復処置　149

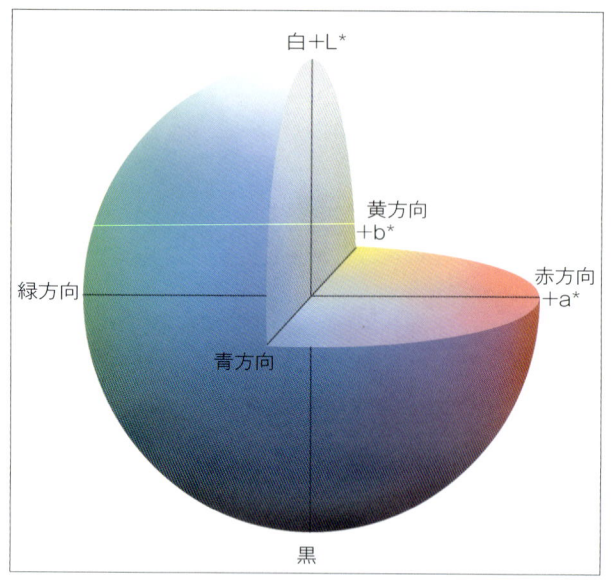

図4-4-4 CIE1976L*a*b*表色系によるL*、a*、b*。L*は黒〜白（0〜100）、a*は緑〜赤、b*は青〜黄の尺度を示す。

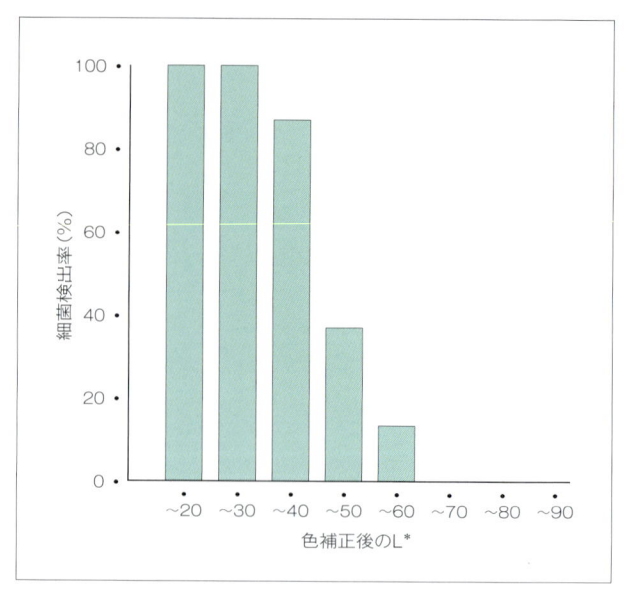

図4-4-5 急性う蝕象牙質病変におけるL*と細菌検出率との関係。L*が60より大きいとPCR法による細菌DNAの検出率が0％になった。（Iwamiら[7]より引用改変）

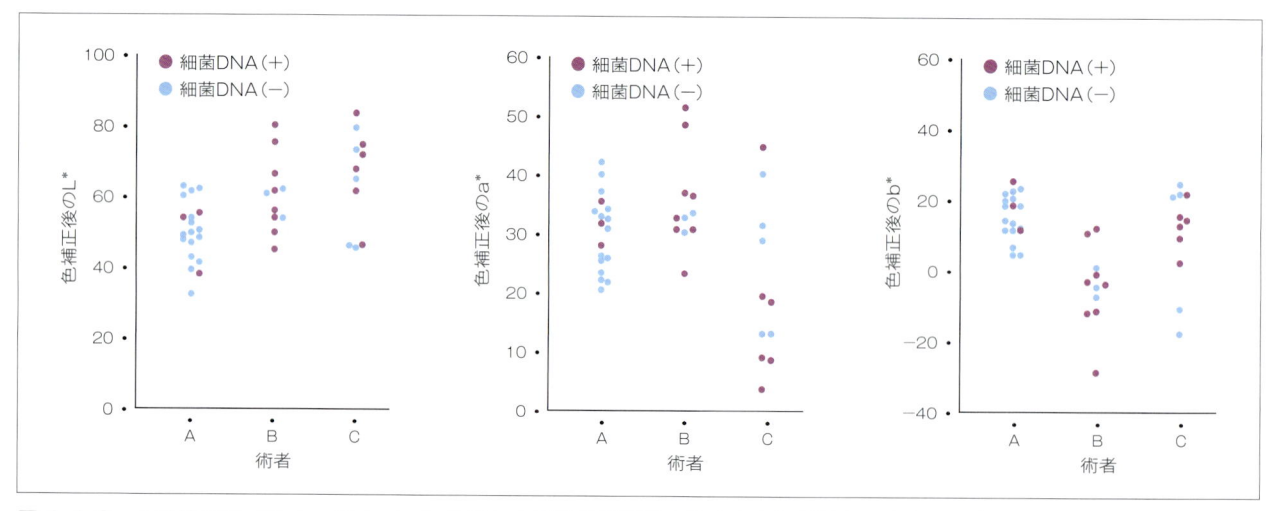

図4-4-6 う蝕検知液（Caries Detector）を用いた感染象牙質除去後の色と細菌残存の有無。3人の術者（A、B、C）が、ヒト抜去歯のう蝕象牙質を検知液を用いて除去後、L*、a*、b*値を測定するとともに、PCR法により細菌の有無を調べた。術者間および術者内でのL*、a*、b*は値のばらつきが大きく、細菌DNA検出例も認められる。（Iwamiら[8]より引用改変）

しかし、う蝕検知液による淡いピンク染の肉眼的判断は、術者間はもとより、同一術者内でもばらつきが大きく、主観に左右される[8]（図4-4-6）。そこで近年、新たな処方として、アシッドレッドの溶媒であるプロピレングリコール（分子量76）を分子量の大きなポリプロピレングリコール（分子量300）に置き換えることでう蝕象牙質への浸透性を抑えた検知液が開発された（Caries Check／日本歯科薬品、図4-4-7）。Oikawaら[9]は、ヒト抜去歯のう蝕象牙質を従来の1％アシッドレッドのプロピレングリコール溶液で不染になるまで除去した場合と比較して、1％アシッドレッドのポリプロピレングリコール溶液を用いた場合は象牙質の削除量が少なかったと報告している。そしてポリプロピレングリコールを基材とする検知液を使用した場合でも、病理組織学的に

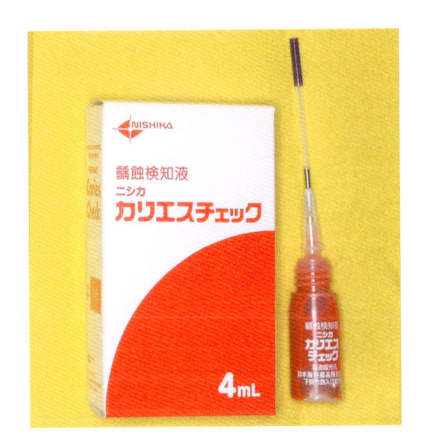

図4-4-7　1％アシッドレッドのポリプロピレングリコール溶液のう蝕検知液（Caries Check／日本歯科薬品）。

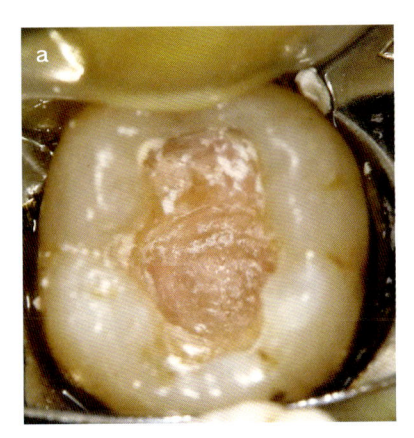

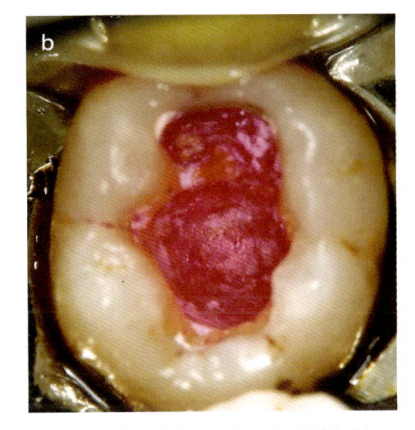

図4-4-8a、b　感染象牙質を視診と触診のみでの除去した後（a）、う蝕検知液で染色すると除去すべき感染象牙質が残存していた（b）。（清水明彦，スプーンエキスカベータによるう蝕象牙質削除法．日本歯科評論　2011；53-60．より引用／写真は兵庫医科大学・清水明彦先生のご厚意による）

残存細菌が確認されず、象牙細管の約半数がう蝕象牙質内層の特徴である結晶様構造で満たされていたことから、う蝕象牙質外層が選択的に除去できている可能性を示した。

一方、歯学部学生57名がう蝕象牙質を除去した後、15年の臨床経験を有する歯科医師が感染象牙質の取り残しを精査して除去を進め、さらにう蝕検知液で染色すると、12％に除去すべき感染象牙質の残存が認められたことが報告されている[10]。このことから、感染象牙質の取り残しを防ぐためにはう蝕検知液の使用が有効であることがわかる（図4-4-8）[11]。

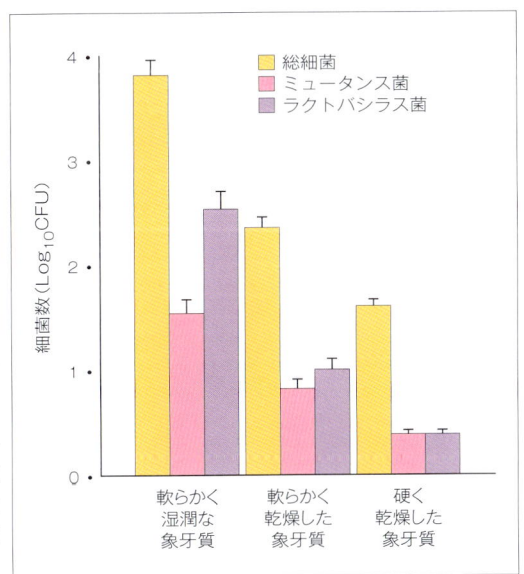

図4-4-9　う蝕象牙質の状態と細菌数。総細菌、ミュータンス菌、ラクトバシラス菌とも軟らかく湿潤な象牙質で有意に多く、硬くて乾燥した象牙質は有意に少ない。（Kiddら[12]より引用改変）

2）硬さ

う蝕象牙質の硬さは、う蝕病変除去の際の指標となる可能性がある。Kiddら[12]は、修復処置時にエナメル象牙境のう蝕象牙質を採取し、硬さとミュータンス菌数、ラクトバシラス菌数、および総菌数の関係を調べ、いずれの細菌数も軟らかい湿潤な象牙質、軟らかい乾燥した象牙質、硬い乾燥した象牙質の順に有意に小さくなることを示した（図4-4-9）。また佐野[6]は、ヒト抜去歯を用いて、う蝕象牙質のヌープ硬さとう蝕検知液による染色状態、細菌侵入の関係を詳細に調べ、淡いピンク染の象牙質では細菌侵入が認められないことを再確認したうえで、ヌープ硬さ20以上の部分には細菌侵入がないことを示した。

近年、清水によって開発されたう蝕硬さ測定器（カリオテスター／三栄ME）[13]は、押し込み硬さ測定の原理により、口腔内で簡便に歯質のヌープ硬さが推定できる機器であり（次ページ図4-4-10）、今後、硬さを基準にした客観的なう蝕病変の除去に可能性を開くものである。しかし、う蝕検知液よりも操作が煩雑であ

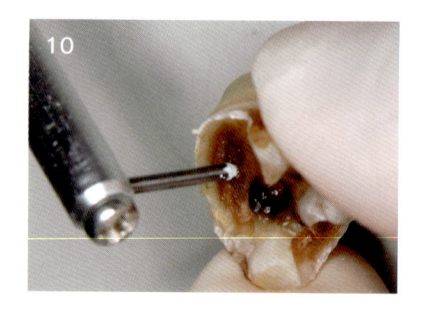

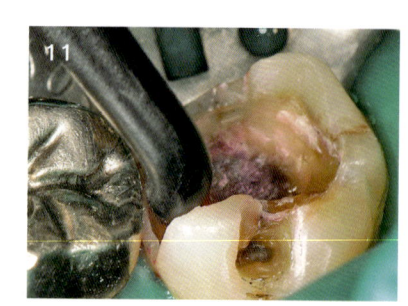

図 4-4-10 カリオテスターを用いたう蝕象牙質のヌープ硬さの測定。ハンドピースの先端にポスターカラーを塗布し、150gの力でう蝕象牙質表面に接触させる。はがれたポスターカラーの領域を専用の顕微鏡で計測し、ヌープ硬さに換算する。

図 4-4-11 DIAGNOdent によるう蝕象牙質の評価。ハンドピースに装着したチップをう蝕象牙質に当てて蛍光強度を測定している。う蝕象牙質の状態は数値的に示されるが、チップ先端は直径約1 mm であり、具体的な測定部位が不明確である。

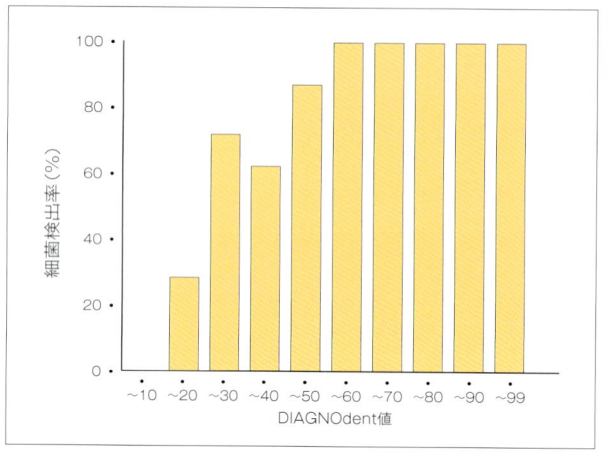

図 4-4-12 急性う蝕象牙質病変における DIAGNOdent 値と PCR 法による細菌 DNA の検出率。DIAGNOdent 値が 15 未満で細菌検出率は 0% になった。(Iwami ら[14] より引用改変)

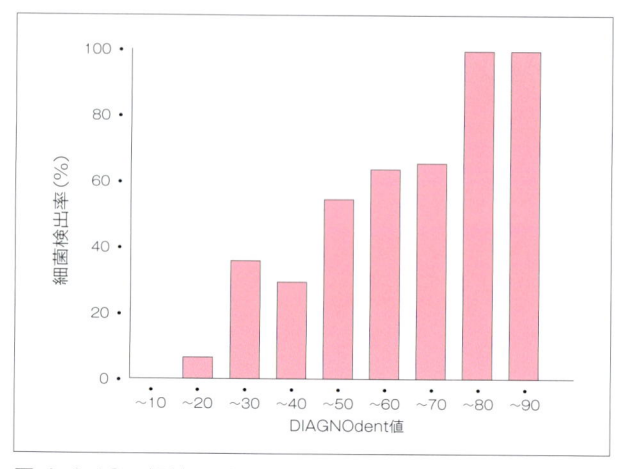

図 4-4-13 慢性う蝕象牙質病変における DIAGNOdent 値と PCR 法による細菌 DNA の検出率。DIAGNOdent 値が 14 未満で細菌検出率は 0% になった。(Iwami ら[15] より引用改変)

る点や、測定範囲が点状であり、う蝕除去が必要な範囲の明確化が困難であること、測定用ハンドピース先端の挿入が困難な小さいう窩では測定不能であることが欠点としてあげられ、今後のさらなる改良が待たれるところである。

3) レーザー診断

う蝕の術前診断、特にう窩を形成していないう蝕病変の診断に有効とされるレーザーう蝕診断器（DIAGNOdent／KaVo）を、う蝕病変除去時の評価に用いる試みも行われている（図 4-4-11）。DIAGNOdent は、波長 655nm のレーザーを照射した際に病変内から発せられる蛍光の強度がう蝕の程度によって異なることを利用して、う蝕病変の状態を数値で表す機器である。ヒト抜去歯を用いた筆者ら[14,15]の研究によれば、DIAGNOdent での測定値が、急性う蝕病変では 15 未満[14]、慢性う蝕病変では 14 未満[15]であれば、DNA レベルで細菌が検出されないことがわかっている（図 4-4-12、図 4-4-13）。

しかし DIAGNOdent は、チップの尖端径が細いものでも 1 mm あり、測定部位の正確な把握が困難である。またう蝕検知液のように除去すべき部分を範囲として明示することができない。このため現時点では、う蝕病変除去の際の補助として用いることは有用であるが、本装置単独評価での過不足のないう蝕病変除去は困難である。

152　Chapter 4　再石灰化促進療法と修復処置

図 4-4-14　1％アシッドレッドのプロピレングリコール溶液によるう蝕検知液適用後の染色状態。う蝕治療ガイドライン作成委員（保存治療専門医）9名により合意が得られた除去基準を示す。（日本歯科保存学会（編）．MI(Minimal Intervention)を理念としたエビデンス（根拠）とコンセンサス（合意）に基づくう蝕治療ガイドライン．京都：永末書店，2009．より許可を得て転載）

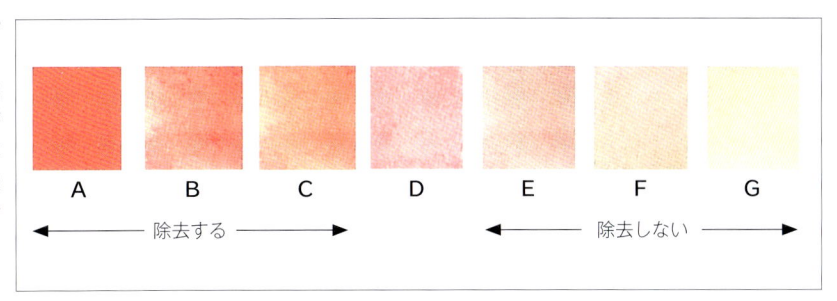

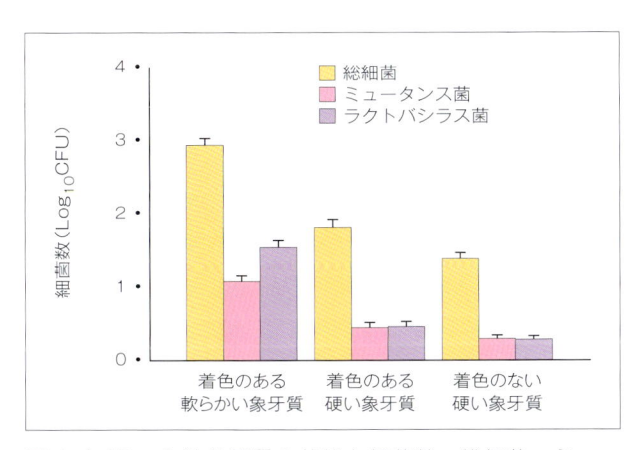

図 4-4-15　う蝕象牙質の状態と細菌数。総細菌、ミュータンス菌、ラクトバシラス菌とも着色のある硬い象牙質と着色のない硬い象牙質のあいだには有意差は認められない。(Kiddら[12]より引用改変)

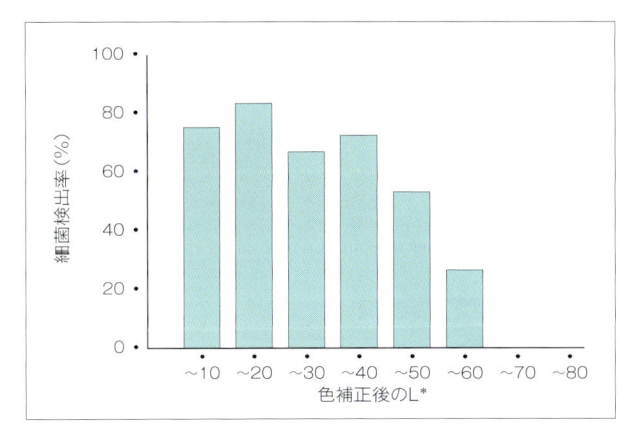

図 4-4-16　慢性う蝕象牙質病変におけるL*と細菌検出率との関係。L*が60より大きいとPCR法による細菌DNAの検出率が0％になったが、L*が10以下でも細菌DNAが検出されない例が見られた。(Iwamiら[17]より引用改変)

3. う蝕象牙質除去の具体的方法

1) 除去すべき象牙質の判断基準

急性う蝕病変に対しては、う蝕検知液による染色性をもとに除去を行うのが現時点でもっとも客観性がある臨床的な方法である。近年、日本歯科保存学会によってまとめられた『う蝕治療ガイドライン』[16]でも、急性う蝕病変の除去ではう蝕検知液の使用が推奨されており、1％アシッドレッドのプロピレングリコールのう蝕検知液による除去基準となる淡いピンク染についても、色見本を用い具体的に示されている（図4-4-14）。したがって、明らかに感染象牙質と思われる軟化や変色した部分をまず除去した後、う蝕検知液による染色と除去をくり返しながら、必要最小限の除去を行うことが望ましい。

一方、慢性う蝕病変は一般に黒色または黒褐色であり、急性う蝕病変よりも硬く、う蝕検知液にはほとんど染色性がない[3]。このため、う蝕検知液を用いた除去基準を適用することはできない。前述のように奥瀬[1]の研究では、慢性う蝕象牙質病変では軟化、着色、細菌侵入の前線が近接しているため、着色部分を除去すれば感染象牙質が除去できるとされている。しかしながらKiddら[12]の研究結果では、着色のある硬い象牙質は着色のない硬い象牙質と細菌数に有意差が認められなかったことから、除去しなくても問題がない可能性がある（図4-4-15）。

また筆者らの一連の研究結果でも、慢性う蝕象牙質病変では、L*が60より大きい場合[17]や、DIAGNOdent値が14未満であると細菌DNAが検出されない[15]が、100％の割合で細菌が検出されるのはDIAGNOdent値が70より大きい場合であり[15]、L*が10未満の着色の濃いケースでも細菌の検出率は75％であった[17]。すなわち慢性う蝕病変では、濃い着色がある象牙質でも細菌が検出されないケースが存在する可能性がある（図4-4-13、図

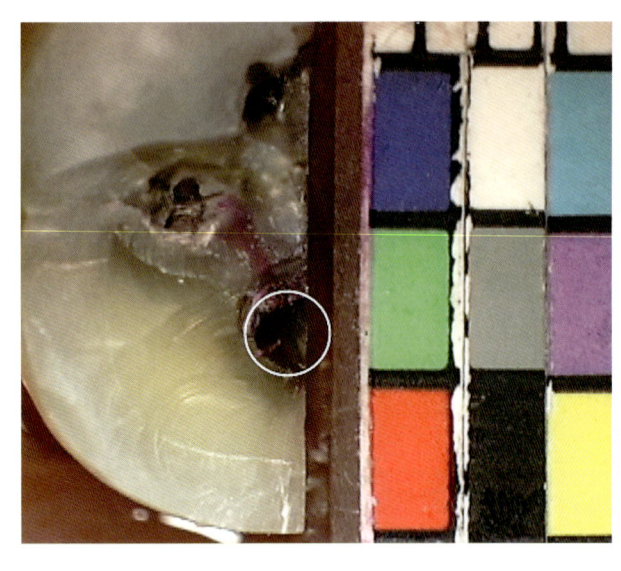

図 4-4-17　採取した象牙質削片から細菌 DNA が検出されなかった濃い着色の慢性う蝕病変（抜去歯）。図中の丸印は色評価と象牙質削片採取部位を示す。丸印中央付近の色は L* = 19.7、a* = 2.8、b* = 8.9（色補正後）であった。Iwami ら[17]によれば、L* が 10 〜 20 でも、約 20％のケースで細菌 DNA は検出されなかった。

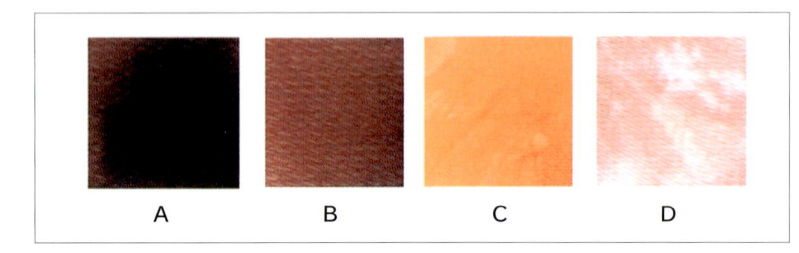

図 4-4-18　硬いう蝕象牙質の着色状態。C と D はう蝕治療ガイドライン作成委員（保存治療専門医）9 名により残置するとの合意が得られたが、A と B は残置の可否について合意が得られなかった。（日本歯科保存学会（編）．MI(Minimal Intervention) を理念としたエビデンス（根拠）とコンセンサス（合意）に基づくう蝕治療ガイドライン．京都：永末書店, 2009. より許可を得て転載）

4-4-16、図 4-4-17)[17]。

『う蝕治療ガイドライン』[16]でも、慢性う蝕病変については、どの程度の着色までを除去するかについてのコンセンサスが得られていない現状を提示している（図4-4-18）。Kidd ら[12]の研究結果からすれば、硬い着色象牙質をある程度残存させた場合でも細菌の数は臨床上問題を生じない程度であると考えられ、経験的には、そのようなう蝕象牙質の残存は修復の術後経過に影響を及ぼしていない可能性がある。ただし、このことに対するエビデンスは得られていないことから、硬い着色象牙質を残存させた場合は、定期的なリコールを行い、術後経過を慎重にフォローする必要がある。

なお、慢性と急性のう蝕病変の区別も色や硬さによる主観的な評価であることや、同一歯に慢性と急性のう蝕病変が混在する場合も見られるので、慢性う蝕病変と思われる場合でも、う蝕検知液を適用し確認することが望ましい。

2）除去に用いる切削器具

う蝕象牙質の除去は、通常、低速回転のラウンドバーやスプーンエキスカベータを使用する（図4-4-19）。一般臨床ではエアータービンにダイヤモンドポイントを装着して削除することも行われているが、高速切削機器ではう蝕象牙質の硬さをガイドにした除去は不可能である。

低速回転機器とスプーンエキスカベータを比較した場合、切削効率は低速回転機器が明らかに高いが、切削器具に付着した感染象牙質削片の除去が容易である点や使用時の患者の不快感の低減にはスプーンエキスカベータのほうが優れている。またスプーンエキスカベータのほうが、象牙質の硬さが術者の手指に直接伝わりやすい。

清水ら[18]は、ヒト抜去歯を用いて感染象牙質除去後の残存象牙質の硬さを測定する実験を行い、刃先が鋭利なスプーンエキスカベータを用いた場合のヌープ硬さは 24.1 ± 3.9 であったが、半年間使用した刃先の鈍なスプーンエキスカベータでは 6.7 ± 2.0 であったことを報告している。前者の値は、佐野[6]が報告した細菌侵入がないヌープ硬さ（20 以上）とほぼ一致しており、感染象牙質の選択的除去には刃先が鋭利なスプーンエキスカベータを用いることが効果的である。

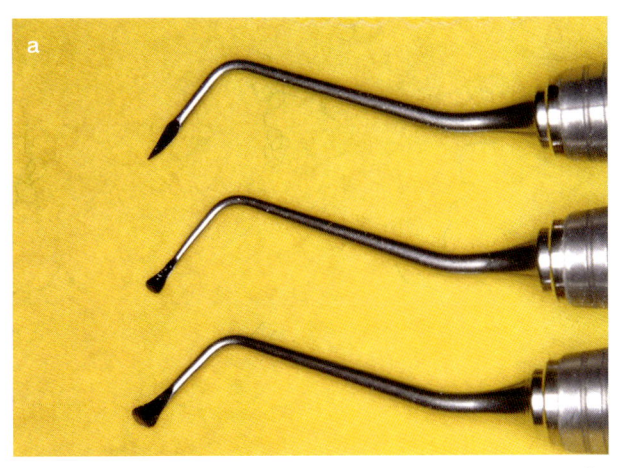

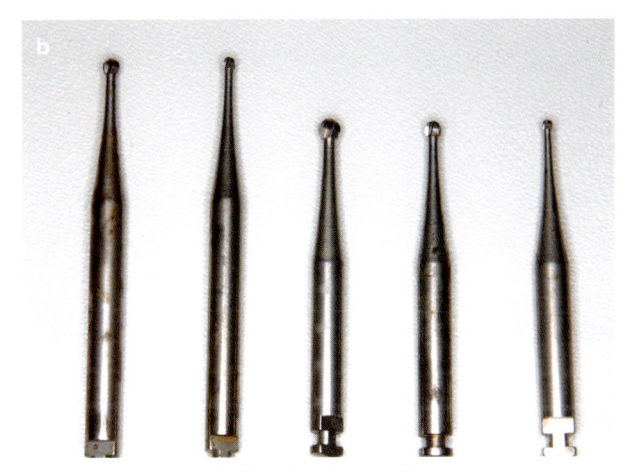

図 4-4-19a、b　う蝕象牙質除去に用いる切削器具。スプーンエキスカベータ（a）、各種ラウンドバー（b）。

4．う蝕象牙質除去についての問題点と将来展望

1）客観性の高い診断法の必要性

前述のとおり、う蝕象牙質は、う蝕検知液とスプーンエキスカベータを使用して除去するのがよいが、プロピレングリコールを基材としたう蝕検知液での淡いピンク染の判断はあくまでも主観に基づいている。また筆者ら[19]の研究では、ポリプロピレングリコールを基材としたう蝕検知液では客観性に改善は認められるものの、十分ではないことがわかっている。したがって、何らかの数値表示をするなど、色調判断を高い客観性をもって行える方法の考案が強く求められる。

この点に関して筆者ら[16,17]は、う蝕検知液による染色状態を標準色見本とともに画像採得し、色見本による色調補正を行ってCIE1976L*a*b*表色系のL*a*b*を算出することで、色評価の客観性向上が図れる可能性を報告している。しかしながら、色補正も含めた評価の煩雑化や照明などの条件を標準化しなければならないこと、補正誤差の存在などの問題点があり、今後のさらなる研究が必要である。

2）術後経過による診断基準策定の必要性

う蝕検知液は細菌そのものを染色するのではなく、細菌によって破壊された象牙質組織に色素が浸透しやすいことで染色が成立している[6]。このため、う蝕検知液による染色状況とう蝕象牙質中の細菌残存状態とは完全に一致しているわけではない。また、う蝕象牙質の硬さと感染の関係についても同様である[6]。

さらに、う蝕検知液による色の判定をはじめとした各種臨床パラメータは、いずれもう蝕象牙質を取り残しなく完全に除去するような最大限の除去範囲を決定するためのものである。近年、ART[20]やSealed Restoration[21]に見られるように、感染象牙質の一部を残存させた場合でも、口腔内からの感染経路を遮断し残存細菌を封じ込めれば、う蝕病変の再発が起こりにくいことを示した臨床研究も見られる。また現実問題として、臨床では歯髄に近接したう蝕病変深層を中心に、細菌が残存していると思われる感染象牙質を残して修復処置が行われている場合が多々見られ、感染象牙質が少量の場合、術後経過に大きく影響しないであろうことは経験的に語られている。

したがって、今後、修復物の術後経過に影響しない量の細菌残存の許容という観点での臨床研究を積み重ね、これまで以上に客観性が高い臨床パラメータを用いて、細菌残存量と術後経過に基づく新たなう蝕象牙質の除去基準を確立する必要がある。

Chapter 4-5

臼歯の修復処置

二階堂 徹・高垣智博・田上順次

1. 臼歯部の修復法

臼歯部の修復法は、**表 4-5-1**に示すように①直接法と間接法、②接着性と非接着性という2つのファクターを用いて、
- アマルガム修復
- コンポジットレジン修復
- メタルインレー修復
- コンポジットレジンインレー／セラミックインレー修復

の4つに分類することができる。

このうちアマルガムについては、2006年にわが国での製造が中止されたため現在入手困難な状況であり、今後アマルガム修復は激減することが予想される。

一方、コンポジットレジンインレーやセラミックインレーの大部分は保険外診療に属し、修復物全体に占める割合は非常に少ない。これらに対して、保険適用であるコンポジットレジン修復と金銀パラジウム合金を用いたメタルインレー修復は、いずれもわが国では非常に高頻度に行われている修復法である。

コンポジットレジン修復は接着性直接修復法であり、一方のメタルインレー修復は非接着性間接修復法である。すなわち、奇しくも両極に位置する修復法が併存しているのがわが国の現状である。なお、メタルインレー修復を非接着性修復に分類する場合は、歯質接着性に乏しい合着用セメント（リン酸亜鉛セメントやポリカルボキシレートセメント、グラスアイオノマーセメントなど）を使用して合着した場合を想定している。

表 4-5-1 臼歯部の修復法の分類

	直接法	間接法
非接着性 （Blackの窩洞原則に基づく）	アマルガム修復 ＊2006年アマルガムの国内生産中止	メタルインレー修復 （合着用セメント）
接着性	コンポジットレジン修復 （接着システム）	コンポジットレジンインレー修復 セラミックインレー修復 （レジンセメント） ＊レジンコーティング法

2．コンポジットレジン修復かメタルインレー修復か

図4-5-1は、臼歯隣接面に位置するう蝕に対して、コンポジットレジン修復またはメタルインレー修復を応用した場合に求められる窩洞形態を示す。

窩洞の形と大きさは、修復方法の違いによって異なる。コンポジットレジン修復の窩洞形態は、辺縁隆線部からのう窩の開拡を行った後、感染歯質の除去のみで窩洞形成を完了することができる（図4-5-1左）。一方、メタルインレー修復の場合は、コンポジットレジン修復と同様に感染歯質を除去した後、さらに健全歯質を犠牲にして咬合面に窩洞を拡大しなければならず、コンポジットレジン修復と比べてかなり大きな窩洞形成が求められる（図4-5-1右）。

コンポジットレジン修復は、う蝕除去を行い、健全歯質を可及的に保存して審美的に修復することが可能な修復法であり、まさにMinimal Intervention（MI）の理念に基づいたう蝕治療法である。これに対しメタルインレー修復は、最小限の歯質除去による欠損部の回復という考えかたからは明らかに逸脱していると言わざるを得ない。これはメタルインレー修復がBlackの窩洞原則[1]に基づいているからである（表4-5-2）[2]。

G.V.Blackは、20世紀初頭の歯質接着がまったくなかった時代にこの原則を確立したのであり、脱落や破折、二次う蝕を引き起こすことなく接着性のない修復物を口腔内でいかに長期的に機能させ

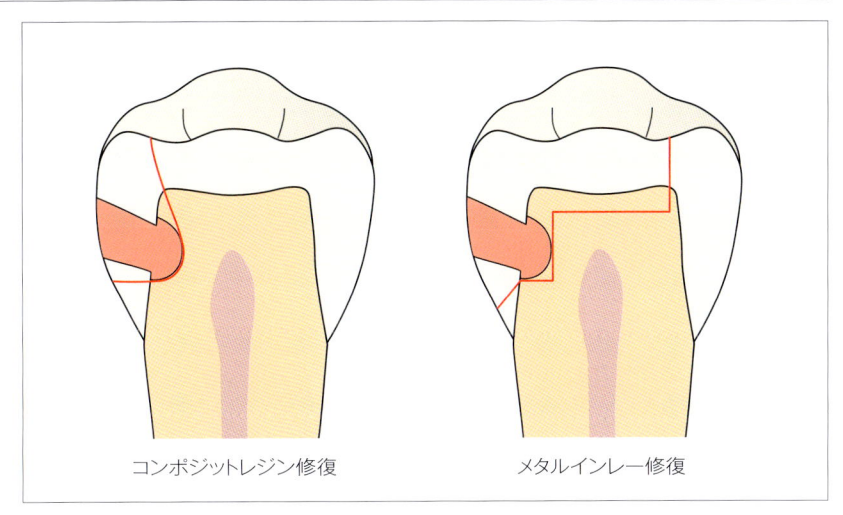

図4-5-1 臼歯部隣接面う蝕に対するコンポジットレジン修復（左）とメタルインレー修復（右）の窩洞形態の違い。

表4-5-2 Blackの窩洞原則に基づくメタルインレー修復とコンポジットレジン修復の窩洞の比較

	メタルインレー修復	コンポジットレジン修復
窩洞外形	う窩の開拡、罹患歯質の除去 遊離エナメル質の除去 予防拡大（不潔域を含む）	う蝕の範囲のみ
保持形態	箱型、補助的保持形態	特別な形態なし
抵抗形態	箱型、遊離エナメル質の整理 切縁、咬頭の被覆	不要
窩縁形態	窩縁斜面	不要
便宜形態	歯間部のう窩の開拡 外開き	歯間部のう窩の開拡

ることができるかに苦心した結果である。したがって修復物と歯質との接着が利用できる現在の状況ぐは、コンポジットレジン修復をまず第一に考慮すべきである。

3. 接着材料の進歩と象牙質接着の信頼性

コンポジットレジン修復法が今日のように信頼できるものとなったのは、歯質、とくに象牙質に対する接着の著しい進歩によるものである。

接着性材料の開発は、1970年代に代表的な機能性モノマーが開発され（図 4-5-2）、さらに1982年にNakabayashi[3]によって樹脂含浸層による象牙質接着メカニズム（図 4-5-3）が報告されて以来、著しい進歩を遂げた。その後、象牙質プライマーの登場によって、いわゆる酸エッチング・プライマー処理・ボンディング材塗布による3ステップの接着システムが確立した（図 4-5-4）。

1990年代に入ると、セルフエッチングシステムが開発された。セルフエッチングプライマーは、従来のリン酸エッチングと比べて脱灰作用がマイルドであり（図 4-5-5）、しかも象牙質接着の信頼性も著しく向上した。これによって接着による窩洞の封鎖性も向上し、深い窩洞に対しても接着システムを直接適用して充填することによって、術後の不快症状を伴うことなく修復することが可能になった。すなわち、修復処置のための接着材は、単に接着するためのものから、象牙質・歯髄を保護する機能をもたらす材料へと進化したのである。

最近ではさらなる接着システムの簡略化が進み、オールインワン接着システムが登場している（図 4-5-6）。しかしオールインワン接着システムについては、接着強さ、耐久性ともに2ステップタイプのシステムと比べると十分とは言えず、現在でも2ステップセル

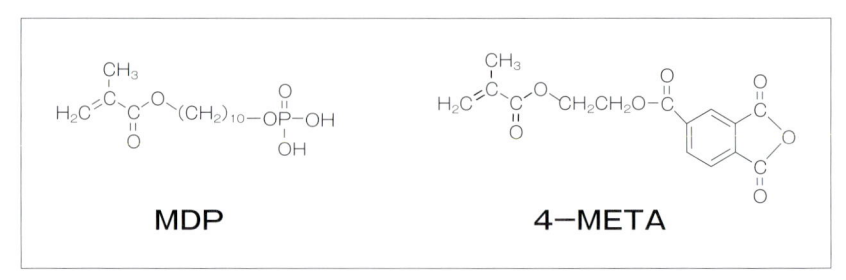

図 4-5-2　歯質接着性の向上に有効な機能性モノマー。

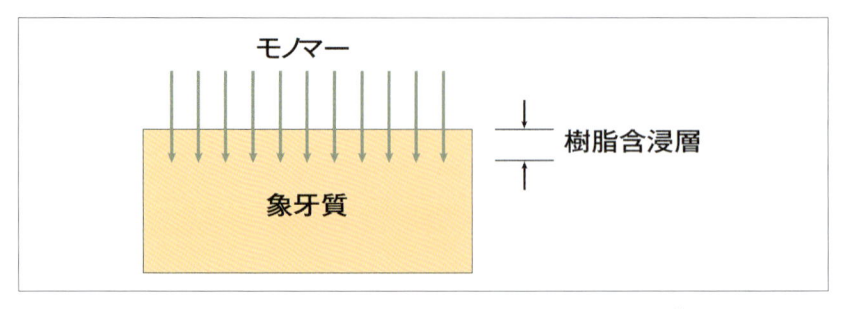

図 4-5-3　樹脂含浸層による象牙質接着メカニズム。(Nakabayashi[3]より引用改変)

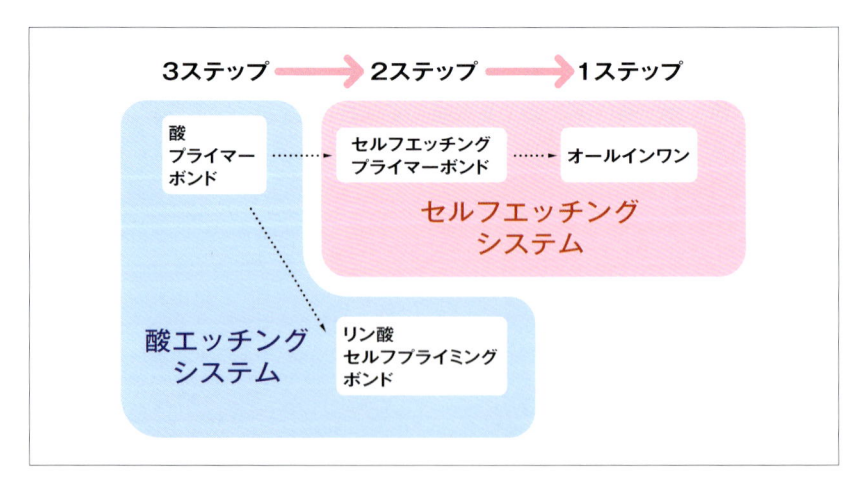

図 4-5-4　接着システムの分類。

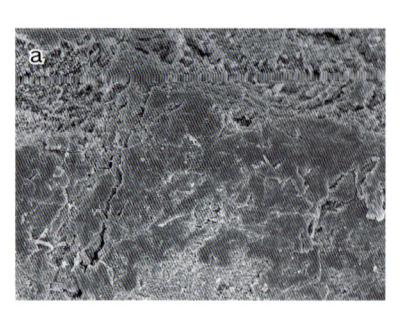

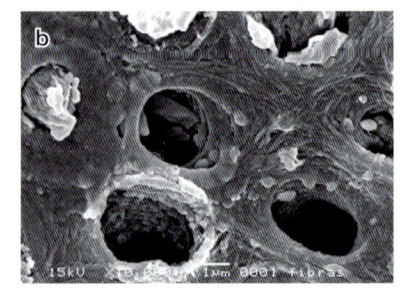

図 4-5-5a、b　セルフエッチングプライマー（クリアフィルメガボンド／クラレノリタケデンタル）による処理前後の象牙質表面の走査電子顕微鏡像。a：う蝕除去後の象牙質表面。スミヤー層で覆われている。 b：セルフエッチングプライマー処理後の象牙質表面。スミヤー層の除去により象牙細管が露出しているが、細管内にはスミヤープラグが一部残存している。

2ステップ

クラレノリタケデンタル	クリアフィルメガボンド
	クリアフィルメガボンド FA＊（抗菌性）
松風	インパーバフルオロボンド2＊

1ステップ（オールインワン）

クラレノリタケデンタル	クリアフィルボンド SE ONE
トクヤマデンタル	ボンドフォース＊
ジーシー	Gボンドプラス
サンメディカル	AQ ボンド SP
松風	フルオロボンドシェイクワン＊
	ビューティボンドマルチ＊
デンツプライ三金	クシーノ V プラス
スリーエム	アドパーイージーボンドセルフエッチ アドヒーシブ

図 4-5-6　最近のセルフエッチングシステム（＊：フッ素徐放性あり）。

図 4-5-7　セルフエッチングシステムにおいては、樹脂含浸層（Hybrid layer）直下にう蝕抵抗性を示す層（Super Dentin）が形成される。

図 4-5-8　酸－塩基処理後のクリアフィルメガボンド（クラレノリタケデンタル）と象牙質接着界面の透過電子顕微鏡写真。樹脂含浸層（H）の直下にアパタイトを含み象牙質と類似した構造物（Super Dentin）の形成が観察される。

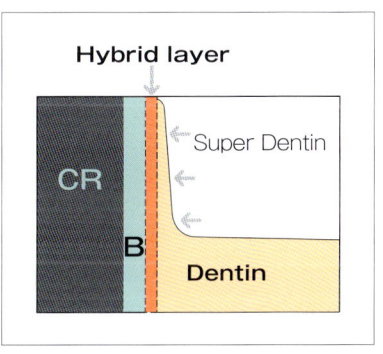

図 4-5-7

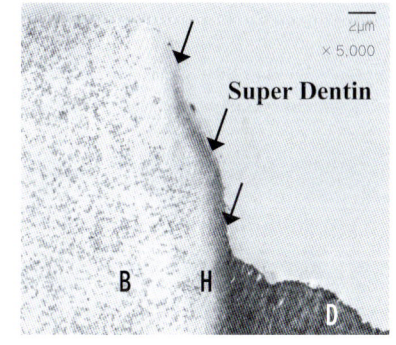

図 4-5-8

図 4-5-9　機能性モノマー（MDP）と歯質のハイドロキシアパタイトとの化学的結合。

　フエッチングシステムが象牙質接着におけるゴールドスタンダードとなっている。2ステップセルフエッチングシステムのう蝕影響象牙質に対する接着性は、健全象牙質に比べると低いものの、実験室における耐久性試験では長期にわたって高い接着性が得られることが示されている[4]。

　これまでの接着材の開発は、レジン系材料を歯質にいかに強く接着させるかを主眼にしてきた。しかし修復物が口腔内で長期的に機能するためには、修復物のう蝕に対する抵抗性がきわめて重要である。最近、筆者らはセルフエッチングシステムによって形成された樹脂含浸層直下に、さらにう蝕抵抗性を示す層が形成されることを見出した（図 4-5-7）。この層の構造を電子顕微鏡で詳細に観察すると、アパタイトを含んでおり、象牙質との類似性を示すことから（図 4-5-8）[5]、『Super Dentin』と称している[6]。このような所見はエナメル質との接着界面においても観察され、機能性モノマーとハイドロキシアパタイトとの化学的な結合によるものと推察されている（図 4-5-9）[7]。

　これらの知見は基礎研究において得られたものではあるが、接着によって修復物周囲が強化されることにつながる可能性があり、二次う蝕の抑制や修復物の耐久性向上への寄与が期待されている。

4. コンポジットレジン修復とメタルインレー修復の臨床的エビデンス

臼歯部におけるコンポジットレジン修復とメタルインレー修復の臨床成績を直接比較した論文は、きわめて少ない。

久保ら[8]は、コンポジットレジン修復とメタルインレー修復について長期臨床成績を比較検討している。1級および2級窩洞のコンポジットレジン修復の10年後の推計生存率は83.0%であり、メタルインレー修復のそれは84.7%で、臼歯部におけるコンポジットレジン修復とメタルインレー修復との生存率に有意差はなかったとしている（図4-5-10）[9]。

また青山ら[10]も、一般歯科医院における臼歯修復物の10年後の生存率について調査を行い、コンポジットレジンは60.4%、メタルインレーは67.5%であったと報告している。これらの結果は、臼歯部に対する修復法としてコンポジットレジン修復とメタルインレー修復の臨床成績について、どちらか一方に明らかな優位性は認められないことを示している。

しかし、臼歯部といえどもより審美的で歯質保存的な修復方法が求められていることを考慮すれば、メタルインレーよりもコンポジットレジン修復が望ましい。また、コンポジットレジン修復には、たとえ破折や磨耗が生じても、接着材料を応用することによって容易に補修可能であるという利点もある。

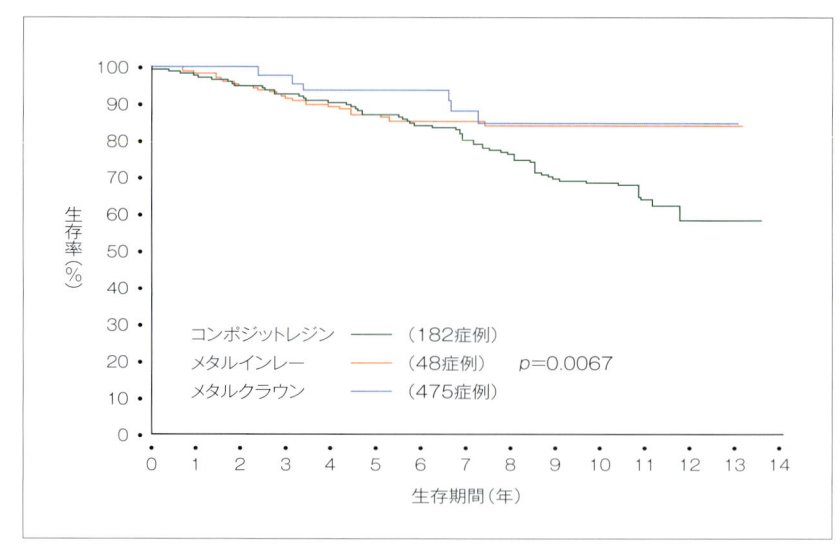

図 4-5-10　コンポジットレジン、メタルインレー、メタルクラウンの長期臨床成績。（久保[9]より引用改変）

5. コンポジットレジン修復の臨床手順

臼歯部におけるコンポジットレジン修復の臨床操作の手順を、以下に示す。咬合面う蝕と隣接面う蝕の修復において異なる点は、隔壁の装着の有無である。

咬合面に位置する窩洞は充填操作も容易であり（症例4-5-1）、『う蝕治療ガイドライン』[11]においても、臼歯咬合面（1級窩洞）に対しては積極的に直接コンポジットレジン修復を行うことを推奨している。

一方、臼歯隣接面（2級窩洞）に対しては症例ごとに窩洞の範囲が大きく異なり、それによって修復の難易度も異なる。すなわち、隣接面に限局した小さな窩洞では修復操作は容易であるが、隅角を越えた大きな窩洞になる程、修復は難しくなる（図4-5-11）[12]。最終的にコンポジットレジンによる修復が困難と判断した場合には、間接法による修復を選択する（後述）。なお、最近では隣接面窩洞の修復操作を支援する各種セクショナルマトリックスシステムが普及しており（図4-5-12）、いくつかのシステムをケースに応じて使い分けることによって、隣接面窩洞に対するコンポジットレジン修復も効率よくできるようになってきた。隔壁が整えば修復操作は非常に容易になる。

症例4-5-2は、隣接面直下に限局したう蝕に対して、辺縁隆線を残して遠心小窩より隣接面にトンネル形成をしてう蝕を除去し、修復したケースである。プラスチックマトリックスとクサビによ

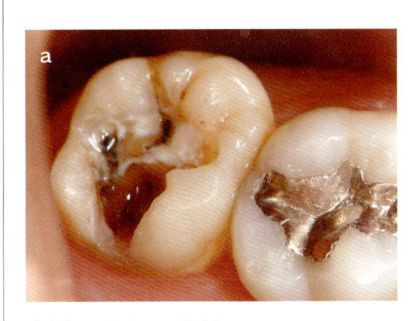

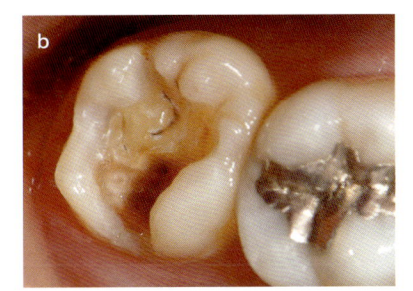

症例 4-5-1a 術前。
症例 4-5-1b う蝕除去後。
症例 4-5-1c 修復直後。

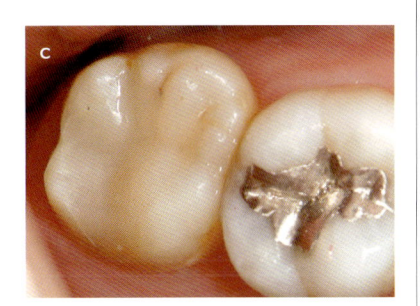

症例 4-5-1 臼歯咬合面に対するコンポジットレジン修復例。

図 4-5-11 臼歯隣接面う蝕に対するコンポジットレジン修復の難易度。窩洞範囲の広がりとともに修復は難しくなる。修復が困難と判断した場合、間接法を選択する。（猪越重久（編）．猪越重久のMI臨床 —接着性コンポジットレジン充填修復．第1版．東京：デンタルダイヤモンド社，2005．より引用改変）

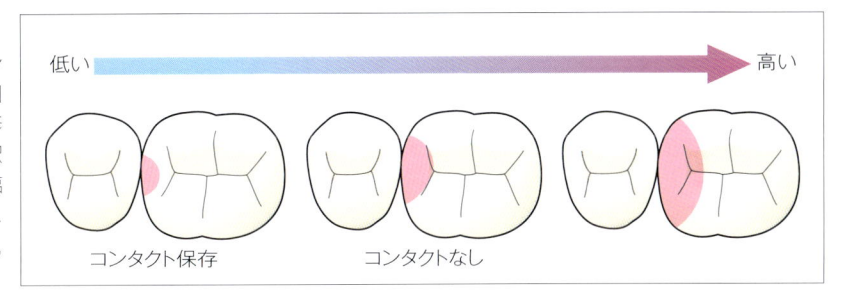

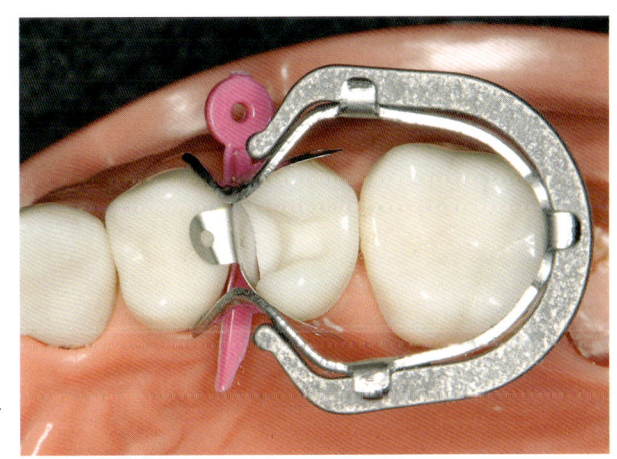

低い 高い
コンタクト保存　コンタクトなし

図 4-5-12 臼歯隣接面窩洞の修復に使用するセクショナルマトリックスシステムの一例（Vリングシステム／ジーシー）。

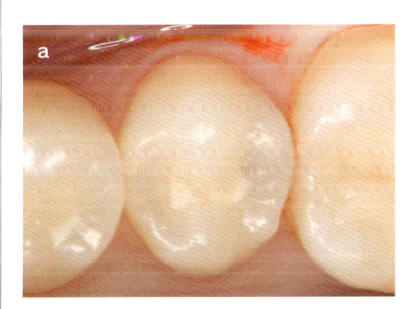

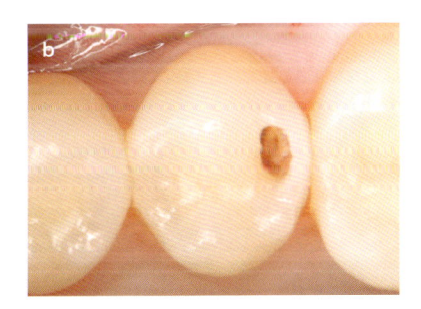

症例 4-5-2a 術前。
症例 4-5-2b う蝕除去後。
症例 4-5-2c 修復直後。

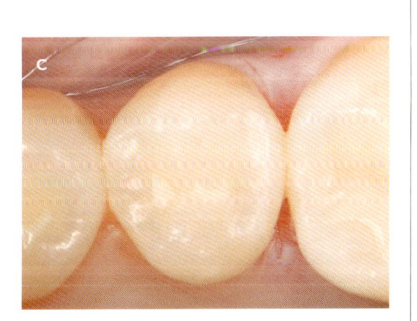

症例 4-5-2 臼歯隣接面に対するコンポジットレジン修復例①。トンネル形成のみで修復は容易である。

Chapter 4 再石灰化促進療法と修復処置 161

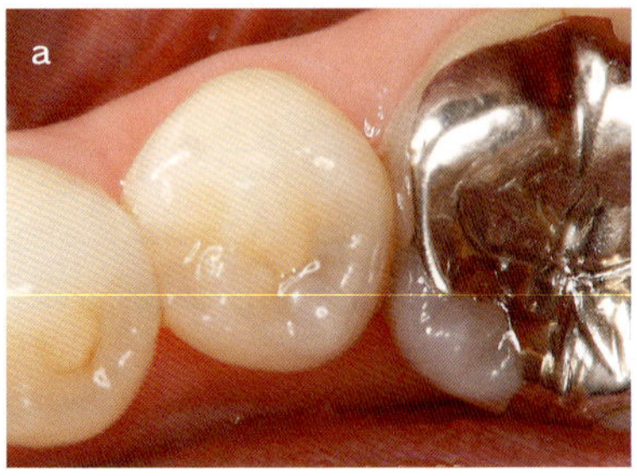

症例 4-5-3a 術前。

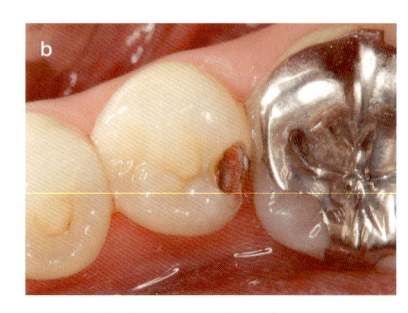

症例 4-5-3b う蝕除去中。

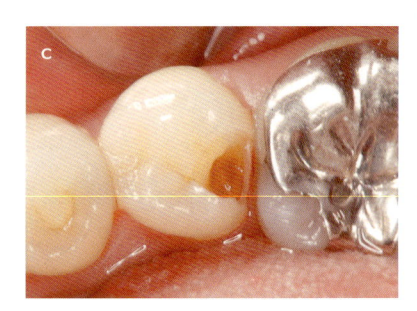

症例 4-5-3c う蝕除去後。

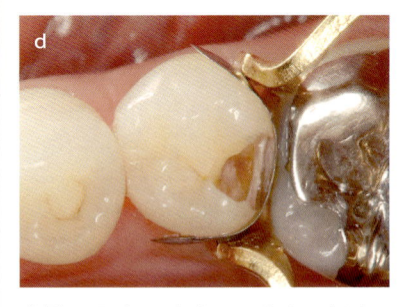

症例 4-5-3d セクショナルマトリックスシステムの装着。

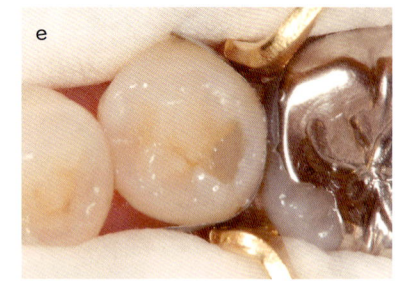

症例 4-5-3e コンポジットレジンの充填。

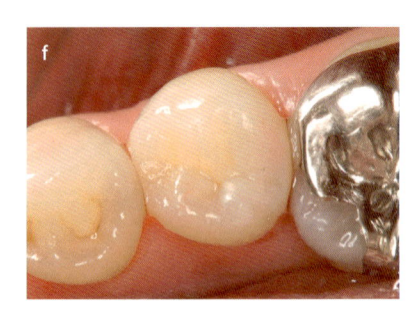

症例 4-5-3f 修復直後。

症例 4-5-3 臼歯隣接面に対するコンポジットレジン修復例②。隣在歯とのコンタクトが残っているため、修復は比較的容易である。

る隔壁も容易であり、簡単に修復することが可能である。また**症例4-5-3**は、隣接面のう蝕の除去のみならず、隣在歯とのコンタクトを保存することができたケースであり、修復操作は比較的容易である。

しかし、隣在歯とのコンタクトが失われ、さらに隅角部の歯質の欠損が大きくなると、修復の難易度は高くなる（**症例4-5-4**）。このようなケースにおいては、コンポジットレジン修復が可能であるかどうかの判断が必要である。確実な接着操作と填塞操作が可能な症例については、直接コンポジットレジン修復を行うことが推奨されるが、十分な防湿ができず、術野の確保の困難な症例では、間接法を選択すべきである。

角舘ら[13]は、医療経済的な観点から歯冠修復および定期歯科健診についての歯科医業収支を比較・検討している。それによると、単位時間あたりの収支差額は、コンポジットレジン修復、成人の定期歯科健診、抜髄後の鋳造歯冠修復、インレー修復の順に大きかったとされている。すなわち、比較的チェアータイムの短い簡単な症例であれば、コンポジットレジン修復を選択する経営的メリットも大きい。

6. 間接修復へのレジンコーティング法の応用

う蝕除去後の欠損が広範囲で、直接法でのコンポジットレジン修復が困難であると判断した場合、間接法によって対応することになる。しかし、現在のレジンセメントの象牙質に対する接着性は、直接法に用いられる接着システムのそれと比べると、いまだ十分とはいえない。そこで、より高い接着性と封鎖性、さらに象牙質保護を目的としたレジンコーティング法の応用が推奨されている。

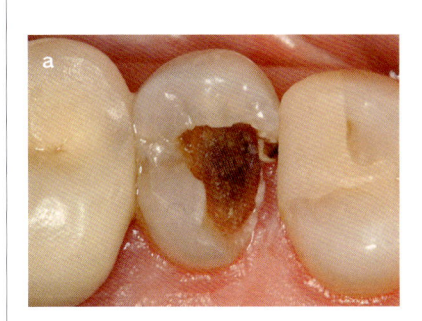

症例 4-5-4a 術前。

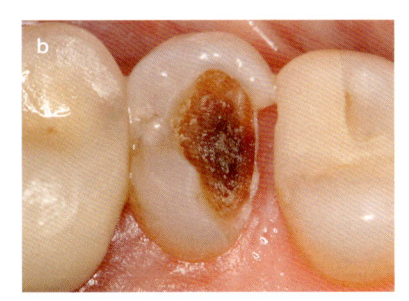

症例 4-5-4b う蝕除去後。

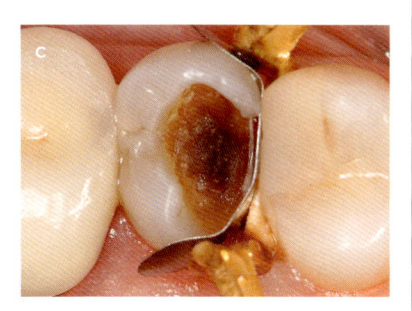

症例 4-5-4c セクショナルマトリックスシステムの装着。

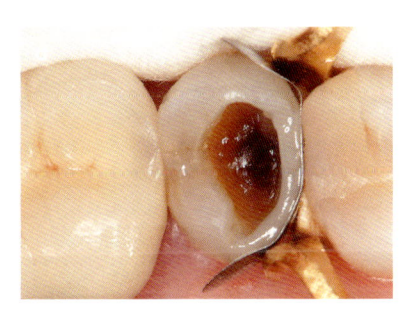

症例 4-5-4d コンポジットレジンの充填。

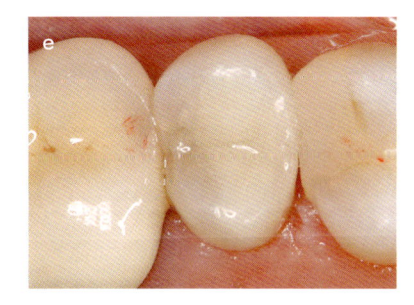

症例 4-5-4e 修復直後。

症例 4-5-4 臼歯隣接面に対するコンポジットレジン修復③。隣在歯とのコンタクトが失われ、隅角部の歯質も欠損していることから、修復はより困難となる。

1）レジンコーティング法の術式

レジンコーティング法とは、窩洞形成終了後、切削面に接着システムとフロアブルレジンを適用して露出した窩洞内面全体を被覆・保護する方法である（**図4-5-13**）。印象採得はレジンコーティング後に行う。

コーティング材料は、通常の直接法コンポジットレジン修復に使用している接着システムとフロアブルレジンとを組み合わせて用いればよく（**図4-5-14**）、基本的な操作は、窩洞に対して薄くコンポジットレジン修復を行うと考えればよい。フロアブルレジンの使用は、接着材の保護の役割だけでなく、接着材表層のレジン成分と

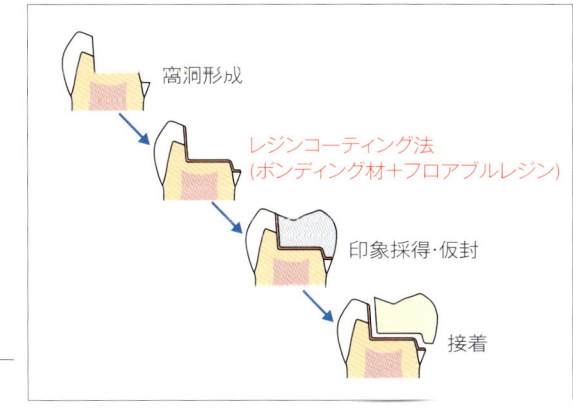

図4-5-13 レジンコーティング法の臨床術式。

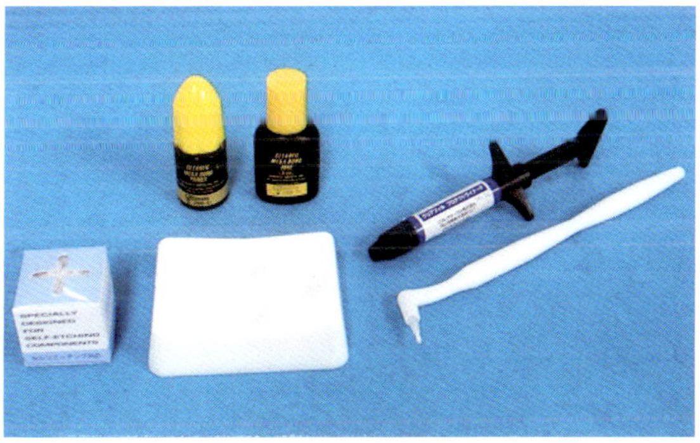

図4-5-14 レジンコーティングに使用する接着システムとフロアブルレジンの例（クリアフィルメガボンドとプロテクトライナーＦ／いずれもクラレノリタケデンタル）。

空気（酸素）の接触を遮断して、接着システム自体の重合を高め、これによって接着強さを向上させる働きがある（図4-5-15）[14]。

2）レジンコーティングによる象牙質の封鎖と歯髄保護

インレー窩洞では、一般に広範に象牙質面が露出しているため、レジンコーティングを行うことによって露出象牙質を封鎖し、歯髄と象牙質とを保護して、外来からの刺激を遮断することができる（図4-5-16）。これは単なる保護膜の形成ではなく、前述したように接着による歯質の強化によるものである（159ページ参照）。このように象牙質が保護された状況であれば、たとえ仮封が途中で脱落したとしても、象牙質はコーティング層によって保護され、外来からの刺激による痛みもない。

図4-5-15　レジンコーティングによるレジンセメント（パナビアF2.0／クラレノリタケデンタル）の象牙質接着性の向上。レジンセメント（パナビアF2.0）の接着強さは、レジンコーティングすることにより向上する。この時、接着システムとフロアブルレジンとを組み合わせることが重要である。

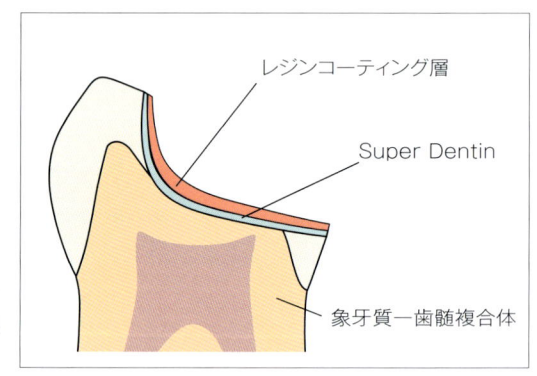

図4-5-16　レジンコーティングによる象牙質と歯髄の保護。

3）レジンコーティング法を応用した歯質保存的インレー修復

レジンコーティング法を応用することによって、これまでのような健全歯質の切削を回避して、直接コンポジットレジン修復と同様なう蝕除去のみによる歯質保存的なインレー修復も可能になる。

症例4-5-5[15]は、上顎第二大臼歯のアンレーの脱落を伴う広範なう蝕をコンポジットレジンインレーで修復したケースである。う蝕は隣在歯にも存在していたが、これは隣接面に限局していたため（症例4-5-5b）、まず隣在歯に対する直接コンポジットレジン修復を行った。

一方、患歯は最後方臼歯で欠損部が広範囲であることから、直接修復することは困難な症例であり、間接法を選択してレジンコーティング法を応用したコンポジットレジンインレー修復を行った。すなわち、追加的な歯質削除を行うことなく、セルフエッチングシステム（クリアフィルメガボンド／クラレノリタケデンタル）とフロアブルコンポジットレジン（プロテクトライナーF／クラレノリタケデンタル／図4-5-14）を用いて窩洞全体をコーティングし（症例4-5-5c）、光照射を行った。

硬化したコーティング表面の未重合層をアルコール綿球で拭って除去した後、寒天－アルジネート連合印象を行い、咬合採得後、窩洞を水硬性仮封材（キャビトン／ジーシー）を用いて仮封した（症例4-5-5d）。なおシリコーンラバー印象材を用いる場合には、コーティング面の未重合層が印象材の硬化を阻害するため、より慎重にアルコール綿球による清拭を行って未重合層を除去する必要がある。

症例4-5-5eは作製した石膏模型である。上述したように、間接法といえども窩洞形成はう蝕除去とコーティング材の塗布のみで

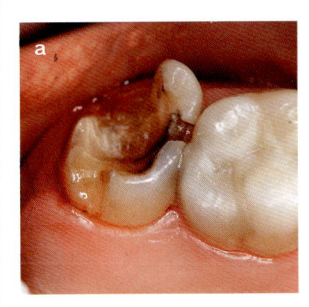

症例 4-5-5a 術前。

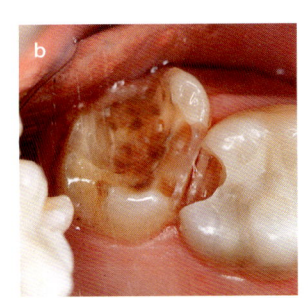

症例 4-5-5b う蝕除去後。

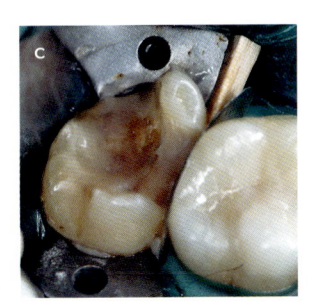

症例 4-5-5c レジンコーティング後。隣在歯には直接コンポジットレジン修復を施した。

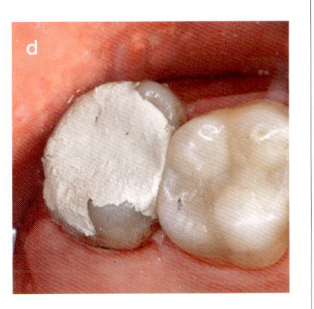

症例 4-5-5d 仮封後（キャビトン／ジーシー）。

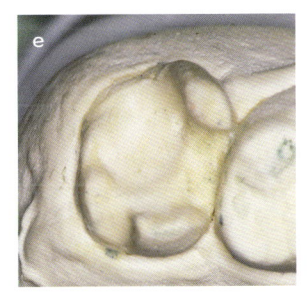

症例 4-5-5e 石膏模型。

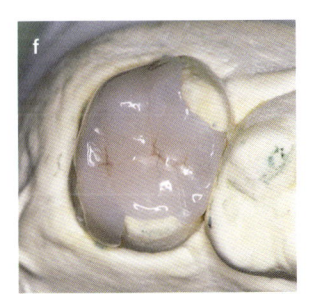

症例 4-5-5f コンポジットレジンインレー作製。

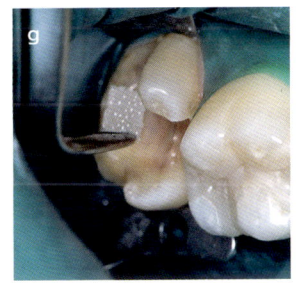

症例 4-5-5g 窩洞の接着前処理。

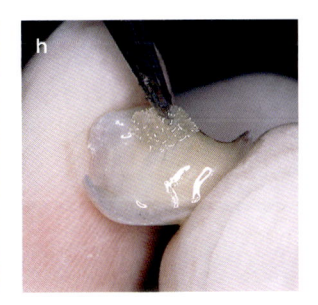

症例 4-5-5h インレー体内面のシラン処理。

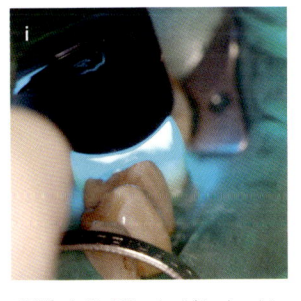

症例 4-5-5i レジンセメントの光照射。

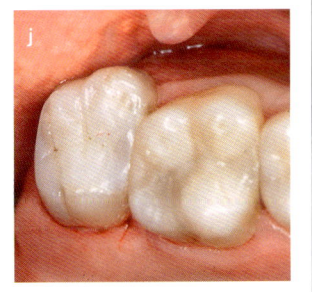

症例 4-5-5j 修復後。

症例 4-5-5 レジンコーティング法を用いたコンポジットレジンインレー修復の臨床例。

あり、健全歯質の削除は行っていない。

2回目の来院時には、仮封を除去し、アルコール綿球を用いて窩洞内を清拭した後、レジンコーティング面に対して接着の前処理としてリン酸処理および付属プライマーによる処理を行う（**症例4-5-5g、h**）。その後、レジンセメントをインレー体内面に塗布して窩洞に挿入し、余剰セメントをていねいに除去した後、光照射を行って接着操作を完了する（**症例4-5-5i、j**）。

レジンコーティング法は、接着を有効に活用することによって、間接修復法においても直接コンポジットレジン修復と同様に歯質保存的なう蝕治療が行える方法である。しかし、直接法に比べれば操作は煩雑であり、最低2回の来院が必要な処置である。したがってあくまで直接コンポジットレジン修復が第一選択であり、それが困難なケースに用いるのがよい。

Chapter 4 再石灰化促進療法と修復処置 165

Chapter 4-6

リペア（補修修復）

久保至誠

1. 今、なぜリペア（補修修復）か

　修復物に二次う蝕や辺縁着色、辺縁不適合などが認められ、再治療が必要と診断された場合、従来の考えかたでは、修復物をすべて除去して再修復を行うことが一般的であった。わが国だけでなく医療保険制度の異なる諸外国でも、日常臨床における修復治療の6割前後は再修復であることが報告されている。再修復には**図4-6-1**に示すような問題点が指摘されており、またその判定基準も確立されていない。そのため、二次う蝕の疑いや予防などという名目で必要以上に再修復がくり返されると（リピート・レストレーション・サイクル）、『歯髄の保存』や『歯の長寿化』という修復治療の本来の目的に反する結果を招くことになる[1]。このような背景から、修復物に部分的欠陥や二次う蝕が認められる場合に、再修復ではなくリペアを考慮することが重要であると認識されはじめている。

　リペアとは、悪いところだけを部分的に削除して填塞する術式のことである（**症例4-6-1**、168ページ**症例4-6-2**）。一部で試みられていたものの、MI（Minimal Intervention）の概念が提唱されるまではそれほど注目されることはなかった。**図4-6-2**に示すように、リペアには短所もあるが、再修復の欠点を補う長所を有しており、再修復に伴う問題の解決が期待できる。

　今日、根拠に基づく医療の重要性が広く認識されているが、リペアに関するコクラン・レビューにおいて（医療情報サービスMinds（http://minds.jcqhc.or.jp）に和訳掲載）、エビデンスレベルの高い論文は1件も抽出されていない（2009年9月23日アクセス）。しかしながら、リペアはMIの理念によく合致していることから、『う蝕治療ガイドライン』[2]でも推奨されている。さらに、多くの大学で使用されている保存修復学テキスト[3]にも「修復物の補修」という章が2011年度の改訂で追加され、今後の普及が予期される治療法と言える。

- 再修復を行っても、原因が除去されていなければ再発の可能性が高い。
- 再修復を行うと、窩洞サイズが大きくなる。
- 再修復を行うと、原因となった問題点は改善されるが、良好な経過を示していた部位に問題が生じることがある。
- 再修復を行うと、患者に与える時間的、肉体的、経済的負担が大きくなる。
- 再修復を行う際、隣接歯に損傷を与える危険性がある。
- 必要以上に再修復をくり返すと、歯髄の保存や歯の寿命に悪影響を及ぼす。

図 4-6-1　再修復に伴う問題点。（久保[4]より引用改変）

【長所】
- 窩洞サイズが大きくなることを可及的に防ぐことができる。
- 良好な経過を示している部位に悪影響を及ぼさない。
- 隣接歯に損傷を与える危険性が減る。
- 歯髄への為害性が少ない。
- 患者に与える精神的、肉体的ストレスが少ない。
- 患者の時間的、経済的負担が少ない。

【短所】
- う蝕を取り残す危険性がある。
- 審美性（色調適合性、接着界面付近の着色）に不安がある。
- 多種類の被着体があると、接着操作が煩雑となるだけでなく、接着に悪影響を及ぼす可能性がある。

図 4-6-2　リペアの長所と短所。（久保[4]より引用改変）

【症例の概要】
　現在 69 歳・女性。8 年前の唾液検査などでハイリスクと判定された。当時は不定期に受診していたが、6 年前から定期的に受診するようになり、リスクは徐々に低下したと考えている。
DMFT：22（7MT）　唾液緩衝能：やや低い（ジーシー・サリバチェックバッファ検査：8 点）　ミュータンス菌の数：少ない（ジーシー・サリバチェック SM：レベル 1）　唾液分泌量：少ない（3.5ml／5 分）　11 年前から 8 年前までの 3 年間の再治療歯数：4

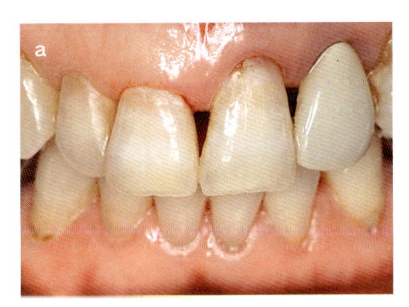

症例 4-6-1a　12 年前、|1 歯頸部コンポジットレジン修復に近接してう蝕が見られた。説明した結果、患者は経過観察を希望した。

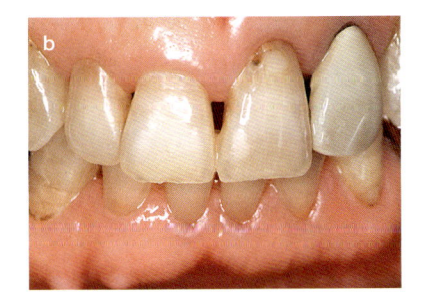

症例 4-6-1b　11 年前、着色が濃くなり、コンポレジン修復に接する。

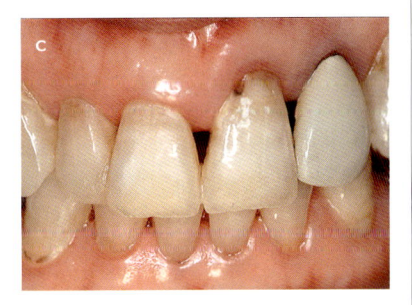

症例 4-6-1c　9 年前の状態。

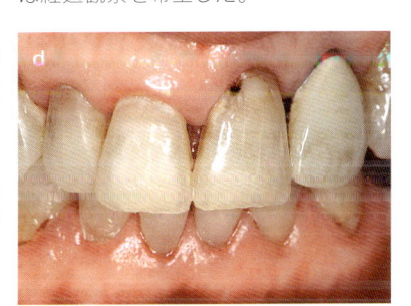

症例 4-6-1d　6 年前、リペアに同意。

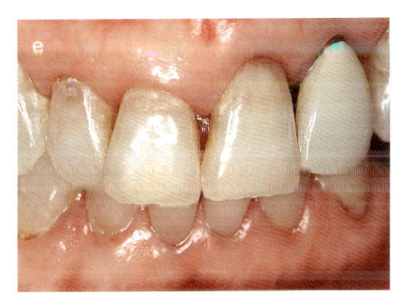

症例 4-6-1e　コンポジットレジンにてリペアを行う。

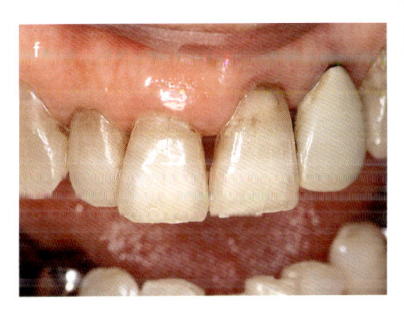

症例 4-6-1f　リペアから 5 年後の状態。

症例 4-6-1　う蝕の経過観察とリペア。

【症例の概要】現在33歳・女性。初診時（3年前）のDMFTは10（0MT）であった。

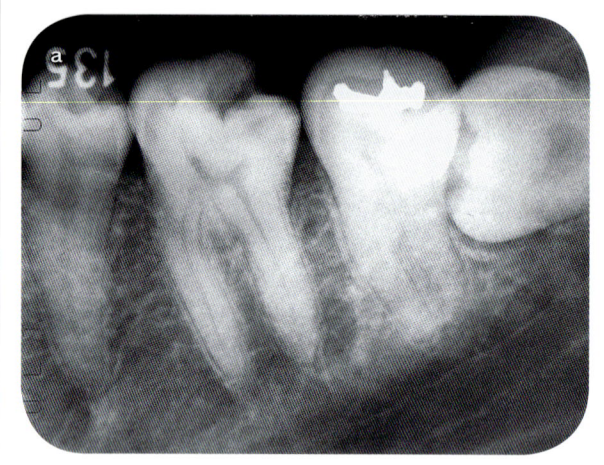

症例 4-6-2a　6̄術前のデンタルエックス線写真。

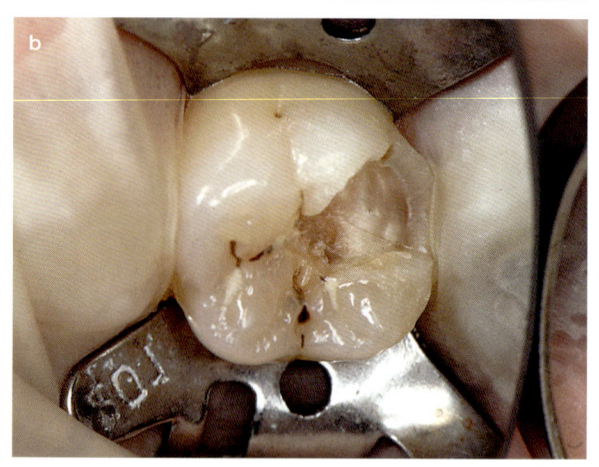

症例 4-6-2b　う窩は深く、遠心隣接面中央から頬側面溝に向けて斜めに亀裂が走っていた。間接覆髄後、ベース目的でグラスアイオノマーセメントを暫間的に填塞した。

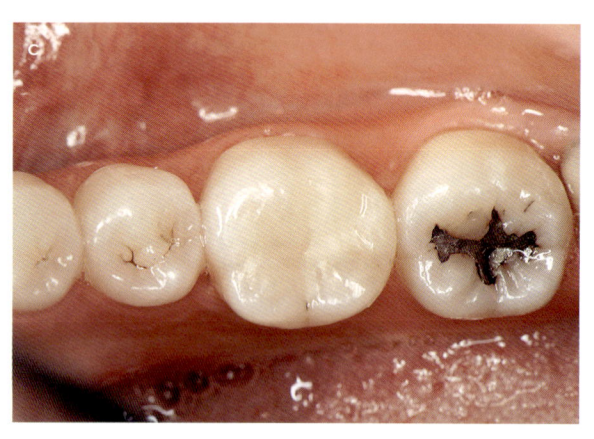

症例 4-6-2c　1週間経過観察後、症状が認められなかったので、サンドイッチテクニックによるコンポジットレジン修復を行った。

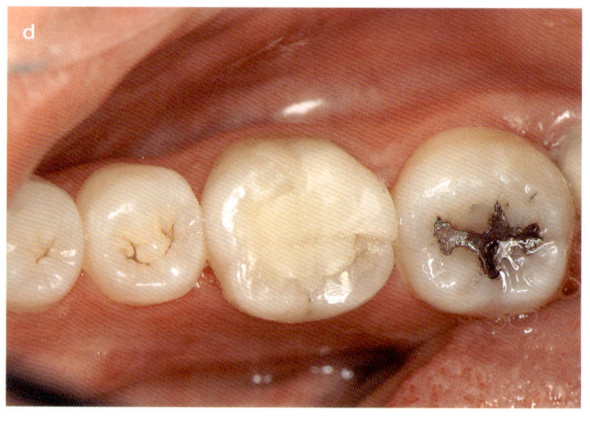

症例 4-6-2d　3年後、遠心舌側咬頭内斜面から遠心辺縁隆線にかけて破折が認められた。なお、修復1年後に急性歯髄炎により抜髄となり、アクセスキャビティは同じ修復材料を用いて填塞された。その際、グラスアイオノマーセメントはすべて除去された。

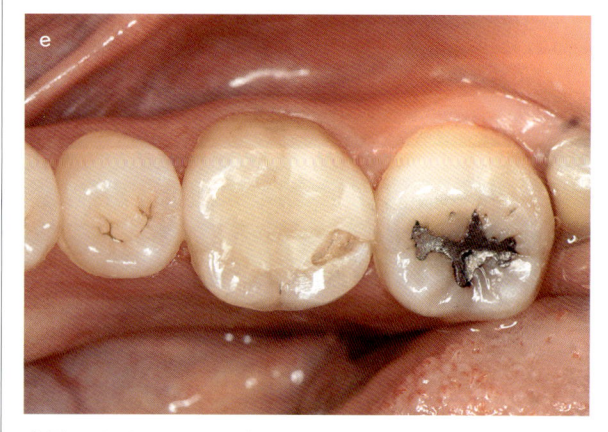

症例 4-6-2e　リペア窩洞形成後の状態。

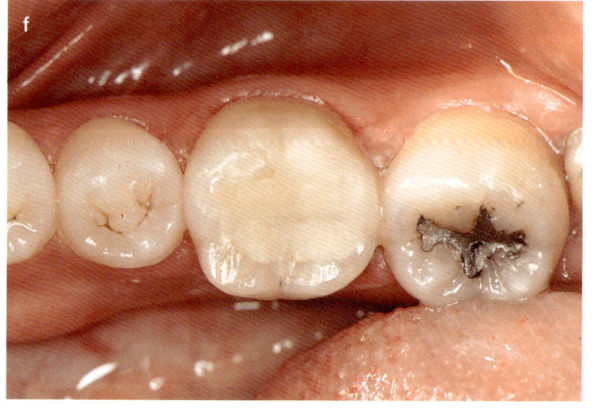

症例 4-6-2f　コンポジットレジンを填塞、補修した。

症例 4-6-2　コンポジットレジン修復の破折とリペア。

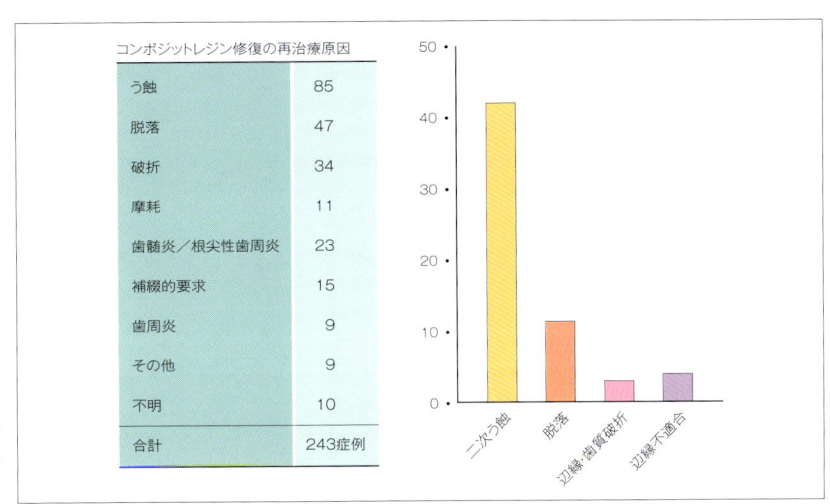

図 4-6-3 「あなたの経験で、再修復の原因でもっとも多いものは何ですか？」に対する回答。参考としてコンポジットレジン修復における再治療の原因分布を示した。

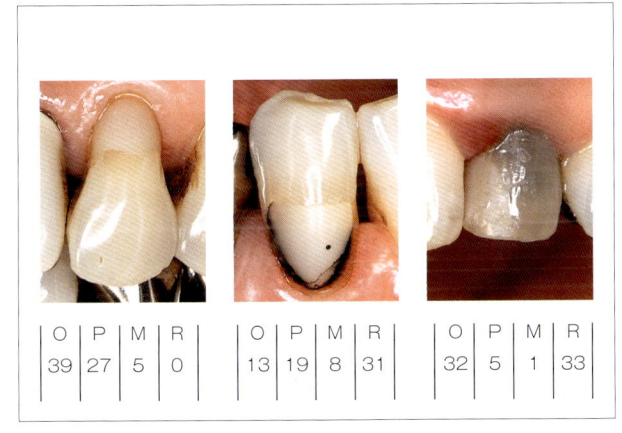

コンポジットレジン修復の再治療原因	
う蝕	85
脱落	47
破折	34
摩耗	11
歯髄炎／根尖性歯周炎	23
補綴的要求	15
歯周炎	9
その他	9
不明	10
合計	243症例

図 4-6-4 修復物に関連する問題点への対処法（問題点の種類と程度の影響）。長崎大学歯学部の保存・補綴系の歯科医師 71 名を対象として、再修復のデシジョンメイキングに関するアンケート調査を行った。提示した 12 症例中から、非侵襲的な対処法（経過観察または再研磨）にほぼ一致した症例、全対処法が選択された症例、対処法がほぼ二分された代表例を示す。（O：経過観察　P：再研磨　M：補修　R：再修復）

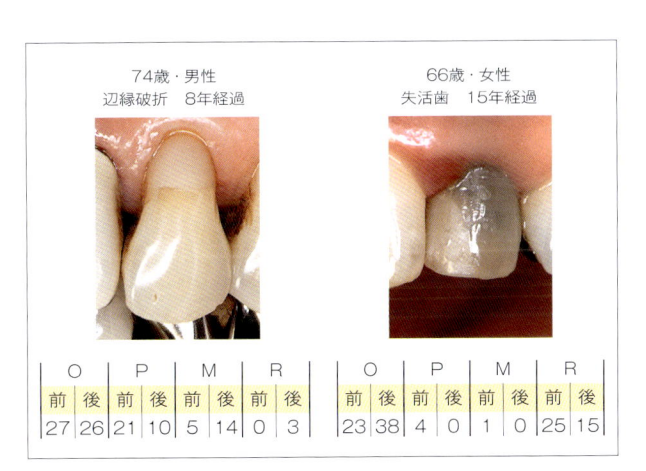

O	P	M	R
39	27	5	0

O	P	M	R
13	19	8	31

O	P	M	R
32	5	1	33

図 4-6-5 修復物に関連する問題点への対処法（患者と修復物に関する情報の影響）。図 4-6-4 と同一症例に患者年齢、性別、問題点の原因および修復物の経過年数に関する情報を追加してもう一度アンケート調査を実施した。情報提供によって、回答者（2回ともアンケートに協力した 53 名）の40％以上に対処法の変動が見られた症例を示す。（O：経過観察　P：再研磨　M：補修　R：再修復）

74歳・男性　辺縁破折　8年経過　　66歳・女性　失活歯　15年経過

O		P		M		R		O		P		M		R	
前	後	前	後	前	後	前	後	前	後	前	後	前	後	前	後
27	26	21	10	5	14	0	3	23	38	4	0	1	0	25	15

2. 再治療の判断基準

長崎大学歯学部の保存または補綴を専門とする歯科医師（64名）を対象として、再修復の判定基準や再修復の原因に関するアンケート調査を行った結果、多くの歯科医師（49 名：77％）が確かな基準を持っていないことが明らかになった[5]。エビデンスがなくコンセンサスも得られていない状況で、再修復に関する系統だった教育が行われてこなかったことが原因であろう。また、多くの研究で指摘されているように、再修復の主原因は二次う蝕であった（図4-6-3）。しかし、う蝕の取り残しによる再発う蝕や修復物に近接した一次う蝕との鑑別、あるいは辺縁着色との識別など、二次う蝕の正確な診断は困難である。なお、ICDASではこれらの点を考慮して、CARS（caries associated with restorations and sealants）と称している。

さらに、修復物に関連した再治療の意思決定に関するアンケート調査を行った結果[6,7]、再治療の意思決定には、

・問題点の種類と程度（図4-6-4）
・患者および修復物の情報の有無

図 4-6-6 ～図 4-6-9　長崎大学歯学部出身の歯科医師から無作為に抽出した 250 名を対象として、う蝕への切削介入時期、種々のう蝕への対処法、修復物に関連する問題点への対処法に関する無記名式アンケート調査を実施した。修復物に関連する問題点への対処法では、二次う蝕、破折、辺縁着色、摩耗など 24 例の口腔内写真と患者年齢ならびに修復物の経過年数に関する情報を提示した。臨床症状はなく、患者は問題点に気づいていないか、気づいていても気にしていないという想定のもとで、経過観察、再研磨、補修修復（リペア）および再修復から対処法を選択してもらった。最終的に 109 名の歯科医師から回答が得られた。詳細な解析が可能であった辺縁着色の結果を示す。

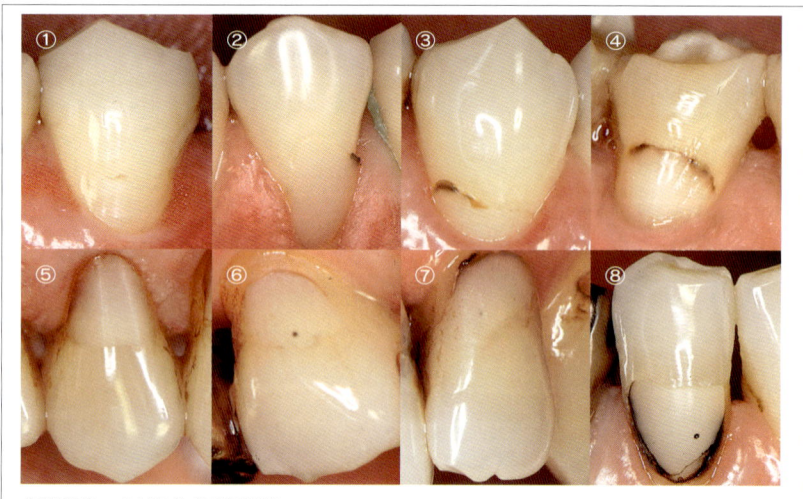

辺縁着色への対処法（回答者数）

症例	①	②	③	④	⑤	⑥	⑦	⑧
経過観察	78	19	6	19	85	75	30	16
再研磨	29	81	71	47	13	8	26	17
補修修復	0	4	19	24	5	12	35	20
再修復	2	5	13	19	6	14	18	56

図 4-6-6　辺縁着色への対処法についての結果。提示した口腔内写真と各症例における対処法の回答者数を示す。着色の程度が進むにしたがって切削介入（補修修復と再修復）を選択する割合が増加した。

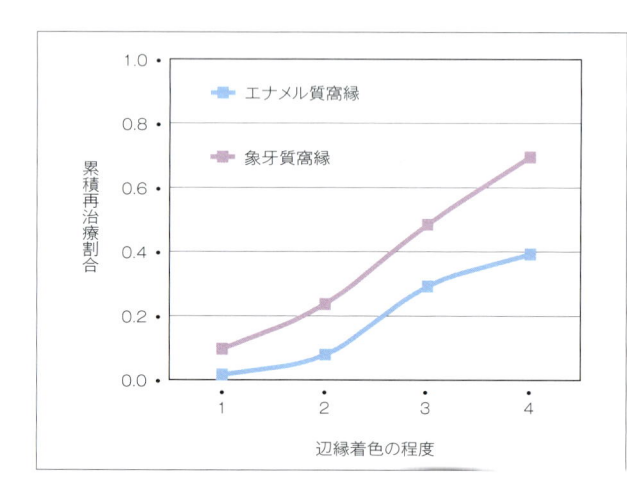

図 4-6-7　辺縁着色への対処法（発生部位および程度との関係）。再治療（補修修復と再修復）を決断したときをイベント発生と定義し、マンテル・ヘンツェル検定を行った結果、辺縁着色の発生部位によって修復の選択割合に有意な差が認められた。すなわち、象牙質ではエナメル質よりも軽度の段階から高頻度に修復が選択されていた。エナメル質と象牙質の辺縁着色の進行程度ごとに累積再治療割合を計算し、グラフに示す。横軸の数値は辺縁着色の程度を示し、図 4-6-6 の症例①と⑤が 1、②と⑥が 2、③と⑦が 3、④と⑧が 4 に対応している。

・発生部位と程度（図 4-6-6、図 4-6-7）
・術者の性別や臨床経験（図 4-6-8）
・う蝕への切削介入時期の基準（図 4-6-9）

などが複雑に関与していることが明らかになった。

既存の修復物に関連する問題の進行は遅いことが多いので[8]、確立された再治療の判定基準がない現状においては、モニタリングすることが勧められる。点ではなく線（時間軸）で見ることで、いつ再治療に踏み切るか、より的確に判断できるであろう。モニタリングでは、デンタルエックス写真や画像データを記録保存しておくことが重要である。最近の歯科用口腔内カメラは性能がよくなり、診察用としてだけでなく、患者説明用装置としても有効である。

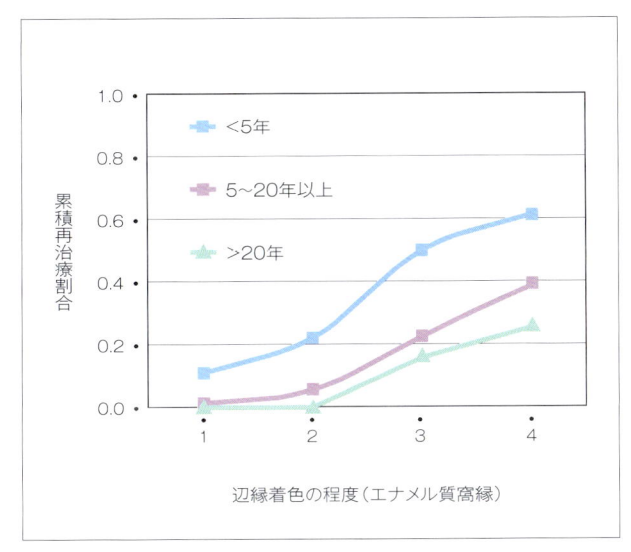

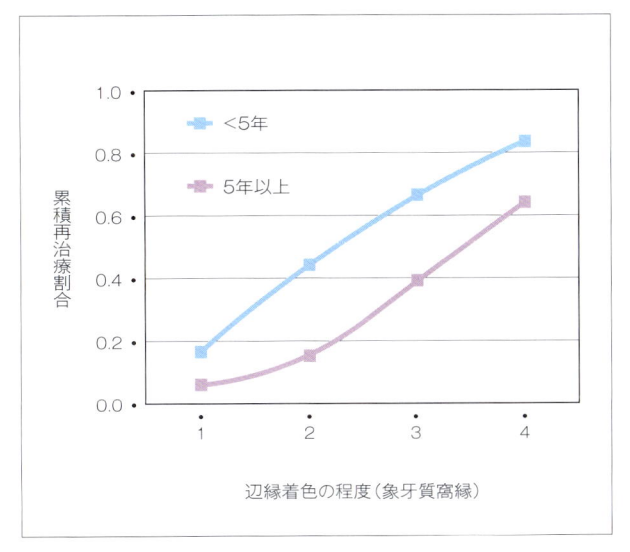

図 4-6-8 辺縁着色への対処法（臨床経験の影響）。臨床経験を5年未満、5～10年、11～20年、20年以上に4分割した。順序ロジスティック回帰分析を行った結果、臨床経験が短いほど早期に切削介入することが明らかになった。有意差がなかったグループをまとめ、グラフ化した。

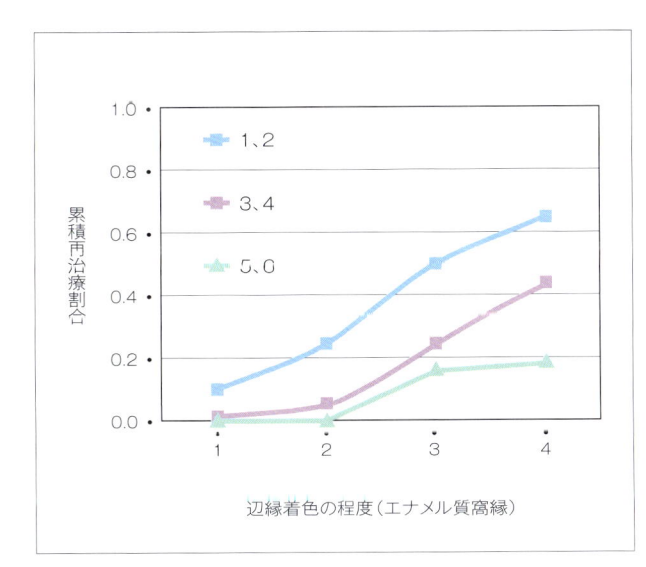

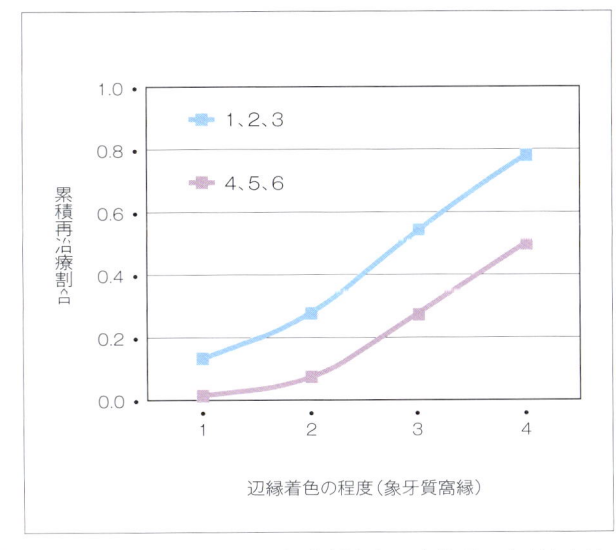

図 4-6-9 辺縁着色への対処法（う蝕への切削介入時期との関係）。順序ロジスティック回帰分析を行った結果、う蝕に対して早期に切削介入する者は辺縁着色に対してもより軽症の段階から再治療（補修修復と再修復）を選択することが判明した。有意差がなかったグループをまとめ、グラフ化した。凡例の数値は、唇側歯頸部のう蝕に対して、どの程度進行した状態で（数値が大きいほど進行している）切削介入の意思決定を行ったかを表す。

図4-6-10a　近心辺縁隆線部コンポジットレジン修復（12年経過）の微小破折と、気泡部の着色のモニタリングを開始した。

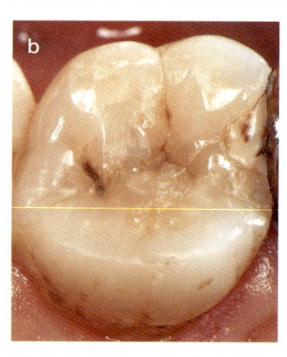

図4-6-10b　15年を経てもコンポジットレジン修復には大きな変化は認められない。なお、3年前に遠心口蓋側咬頭部の歯質破折が生じ、コンポジットレジン修復を行っている。

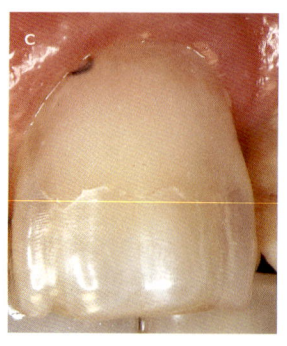

図4-6-10c　修復後3年経過して、歯肉側マージンに着色が認められるようになった。凹部への色素停滞が着色の原因と考えられた。

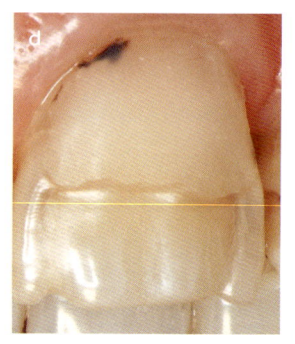

図4-6-10d　修復後13年経過。着色の範囲は広がっているが、問題ないと判断。

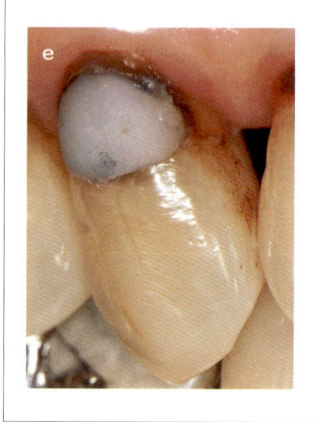

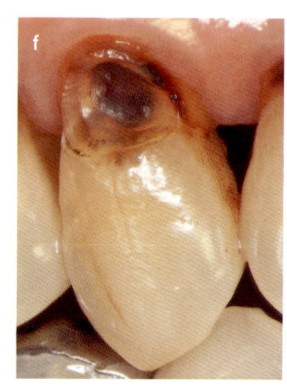

図4-6-10e　コンポジットレジン修復（20年経過）の色調不適合と辺縁着色あるいは二次う蝕が疑われた。

図4-6-10f　1年半後（リコール時）、コンポジットレジンは脱落していたが、自覚症状はなく、患者自身は脱落に気づいていなかった。着色の原因はギャップや溝への色素沈着と考えられた。近心隅角部のう蝕は二次う蝕というより、新たに発生したう蝕と思われる。

図4-6-10　修復物に関連する問題点の進行速度。

3. リペアの適応症

　修復物に二次う蝕や辺縁着色、辺縁破折、不適合、変色、摩耗などが認められた場合、たとえそれが主訴でなくても、患者に病状を説明して再治療を勧めることも多いと思われる。しかし、これらの問題点がすべて急速に悪化したり、二次う蝕になったりするわけではない（図4-6-10）[8]。大切なことは、患者教育を行いながら、患者との信頼関係を構築することである。

　図4-6-11、図4-6-12にリペアの適応患者と適応症例を示す。歯質保存の観点ならびに患者の肉体的負担軽減から、これらの適応患者および適応症にはリペアを行うよう推奨される。

4. 臨床成績

　先にもふれたように、リペアに関するエビデンスレベルの高い研究は見当たらない。しかし、接着材料の進歩に伴って、歯質や修復材料にコンポジットレジンを十分に接着させることが可能となり、適切に行えばリペアにも長期にわたって良好な成績を期待できる（174ページ症例4-6-3参照）。

　各種被着体に対するコンポジットレジンの接着操作手順を図4-6-13に示す。実際にリペアを

【適応患者】
- リペアの長所・短所を理解し、同意が得られた患者
- 定期的に受診し、信頼関係が構築されている患者
- 全身疾患などがあり、十分な診療環境を確保できない患者
- チェアータイムに制限のある患者
- 浸潤麻酔が禁忌あるいは嫌いな患者
- 歯科治療が恐い患者

【非適応患者】
- リペアの同意が得られなかった患者
- 不定期に受診し、信頼関係が十分に構築されていない患者
- 審美に関心が高い患者

図 4-6-11　リペアの適応・非適応患者。（久保[4] より引用改変）

【適応症】
- 辺縁性二次う蝕（修復物下までう蝕が進行していない）
- 辺縁着色
- 辺縁破折（歯質・材料）
- 体部破折や歯質破折で残っている修復物に問題のない症例
- 軽度の色調不適合または表層の変色・着色
- 咬合接触以外の全体的な摩耗
- コンタクトの消失
- 解剖学的形態不良

【非適応症】
- エックス線写真で修復物下に明瞭な透過像が認められる症例
- 修復物下のう蝕が確実に除去できない症例
- 破折部が大きく、リペアで改善が図れない症例
- 変色が著しく、リペアで改善が図れない症例
- 前歯部で高い審美性が要求される症例
- リペアの効果が認められなかった症例
- リペア操作が困難な症例

図 4-6-12　リペアの適応・非適応症。（久保[4] より引用改変）

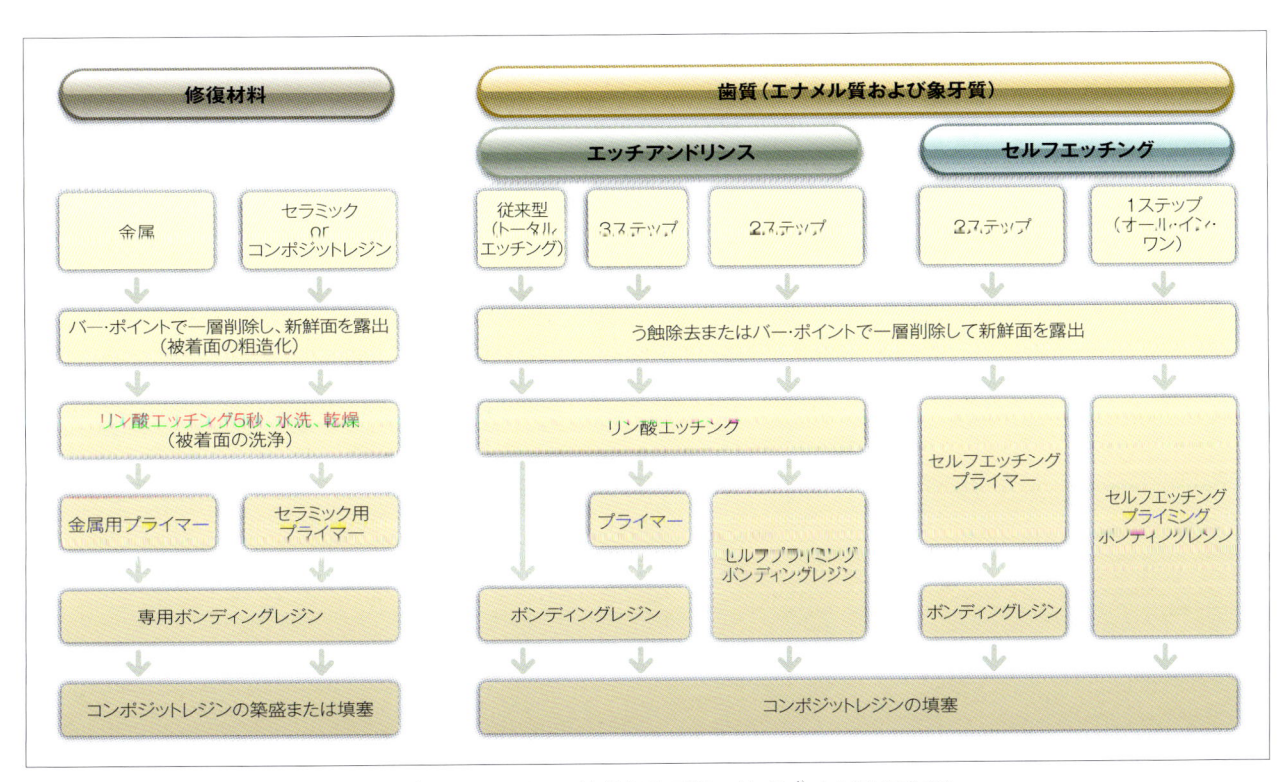

図 4-6-13　各種被着体に対するコンポジットレジンの接着操作手順。（久保[4] より引用改変）

Chapter 4　再石灰化促進療法と修復処置　173

【症例の概要】
　現在 44 歳・男性。初診は 28 年前、何らかのトラブルがあるたびに不定期に来院していたが、6 年前からは定期的に来院するようになった。　初診時の DMFT：28（0MT）
　初診から 11 年後に前歯を抜歯した。生活が落ち着いた 30 代半ばまではハイリスクであったが、5 年前から 3 年間の再治療歯数（2）に基づき中程度のリスクと判定している。6⌋のメタルインレーは初診時に装着されていた。一方、5 4⌋のインレーは 19 年前に装着した。

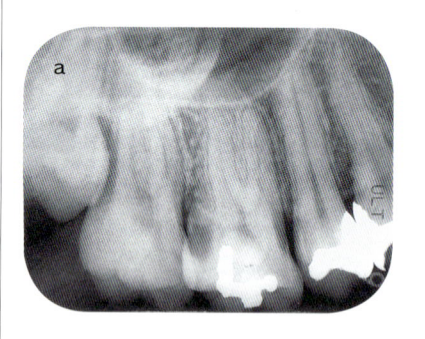

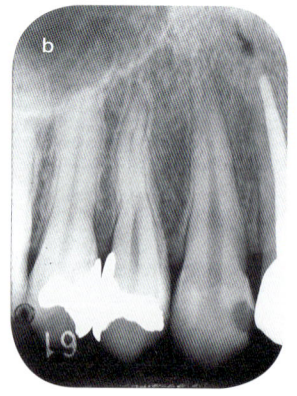

症例 4-6-3a　上顎右側大臼歯部の術前デンタルエックス線写真（16 年前）。6⌋遠心隣接面にう蝕が見られ、リペアを行った。

症例 4-6-3b　上顎右側小臼歯部デンタルエックス線写真（16 年前）。

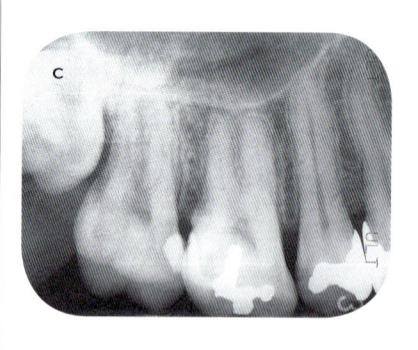

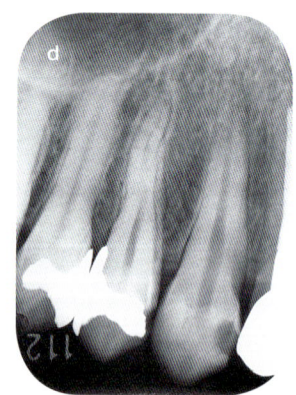

症例 4-6-3c　5 年経過後の上顎右側大臼歯部デンタルエックス線写真。6⌋遠心隣接面歯肉側マージンはややアンダー気味であるが、リペア部の経過は良好である。

症例 4-6-3d　5 年経過後の上顎右側小臼歯部デンタルエックス線写真。4⌋近心にう蝕があるが、比較的浅いように見える。

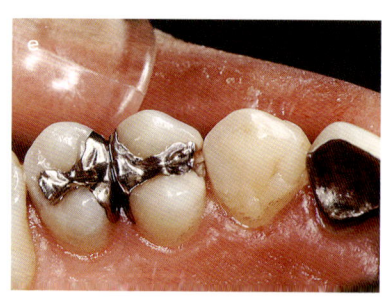

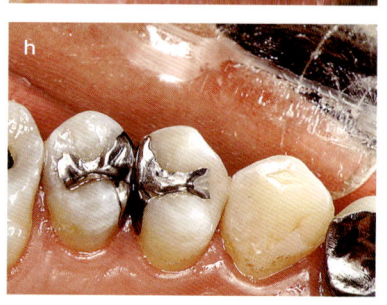

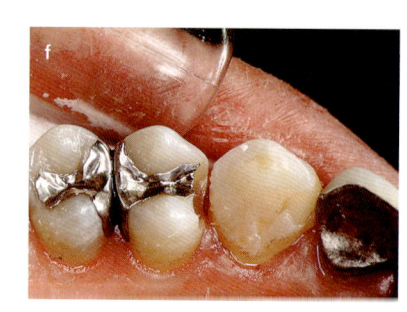

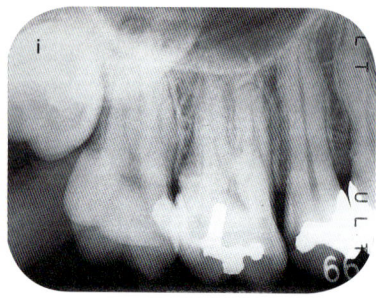

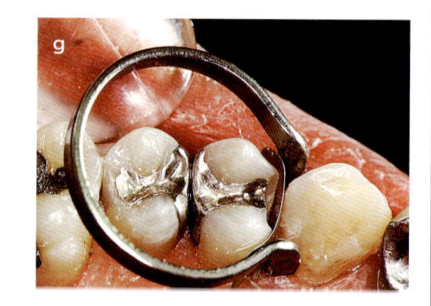

症例 4-6-3e〜h　コンポジットレジンを用いて 4⌋近心部のリペアを行った。

症例 4-6-3i　さらに 4 年経過後の上顎右側臼歯部デンタルエックス線写真。5⌋遠心に透過像が認められる。

症例 4-6-3　メタルインレー修復のリペア。

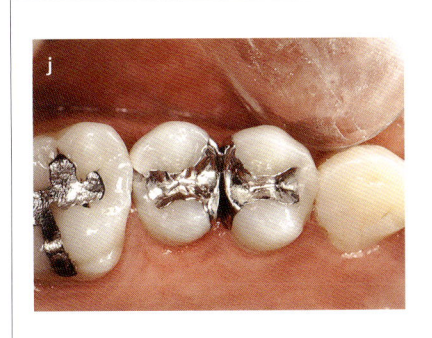

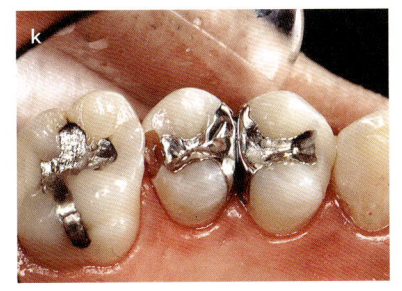

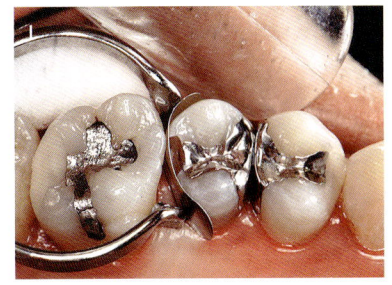

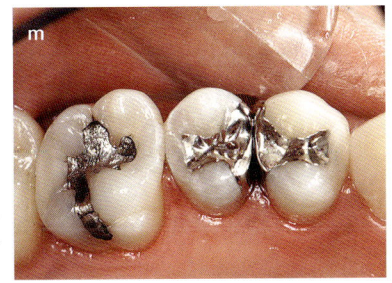

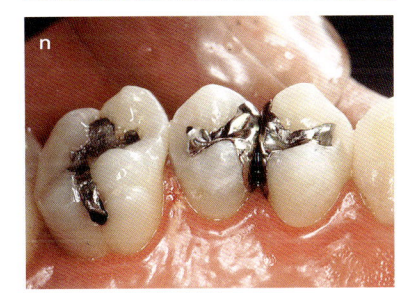

症例4-6-3j〜n　5|遠心の二次う蝕に対してコンポジットレジンを用いてリペアを行った。

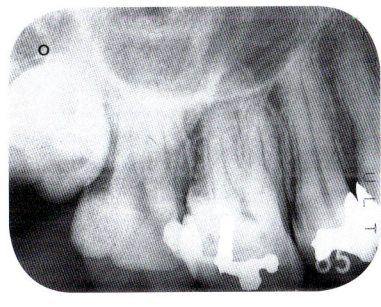

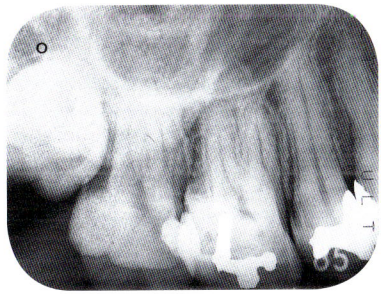

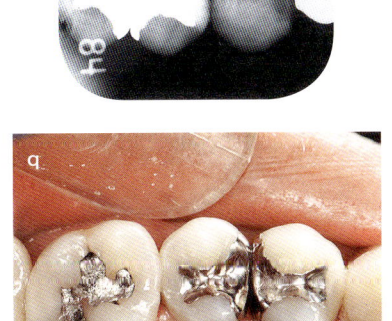

症例4-6-3o、p　2年経過後のデンタルエックス写真。大きな変化は認められない。

症例4-6-3q　各々5年、10年、16年後も経過は良好である。

行う場合、歯質と修復材料が混在するケースがほとんどである。さらに、リペアの窩洞は小さいので、他の被着面に触れることなく各前処理を行うことは難しい。たとえば、2ステップタイプのセルフエッチングシステムを用いて接着操作を行う前に、金属用あるいはセラミックス用プライマーが被着歯面に接すると、接着強さが低下することも指摘されている[9]。中島[10]が推奨しているように、二次う蝕や辺縁着色を防ぐため、まず歯質への接着を優先し、次いでコンポジットレジンあるいはセラミックスへの接着、最後に金属への接着と考えるのが理にかなっている。

Gordanら[8]によれば、歯質接着システム（シングルボンド／3M ESPE）だけを用いてコンポジットレジン修復のリペアを行い、7年後も良好な成績が得られたとのことである。セルフエッチングシステムを用いる場合、リン酸による前処理は、エナメル質には有利に働くが、象牙質には悪影響を及ぼす懸念がある。したがって、歯肉側象牙質の二次う蝕の場合、修復材料のリン酸処

Chapter 4　再石灰化促進療法と修復処置　175

【症例の概要】
　現在79歳・女性。16年前、7年ぶりに再来院し、その後は定期的に受診している。13年前の唾液検査などでハイリスクと判定された。　DMFT：23（3MT）　唾液緩衝能：低い（Dentobuff strip：黄）　ミュータンス菌の数：多い（Dentocult SM：2）　ラクトバシラス菌の数：低い（Dentocult LB：10^3）　唾液分泌量：やや少ない　初期治療修了後から3年間のう蝕および辺縁着色発生歯数：6

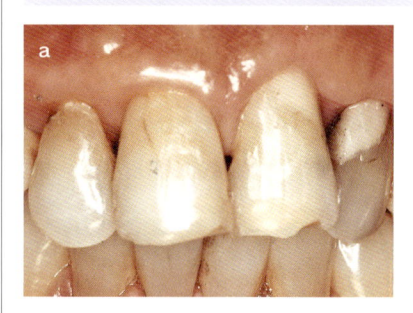

症例 4-6-4a　16年前（ベースライン）の状態。1|1のコンポジットレジン修復を行った。1|は1歯2窩洞（DBLとMBL）、|1は1歯3窩洞（DBL、MBLとB）。|1唇側歯頸部は24年前にコンポジットレジン修復が行われた。

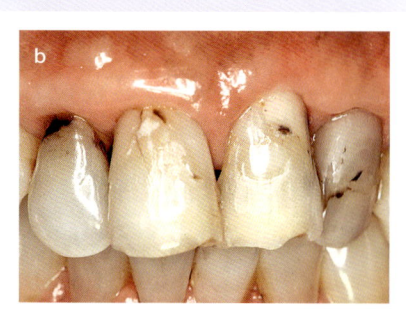

症例 4-6-4b　2年半後、1|1唇側と2|歯頸部にう蝕が発生していた。また、1|2（2年前にコンポジットレジンにて再修復済み）には辺縁着色が見られた。

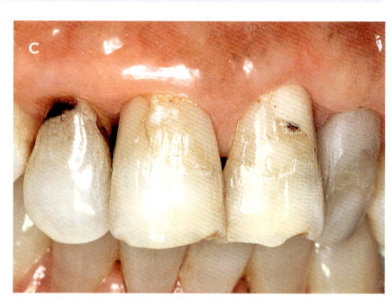

症例 4-6-4c　1|と|2における着色の原因はコンポジットレジンの溢出と考えられたので、再研磨を行ったところ、着色はほとんど除去された。

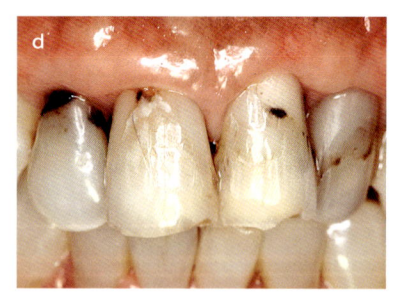

症例 4-6-4d　3年半後、1|唇側に二次う蝕が発生した。2|と|1にう蝕の進行が見られた。また、|2には辺縁着色が再発していた。

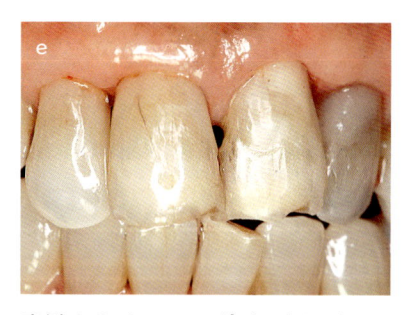

症例 4-6-4e　コンポジットレジンにてリペアと修復を行った。また、|2では再度研磨を行った。

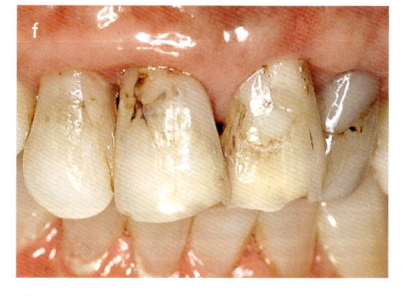

症例 4-6-4f　7年後、1|唇側の補修部マージンに着色が見られる。また、|1の補修部マージン歯肉縁にも点状の着色が発生していた。さらに|2に辺縁着色の再発も認められた。

症例 4-6-4　リペアと再研磨。

　理を行わず、水洗・乾燥に止めておくほうが安全であろう。
　また、窩洞外に溢出したコンポジットレジンが辺縁着色の原因になることも多い。このようなケースでは、リペアや再修復を行う前に、再研磨を行うことが推奨される（症例 4-6-4）。
　グラスアイオノマーセメントは被着面に多少の水分や汚染が存在しても硬化や接着に問題が生じに

くい材料であり、この特性はある程度十分にう蝕が除去された被着面と厳密な防湿を必要とするコンポジットレジン修復にはない利点である[2]。したがって、照射光が十分に到達しない部位、う蝕が歯肉縁下および防湿が困難な症例では、グラスアイオノマーセメントによるリペアが勧められる（症例 4-6-5）。ポイントは、ややオーバーに一括填塞し、硬化中に賦形

などの操作をせず、十分な硬化を待って（次回来院時）形態修正、研磨を行うことである。
　治療成功の秘訣は、患者との信頼関係を構築し、モニタリングしながら、問題点の原因究明とその除去に努め、再治療のリスクを軽減することである[11]。このことが、修復物を長持ちさせるだけでなく、リペアの良好な予後にもつながると言える。

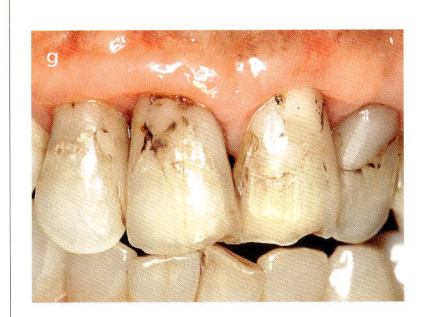

症例4-6-4g 9年後、1|1歯肉縁に新たなう蝕が発生した。

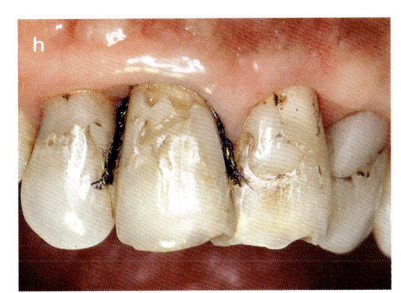

症例4-6-4h 10年後、リペアを行うことの同意を得て、1|に窩洞を形成した。う蝕は深部に及んでいなかった。

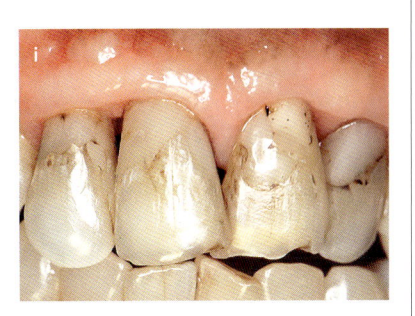

症例4-6-4i 切縁側エナメル質のリン酸処理を行った後、コンポジットレジンを用いてリペアを行った。

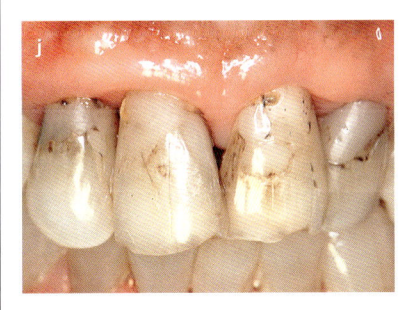

症例4-6-4j 11年後、1|唇側歯肉縁の欠損が大きくなり、リペアすることとした。また、|2歯肉縁には辺縁着色とう蝕が発生していた。

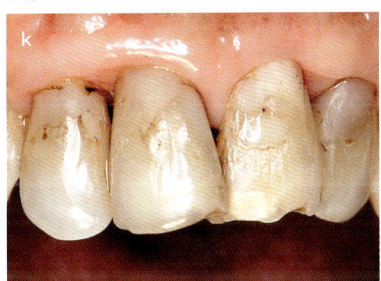

症例4-6-4k コンポジットレジンを用いて1|のリペアを行い、|2も一緒に研磨した。

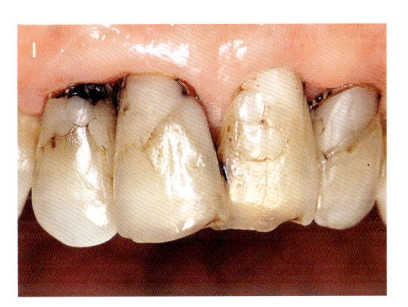

症例4-6-4l 16年後。2年前に肺がんが発見され、現在も治療のため入退院をくり返している。|2歯肉縁のう蝕は進行し、1|両側隅角部および|2近心隣接面歯肉側にう蝕が発生していた。

【症例の概要】
　現在92歳・女性。初診は22年前。14年前からは定期的に来院するようになった。8年前の唾液検査などで中程度のリスクと判定された。　**DMFT：28（8MT）　刺激唾液pH：7.2　唾液緩衝能：低～中（チェックバフ検査：pH 5.1、ジーシー・サリバチェックバッファ検査：5点）　ミュータンス菌の数：多い（ジーシー・サリバチェックSM検査：レベル2）唾液分泌量：少ない（2.5ml／5分）　11年前から8年前までの3年間の再治療歯数：2**

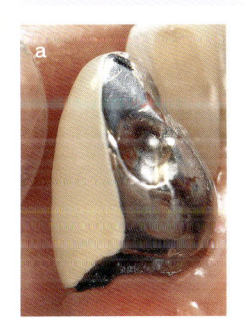

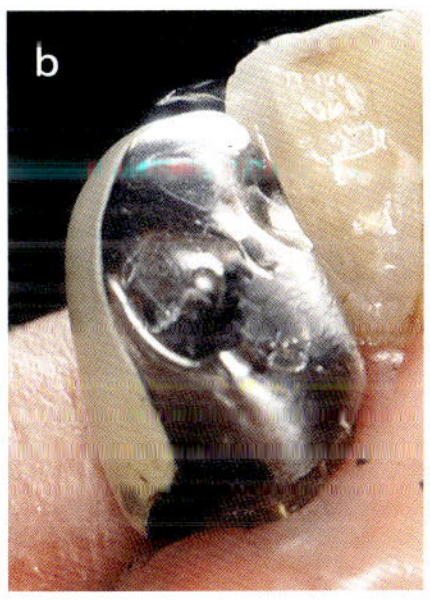

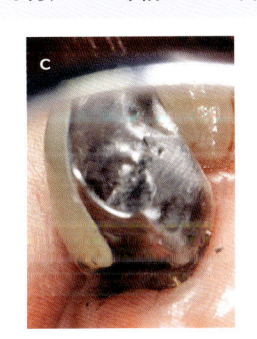

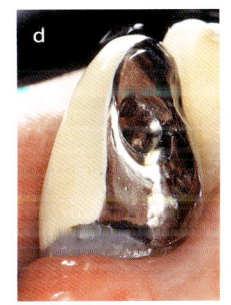

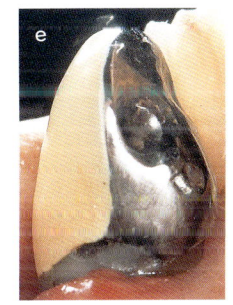

症例4-6-5a 硬質レジン前装冠（21年前に装着）の遠心隣接面マージン下にう蝕が認められ、モニタリングを開始した。

症例4-6-5b～d 1年後、グラスアイオノマーセメントを用いてリペアを行う。

症例4-6-5e 6年経過後。良好な経過を示している。

症例4-6-5 グラスアイオノマーセメントを用いたリペア。

CHAPTER 5

テーラーメイド医療としての う蝕のマネジメント

　う蝕治療にも歯周治療にも『魔法の弾丸』は存在しない。両疾患とも病因論を考えると、バイオフィルムの歯面からの継続的な除去が必要になる。また、う蝕の場合、全身状態、生活環境の変化や、ホームケアの状態などの把握、初期病変のモニタリング、修復物の経過観察も重要になる。当然、再石灰化が脱灰よりも優位になるように、フッ化物の塗布なども行う。

　時間的には、限られた接点かもしれないが、患者の人生をトレースしながら、口腔内の状態を把握し、過不足のないプログラムで疾患をコントロールしていくことは、今後の歯科医療の担うべき重要な役割である。

　患者とともに目標を定め、ともに歩んでいくためには、歯科医療チームとしての総合力が問われる。そしてチームのすべてのメンバーが、患者から情報を収集し、歯科医師、歯科衛生士が臨床判断や疾患のコントロールを行っていく姿勢が求められている。

Chapter **5-1** 鼎談

テーラーメイド医療としてう蝕マネジメントを考える

今里 聡・林 美加子・伊藤 中

1．なぜ長く関わることが求められるのか

伊藤 症例5-1-1は、伊藤歯科に15年間メインテナンスに通ってくださっている患者さんです。極度に崩壊した状態で来院されました。

林 カリエスリスクの検査結果をみると、さほどリスクは高くないようですね。

伊藤 ほとんど問題のないレベルでしょう。崩壊の原因としては、咬合の要因もあったと想像できます。臼歯はシザーズバイトでしたが、補綴処置時に改善しています。

今里 183ページのメインテナンス経過を見るかぎりあまり大きな変化は見られませんが、この**症例5-1-1**は実に多くのことを物語っていると思います。というのは、リスクはそんなに高くないにもかかわらず、口腔内はここまで崩壊していました。治療によって口腔内環境は大きく変化しましたが、もともとリスクが低いので、リスクに大きな改善をもたらすことは困難だったと思います。つまり、もしこの患者さんが継続的に来院しなくなったとしたら、初診時の状態に戻ってしまうこともあり得るわけです。

ローリスクだからこそ、今後いかにメインテナンスを継続していくかが重要であると感じる症例ですね。

伊藤 みんな『修復したらすべて解決』のようなイリュージョンを見ているんですよね。維持されているというのは、案外ラッキーなことなのかもしれない、と思っています。ましてや最初からこの症例のように崩壊している人であれば、いくらリスクが低くても、それなりのサポートをしてあげないといけないと私は思うんですね。

今里先生のおっしゃるとおり、この**症例5-1-1**はリスクが低いゆえに、私たちにとってもけっして油断できない症例なんです。継続的に来院していて、とくに大きな問題がなかったりすると、適切な評価を怠ってしまうことも時としてありますから。たとえばエックス線写真撮影などがずるずると先延ばしになってしまって、突然二次う蝕が発見されてドキッとしたり……。

継続的に患者さんとつきあう以上、『時間の流れの道しるべ』となるような評価ポイントを必ず節目に設ける必要があると、ローリスクの患者さんではとくに強く感じますね。

今里 この症例では、やはり全部被覆冠装着部がハイリスク部位だと思います。いかに最小限の処置

症例5-1-1
約15年のメインテナンスを継続し、維持されてきた症例

初診時45歳・女性。|1の補綴物脱離を主訴に来院した。基本的にはローリスクである。修復治療、カリエスリスクの修正を行ってからメインテナンスを継続してきた。その間の大きなトラブルは、下顎左側の二次う蝕を伴うブリッジの脱離だけである。現在メインテナンス来院15年が経過している。

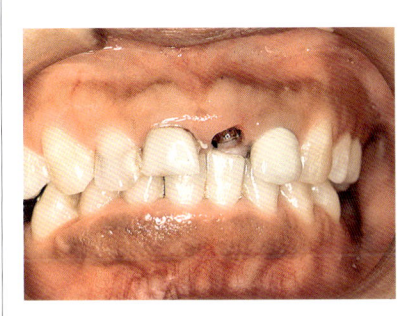

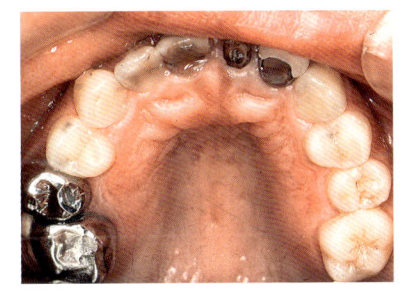

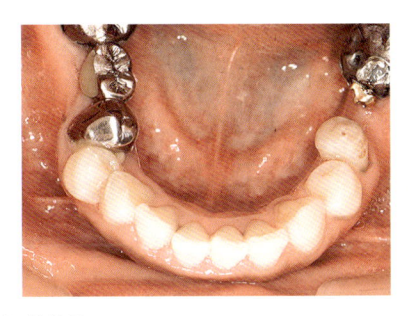

症例5-1-1a 初診来院時の口腔内写真。古い補綴物が認められ、リスクが高そうに見える。

症例5-1-1b 初診来院時のエックス線写真。補綴物が多いわりには無髄歯が少ない。大臼歯部の咬合関係の改善を目的に補綴物の再製を計画した。下顎左側については、|7のエナメル質がまったく切削されていなかったため、インレーブリッジで処理した。

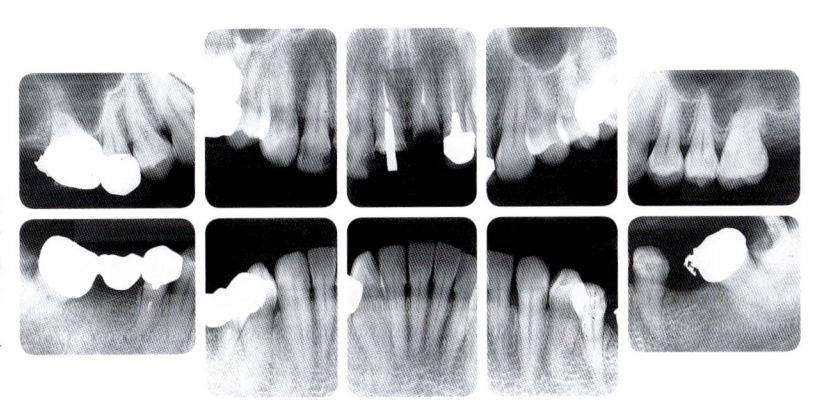

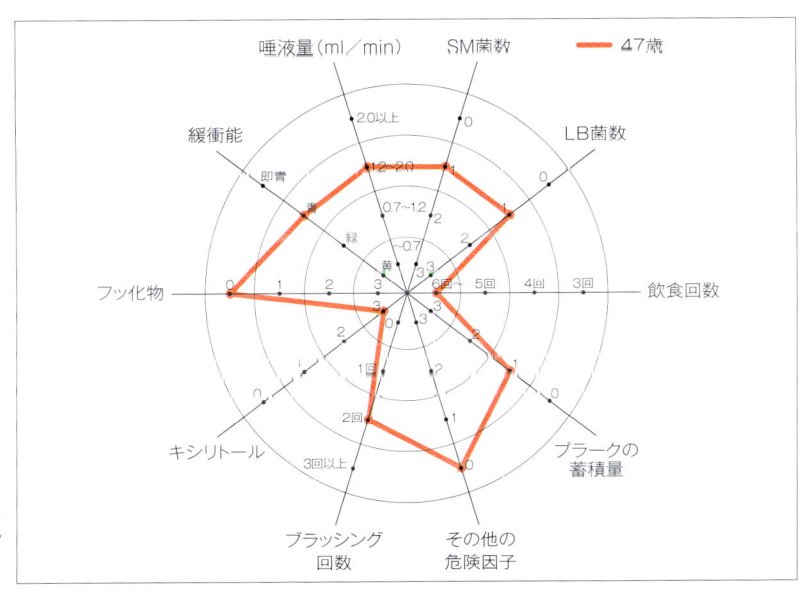

症例5-1-1c カリエスリスク検査結果。基本的にはローリスクの口腔内であるが、食習慣の改善と、定期的なフッ化物塗布をアドバイスした。唾液量は6.5ml/5分、緩衝能は非常に高かった。

をしたとしても、その下の歯を守るという意識が、歯科医師にも、また患者さんにもなければ維持していくことはできませんからね。

伊藤 長く患者さんと関わるうえでいちばん大切なことは、そういった意識を患者さんに持ってもらうことだと思います。たとえば5年とか継続して来院されると、自然とそういうリスク部位をケアする習慣が、患者さんにもついてくるものです。私はそれがまず最初のキーだと思います。

林 たしかにこの患者さんは、まじめに通われていて、プラークコントロールも向上していますね。しっかりとその意味が伝わり、ケアが習慣として定着しているのでしょうね。

2. テーラーメイドう蝕マネジメントのススメ

今里 メインテナンスは画一的にできるものではありません。たとえば生活習慣は個人差が大きく、来院間隔を決定するにしてもそれぞれの患者さんの生活習慣をしっかり把握したうえで微調整していく必要がありますよね。そういうことを考えると、「メインテナンスは一筋縄ではいかない」と、私はつねづね思うんです。

伊藤 われわれは『悪くならないようにする』というゴールを個人個人で設定する必要があります。たとえば高齢の患者さんであれば、障害などでホームケアが困難になってしまった方もたくさんいらっしゃいます。そういう患者さんでは本人によるプラークコントロールは困難なので、もしかしたら介護している人に教えてあげるのが、その人のゴールかもしれません。

人それぞれにゴールがあって、それぞれのゴールにどういう解決策を臨床の場で用意するか――これはメインテナンスの難しいところであり、経験がものをいうところでもあります。

林 リスクをその時々で評価しなおし、ゴールを設定しなおす、ということでしょうか。

伊藤 それができるときはそうしますし、それができない患者さんもたくさんいます。時にはリスク評価以外にも、患者さんの年齢や手の器用さなど全部を考慮して、「どこまでこの患者さんに求めたらいいのか」、そして「どこの部分を歯科医院が補ってあげればいいのか」を見定めることも必要なんです。

たとえばホームケアが困難になってきている患者さんに、「さらにがんばれ」と言っても、無理は無理なんです。そのときは来院間隔を短くして、私たちに依存してもらう量を増やすほうがいいかもしれません。そういった工夫が求められてくると思います。

今里 いわば、『テーラーメイドう蝕マネジメント』ですね。

伊藤 リスクを評価しコントロールするにも、どこを改善すればその患者さんのセーフティーマージンを広くすることができるかを考えることが大切だと思います。

症例5-1-1の患者さんはローリスクですが、しいて言えば飲食回数が多いですよね。もしここを修正することができれば、将来なにか全身疾患に罹患してリスクが上がったとしても、なんとか乗り切れるかもしれません。

私は、意外とこういった鍵を1つかけることで、歯は維持できるのではないか、と思うんです。

今里 そのためのオプションはあればあるほどいいですよね。標準化された医療をいかに提供するかが必要だった時代から、テーラーメイド型の医療を提供する時代にシフトしてきたわけですから。

林 材料や機器、そしてケアプログラムの充実も求められますね。

伊藤 人的な面でも同様です。患者さんと長く関わるうえでは、患者さん自身や背景の細かい変化を敏感に感じ収集する歯科衛生士の存在も欠かせません。

林 歯科医師・歯科衛生士の複数の視点で診ていくことが求められているわけですね。

今里 長い時間軸で初期病変を診ていこう、リスクコントロールしていこうとすると、これまでよりも柔軟な診療姿勢が求められるようになると思います。

たとえば子どもの患者さんであれば、やがて反抗期や思春期を迎えることから、成長とともに私た

症例5-1-1d メインテナンス来院時(初診から14年9か月後)の口腔内写真　メインテナンス経過中に二次う蝕病変の処置は行っている。ローリスクだが、補綴物が多数装着されている口腔内では細心の注意が必要である。

症例5-1-1e メインテナンス来院時(初診から14年9か月後)のエックス線写真。

ちの対応も変えていかなければなりません。生活習慣やプラークコントロールなども、患者さんの年齢や性格、どんな状況にあるのかによって、対応法は常に変わっていきます。

　わたしたちは、白・黒のようにフローチャートに当てはめて判断しがちですが、画一的に考えてしまうと、なにか大切なことを見落とすこともあるかもしれない、と思います。

林　ナラティブなアプローチを臨床に取り入れていく必要性がある、ということですね。

伊藤　私もそう思います。どんな優秀な検査でも偽陽性と偽陰性が絶対にあるように、フローチャートやエビデンスだけでは割り切れない部分が絶対に出てきます。ナラティブなアプローチは、そこを補ううえで欠かせません。

林　患者さんを取り巻く背景をリスクの1つとして汲み取る──こういったナラティブなアプローチは、えてしてスタッフが橋渡ししてくれますよね。

今里　なるほど。たとえ歯科医師が画一的に判断しがちであっても、スタッフがナラティブなところをサポートしてくれれば、トータルケアができる。

伊藤　長い時間をかけて初期病変をみるということは、カリエスリスクの変化を常にモニタリングしコントロールする必要があります。これは歯科医師1人では不可能で、スタッフとのチームがあってこそ実現できるものです。

　ただ残念なことは、1診療室あたりの歯科衛生士数は、1人ちょっとというのが現実です。ナラティブアプローチを含むリスクコントロールをするためには、歯科医院のありかた、コンセプトも見直す必要があると思います。

Chapter 5　テーラーメイド医療としてのう蝕のマネジメント　183

Chapter 5-2

時間軸で考えるう蝕治療の重要性

伊藤 中

これまで、う蝕が『酸産生能を有する細菌が慢性的に関与することにより歯に実質欠損を生じる疾患』であり、唾液による防御や、生活環境、食習慣、ホームケアの質などの影響を受けることを述べてきた。慢性的な疾患であるので、修復治療を完了し、カリエスリスクを修正した後も、いわゆるメインテナンスを通じて時間軸のなかで患者と関与し続けていくことが重要である。メインテナンスの目的は、病変を早期に発見して早期に充填することではなく、再石灰化優位の状態を維持していくことにある。

1. メインテナンスはう蝕病変発生を抑制するか

1）メインテナンスの効果の評価

カリエスリスク要因のう蝕病変発生に対する影響力の大きさが明確でなかったのと同様に、『メインテナンスでどの程度までう蝕病変を抑制するのか』についても不明瞭である。その第1の理由は、ある介入によって何かが起こらなかったということを証明するのが困難なためである。つまり、メインテナンス介入によってう蝕病変の発生が抑制されたと主張しても、「何もしなくても同じ結果が得られたかもしれない」という反論を論理的に否定することは容易ではない。第2に、う蝕病変の発生には、う蝕原性細菌、食生活、ホームケアの質、フッ化物の使用状況など、さまざまな危険因子や防御因子が関与しているため、メインテナンスのみの影響の大きさは見えにくい。さらに、メインテナンス自体が個々の患者のリスク（う蝕だけでなく歯周病も含めて）に応じて頻度が異なることや、継続的な介入であることも、その評価を複雑なものにしている。

2）臨床データに見るメインテナンスの効果

メインテナンスのう蝕病変発生抑制効果を評価するためには、臨床データに時間の要素を加味して統計学的に分析する必要がある。そこで、筆者の診療室において365日以上の観察期間があり、観察期間中に他の診療室で修復治療を受けていない、初診時20～64歳の患者1,482名を被験者として分析を行った（**図5-2-1**）。

被験者は、メインテナンスに対

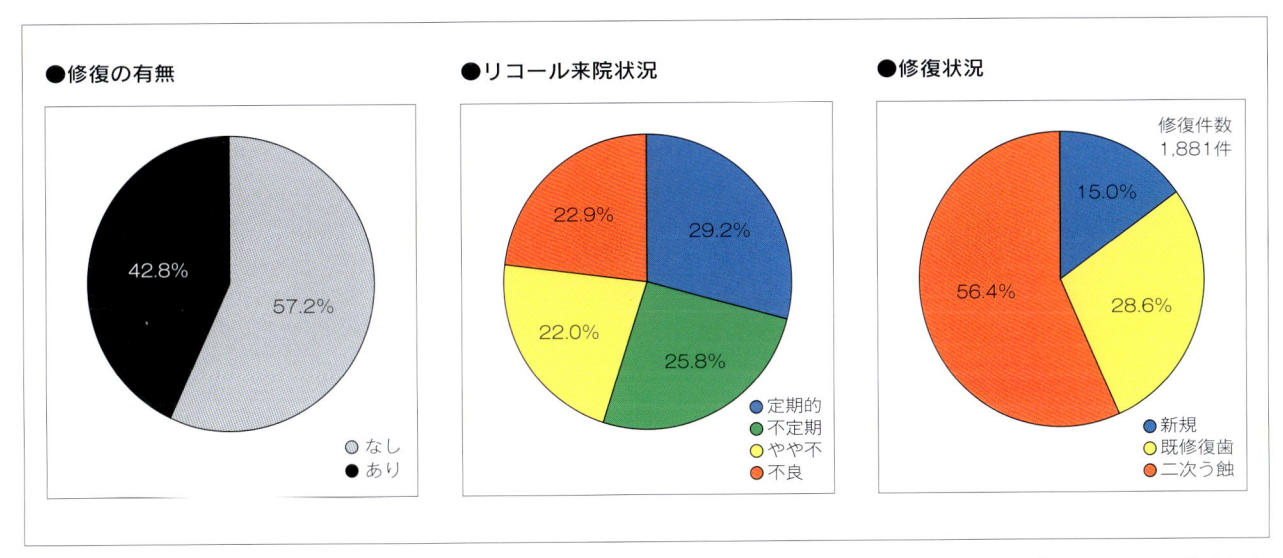

●修復の有無 ●リコール来院状況 ●修復状況

図5-2-1 分析対象となった1,482名の観察期間中の修復処置の有無、メインテナンスに対するコンプライアンス、発生した1,881件の修復処置の内容の内訳（う蝕罹患経験のなかった歯に生じた病変、修復治療の既往のある歯に生じた修復物と関連のない別病変、二次う蝕病変）。

するコンプライアンスによって、良好・やや良好・やや不良・不良の4群にカテゴリー分けした。そして各群について、初診時には存在が確認できなかった初発う蝕病変、二次う蝕病変に対する修復治療を行うまでの日数を横軸にとって、Kaplan-Meier法による生存曲線を描き、生存分析を行った。

その結果、初発病変に関しては、やや不良・不良の両群において統計学的に有意に早く病変が発生していた。一方、二次う蝕病変では、不良群で早期に病変が発生する傾向が認められたが、統計学的に有意ではなかった。つまり、『メインテナンスに対するコンプライアンス』という単一のパラメーターで分析すると、特に初発病変の抑制には、メインテナンスが効果を有するであろうことが示唆された（186ページ**図5-2-2**）。

しかし多因子疾患であるう蝕について考える場合には、他の因子を含めた解析が必要である。そこでChapter 2-4での考察をもとに、ミュータンス菌（SM）とラクトバシラス菌（LB）のスコアをそれぞれコンプライアンスと組み合わせて新たにカテゴリー分けを行い、同様の生存分析を行った。分別されたカテゴリーは、

- 細菌ローリスク（スコア1以下）でコンプライアンスローリスク（良好、やや良好）
- 細菌ハイリスク（スコア2以上）でコンプライアンスローリスク
- 細菌ローリスクでコンプライアンスハイリスク（やや不良、不良）
- 細菌、コンプライアンスともにハイリスク

の4群である。分析の結果、SM、LBともに『細菌ハイリスク・コンプライアンスローリスク群』よりも、『細菌ローリスク・コンプライアンスハイリスク群』のほうが、統計学的に有意に初発および二次う蝕病変の発生までの期間が長かった。この結果から、メインテナンスがう蝕病変発生に及ぼす影響の大きさは、う蝕原性細菌のそれよりも小さいと考えることができる（186ページ**図5-2-3**、**図5-2-4**）。

この結果は、メインテナンスを重視している診療室にとっては、残念なものである。しかし、この分析が1回目の修復治療までの日数についてのものであることに注意する必要がある。メインテナンス下では、たとえ患者が不快症状を訴えなくても、病変をより早期に見つけ出すことができるからである。さらに、『観察期間中に何回修復治療が必要となったか』についてが分析に含まれていないことも考慮しなければならない。メインテナンスにより、仮に修復治療が必要となったとしても軽い処置で完了できる可能性が高くなることや、修復処置の回数が減少するであろうことについては、さらなる研究が必要である。

Chapter 5 テーラーメイド医療としてのう蝕のマネジメント 185

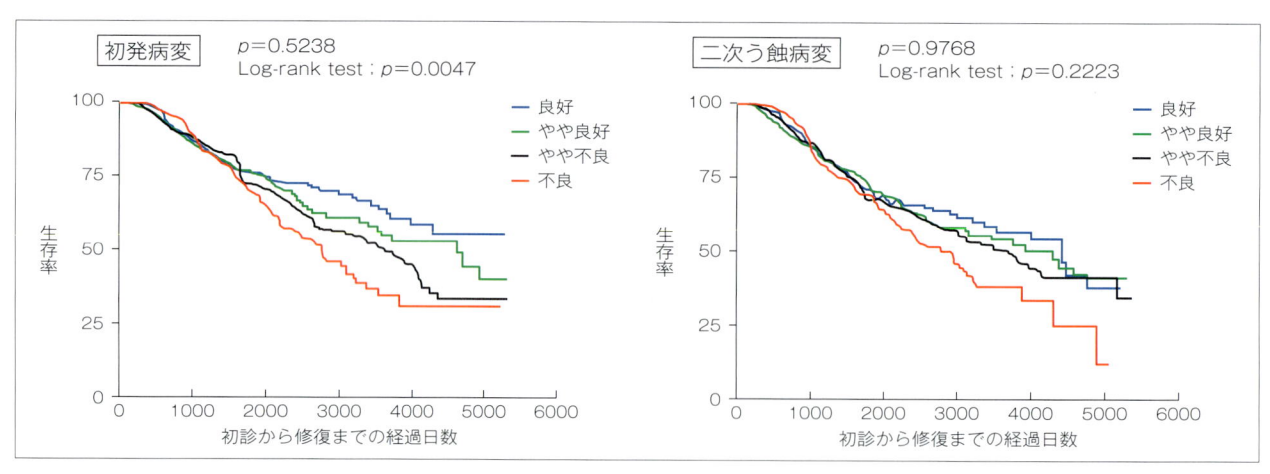

図5-2-2 リコール状況と初診から初回修復治療までの日数。初発病変と二次う蝕病変。初発病変も二次う蝕病変も、初診から約5年経過したころから各群の生存率に差が出てくるように見える。統計学的には、初発病変で『良好』と『やや不良』、『不良』とのあいだに有意差が認められたが、二次う蝕病変では統計学的有意差は認められなかった。

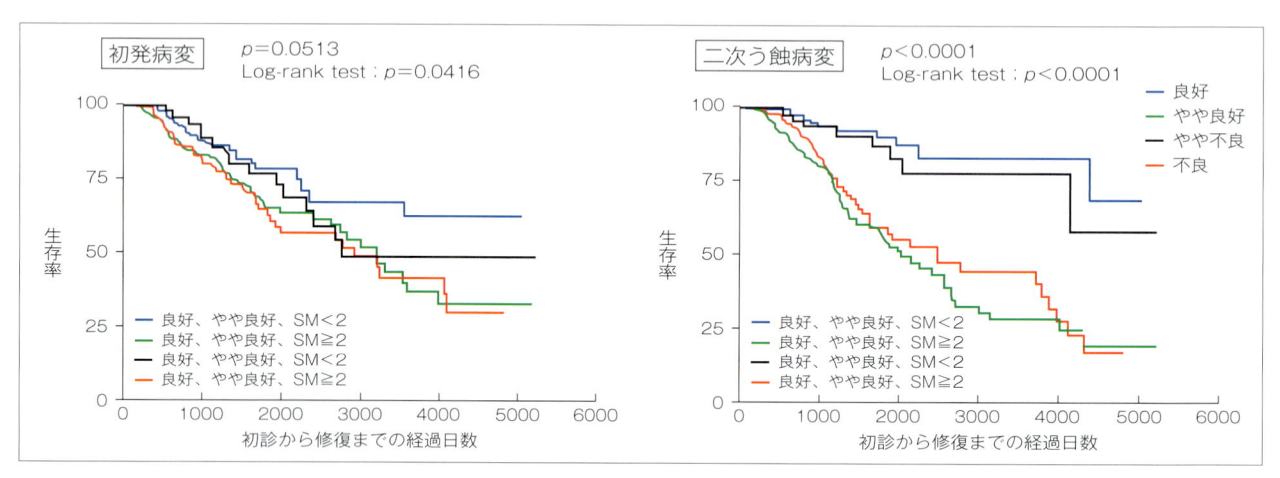

図5-2-3 リコール状況、SMスコアと初診から初回修復治療までの日数。初発病変と二次う蝕病変。初発病変、二次う蝕病変とも、メインテナンスに対するコンプライアンスに関係なく、細菌ハイリスクの群が『コンプライアンスローリスク、細菌ローリスク』の群に対して、有意に早期に病変が発生していることがわかった。このことから、メインテナンスに対するコンプライアンスよりもSMレベルのほうが影響が大きいことがわかる。特に二次う蝕病変の発生はミュータンス菌の影響を大きく受けていると考えられる。

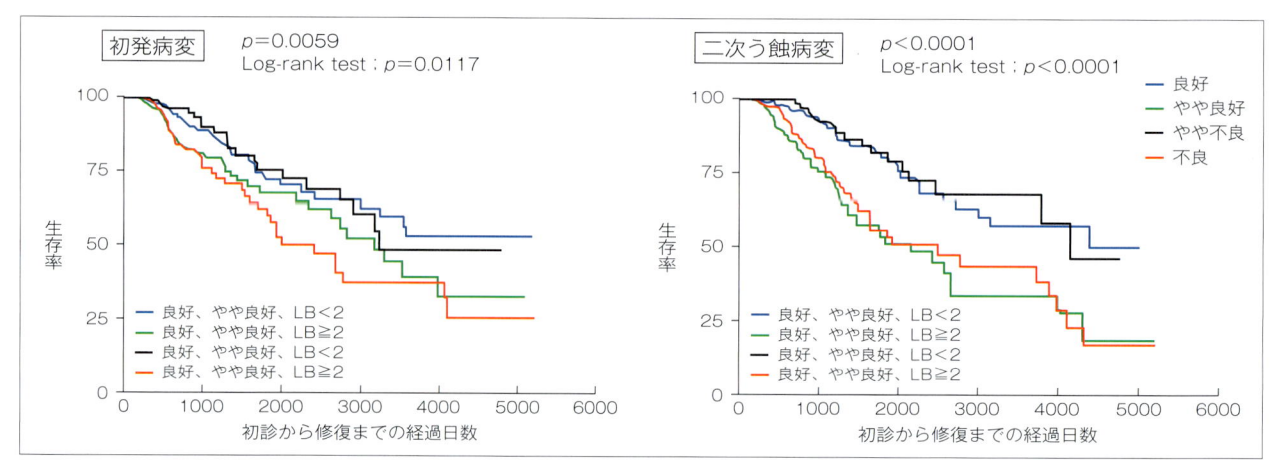

図5-2-4 リコール状況、LBスコアと初診から初回修復治療までの日数。初発病変と二次う蝕病変。LBスコアでもSMスコアと同様の傾向が認められた。ミュータンス菌ほどではないが、ラクトバチラス菌も初発病変よりも二次う蝕病変の発生に、より大きな影響を及ぼしていると考えられた。

表5-2-1　初発病変の多重ロジスティック回帰分析による各要因のオッズ比の変化

●初診から3年以内の病変の発生

	n	オッズ比	95%信頼区間	p値
初診時DMFT	217	1.00	0.94-1.06	0.9222
SMスコア3	217	3.67	1.46-9.23	0.0058
LBスコア1	217	1.91	0.74-4.95	0.1833
メインテナンス状況やや不良	217	0.82	0.33-2.05	0.6740

●初診から3年を超えて5年以内の病変の発生

	n	オッズ比	95%信頼区間	p値
初診時DMFT	217	1.02	0.96-1.08	0.5338
SMスコア3	217	1.90	0.78-4.64	0.1568
LBスコア1	217	1.28	0.55-3.00	0.5704
メインテナンス状況やや不良	217	1.26	0.55-2.86	0.5857

初診から3年以内の初発病変の発生に関して、『SMスコア3』である場合のオッズ比は3.67で統計学的に有意であったが、初診から3年を超えて5年以内の病変の発生に関して、統計学的に有意なオッズ比を示す項目はなかった。

表5-2-2　二次う蝕病変の多重ロジスティック回帰分析による各要因のオッズ比の変化

●初診から3年以内の病変の発生

	n	オッズ比	95%信頼区間	p値
初診時DMFT	217	1.16	1.06-1.26	0.0017
唾液分泌量（5分間）	217	0.98	0.84-1.14	0.7719
SMスコア2	217	3.80	1.37-10.56	0.0104
LBスコア1	217	1.83	0.63-5.28	0.2634
メインテナンス状況やや不良	217	0.67	0.24-1.93	0.4605

●初診から3年を超えて5年以内の病変の発生

	n	オッズ比	95%信頼区間	p値
初診時DMFT	217	1.01	0.94-1.08	0.8532
唾液分泌量（5分間）	217	1.04	0.91-1.18	0.6025
SMスコア2	217	1.97	0.74-5.19	0.1727
LBスコア1	217	1.80	0.69-4.69	0.2323
メインテナンス状況やや不良	217	1.14	0.44-2.92	0.7912

初診から3年以内の二次う蝕病変発生に関するオッズ比は、『初診時DMFT』が1.16、『SMスコア2以上』が3.80で、いずれも統計学的に有意であったが、初診から3年を超えて5年以内の病変の発生に関して、統計学的に有意なオッズ比を示す項目はなかった。

2. メインテナンスの意義

細菌の影響力のほうが強いからといって、メインテナンスが無意味なわけではけっしてない。再石灰化を支援することは、歯質の強化や初期う蝕病変の進行抑制に貢献するであろう。また、フッ化物の応用や食生活の改善などを継続的にモニタリングおよび指導していくことによって、細菌叢がよりう蝕原性の低いものへと変化していくことも期待できる[1]。逆に、食生活の乱れなどを放置すれば細菌叢のう蝕原性が高くなっていく恐れもある。唾液検査を受けていく、が、初診からの観察期間が3年を超える患者217名の臨床データの統計分析からも、細菌のスコアは、初診から3年以上経過すると新たなう蝕病変発生との相関が薄くなっていることが見て取れる[2]（表5-2-1、表5-2-2）。こ

れは、個人のカリエスリスクの変化によるものと考えることもできる。したがって、リスクの再評価を行いマネジメント計画を修正することも、メインテナンスの重要な要素の1つである。

メインテナンスによって、う蝕病変の発生を完全に抑え込むことは残念ながら不可能である。しかし臨床疫学的考察からは、う蝕病変の発生が遅れることと、病変の進行速度を遅くすることができるであろうことが推測される。また、病変を早期に発見し、適切な再石灰化処置を講ずることによって不必要な修復処置を避けることや、修復処置が避けられない場合においても修復範囲を狭くすることが可能となるであろう。

また、細菌ハイリスク患者の場合、たとえメインテナンスに応じていても、二次う蝕病変発生のリスクは高いため、既存の修復物については注意深く観察し、二次病変を早期に発見し、より侵襲の少ない治療を行なっていかねばならない。

3. メインテナンスは長期にわたって継続されなければならない

う蝕原性細菌は、誰にでも、いつでも存在している細菌である。つまり口腔常在細菌が原因菌であり、歯周炎と同様に日和見感染的な性質を有し、生活習慣や全身状態に依存して、脱灰が優位になったり再石灰化が優位になったり、時間の流れのなかで揺れ動いている。したがって日常臨床においては、う蝕を慢性疾患と考えて対応すべきであり、メインテナンスを長期継続することがう蝕管理の原則である。

メインテナンスによるう蝕予防効果は、ホームケアの向上、食生活の改善などを通じて、歯肉縁上の細菌叢に好ましい変化を起こさせることと、フッ化物の応用による歯質の強化によってもたらされる。ただし、細菌叢の変化には、やはり長い期間を要すると考えられる。このことは、リコール状況毎の生存曲線の様相や、経過年数によるオッズ比の変化と矛盾しない。また変化が起こった状態を維持し続けなければならない。

しかし、成人のメインテナンスによって安定した口腔内環境がもたらされたとしても、高齢期になるとカリエスリスクは変化していく可能性があると考えられる。Fureの報告[3]によれば、55歳以降の被験者で *S. mutans* および *S. sobrinus*、Lactobacilli は、加齢とともに増加していた。また、65歳以降で発生するう蝕病変は、歯冠部よりも根面のほうが多かった。

高齢者では根面の露出や口腔周囲筋の機能低下など、口腔環境の変化や全身疾患の発病、仕事の引退などによる生活サイクルの変化などにうまく対応していけるように、処置や支援を工夫して行かなければならない。

長期的なう蝕治療の成否は、メインテナンスを継続できるかどうかにかかっているのである。

4. もっともう蝕病変が発生しやすい若年期をどう乗り切るか

ライフサイクルのなかでもっともう蝕病変が発生しやすい時期としては、小学校を卒業してから20歳ごろまでの期間も挙げることができる。この時期は、食生活などに保護者の管理が及びにくくなる。ホームケアが乱れる個人が増えるのも、この時期の特徴ではないかと感じている。

また、クラブ活動や塾など、この年代は非常に忙しい時期であるともいえる。その忙しさゆえに、継続していたメインテナンスが中断してしまう場合も少なくない。

この時期までに正しい健康観を植えつけ、どのような生活環境にあっても望ましい行動がとれるようにするためには、診療室におけるパーソナルな指導だけでなく、小学校における歯科も含めた健康保健教育の充実が求められる（図5-2-5）。さらには、家庭に根づいている好ましくない生活パターンを断ち切るために、家族単位でメインテナンスしていくことや、一般への啓発活動も大きな意味を持つ。

初診来院時13～19歳の患者119名を対象として、メインテナンス受診状況別に初診から新たな病変の修復処置までの日数を横軸に生存曲線を描いてみると、成人の場合よりも、メインテナンス

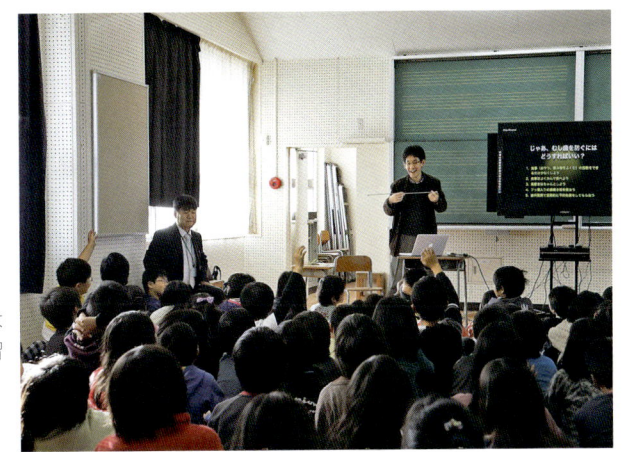

図5-2-5 成人になってから健康観や生活習慣を変えることは難しい。身体を大切にすることや、そのための望ましい生活習慣などは、初等教育のあいだに身につけるべきだと考えている。また、ある程度理論的に物事を考えることができる高学年には、病因論の話などもかみくだいて伝える試みをしている。

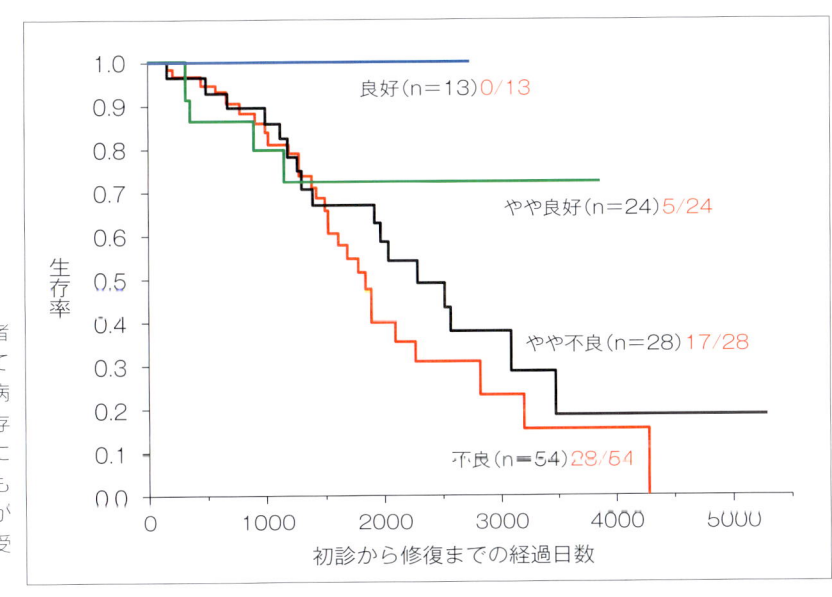

図5-2-6 初診来院時13～19歳の患者119名をメインテナンス来院状況によって4群に分け、各グループごとに新規う蝕病変発生までの日数でKaplan-Meyerの生存曲線を描いた。『やや不良』『不良』の両群においては、『良好』『やや良好』の2群よりも著明に早期にう蝕病変が発生しているのがわかる。グラフ中赤字は、『修復治療を受けた人数／被験者数』を示す。

の影響力が大きいことがわかる（図5-2-6）。もちろん他の要因の影響を検討する必要があるが、この年代には、う蝕病変の発生抑制にはメインテナンスの継続が不可欠であることが示唆される。また、モニタリング目的の咬翼法エックス線写真についても、筆者の臨床のなかではエックス線被曝も考慮してあまり撮影していなかったが、変化の激しいこの時期には必要度が高いと感じ、最近は努めて撮影するようにしている。

10代後半の難しい時期の患者をメインテナンス管理下に取り込んでいくためには、歯科医療チーム単位での工夫や患者への配慮が求められるであろう。

Chapter 5 テーラーメイド医療としてのう蝕のマネジメント 189

症例5-2-1
生活習慣の乱れがなく、不規則ながらもメインテナンス受診を継続してう蝕がコントロールされている症例

初診来院時7歳・女性。口腔内の精密検査を主訴に来院した。決められたメインテナンス月に遅れずに必ず来院するという患者ではないが、不定期ながらも10年以上メインテナンスを継続し、永久歯にう蝕病変は発生していない。このような症例が当たりまえになれば、成人の口腔内の状態も大きく改善するであろう。

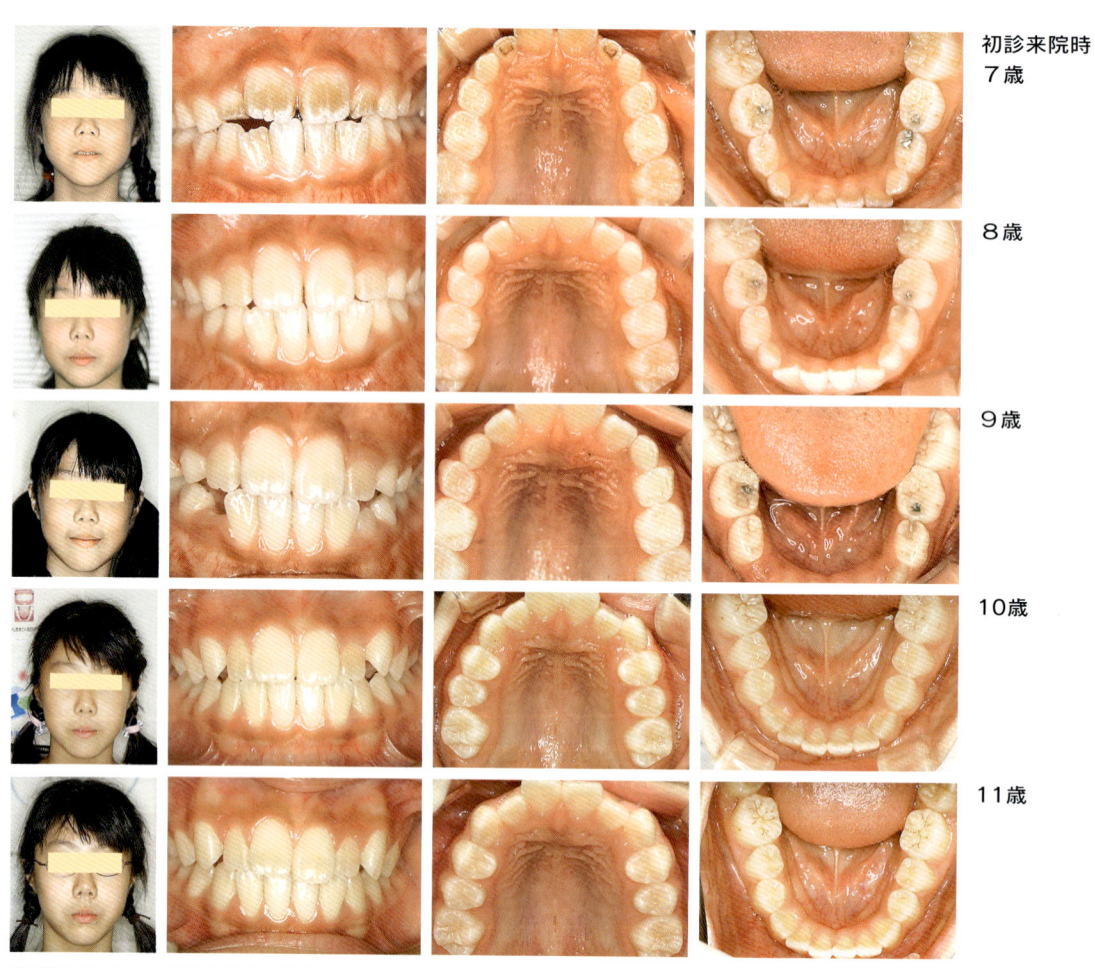

初診来院時 7歳
8歳
9歳
10歳
11歳

症例5-2-1a 初診来院時（7歳）から11歳の口腔内状況。乳臼歯に充填物が認められるが、それほどカリエスリスクの高さは感じられない。

190　Chapter 5　テーラーメイド医療としてのう蝕のマネジメント

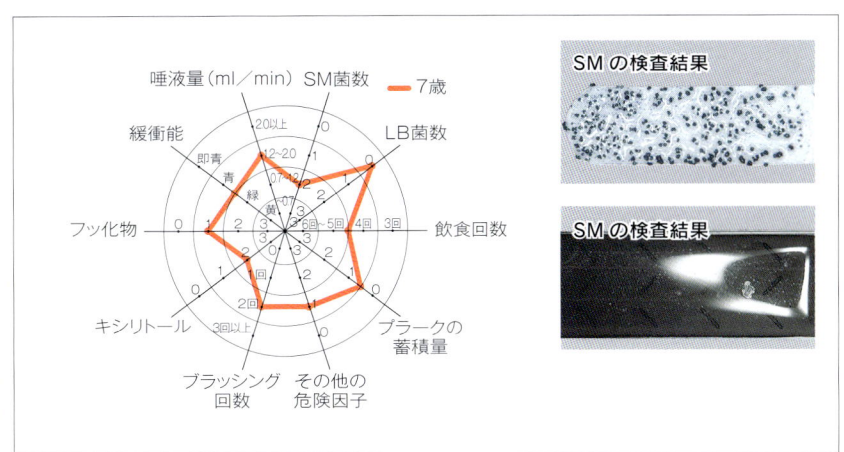

症例5-2-1b カリエスリスク検査結果（7歳）。SMスコアが高く潜在的なハイリスク患者ではあるが、他の要因に問題がないことでうまくコントロールできている。

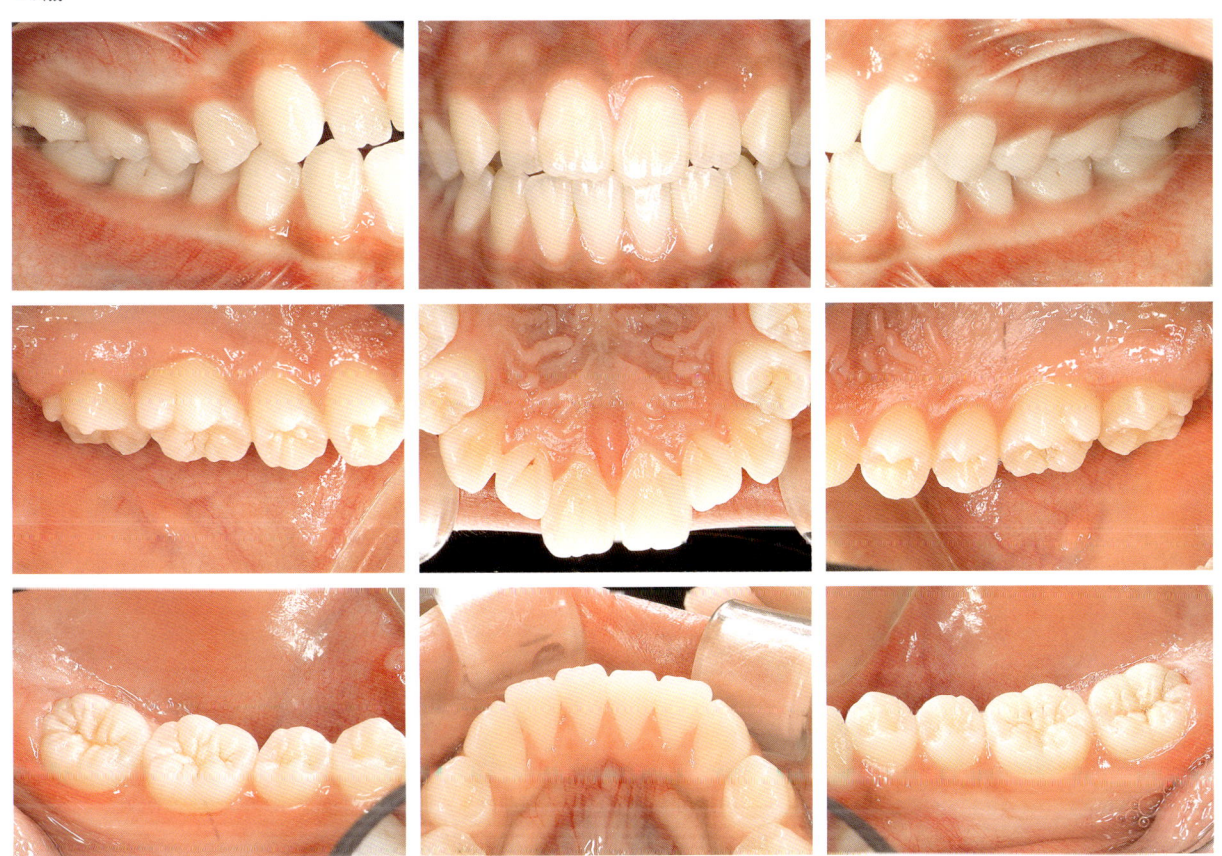

13歳

症例5-2-1c メインテナンス来院時の口腔内状況（13歳）。カリエスフリーの状態で永久歯列が完成した。しかし、これがう蝕のマネジメントの完了ではない。疫学データなどから考えると、これからがマネジメントの正念場である。メインテナンスの継続、正しい食習慣の継続、最低限のホームケアなどの必要性を患者自身に理解させておくことが非常に重要である。

次ページに続く

15歳

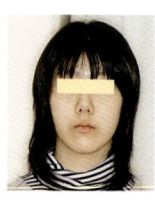

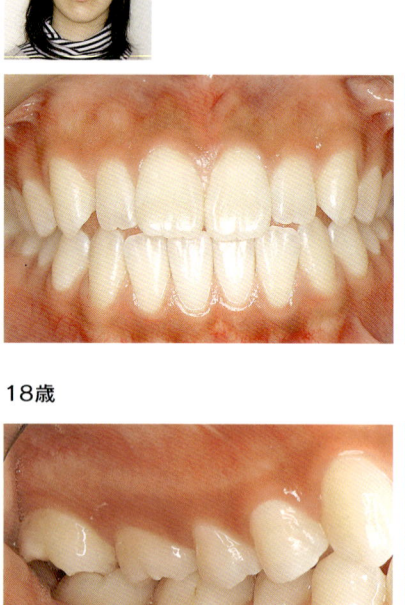

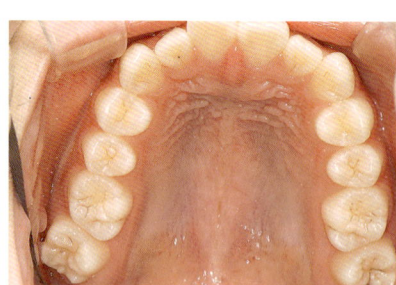

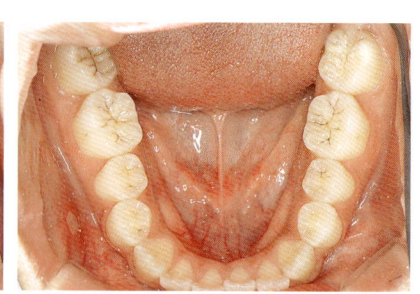

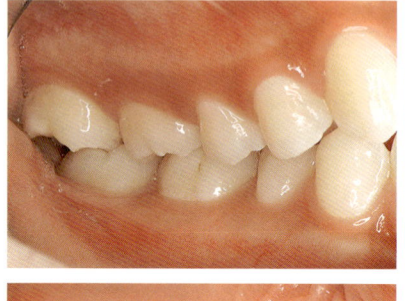

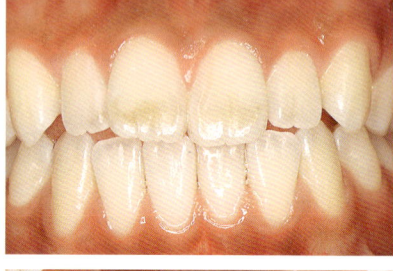

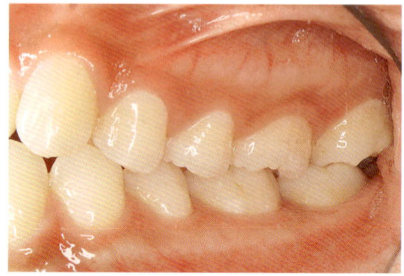

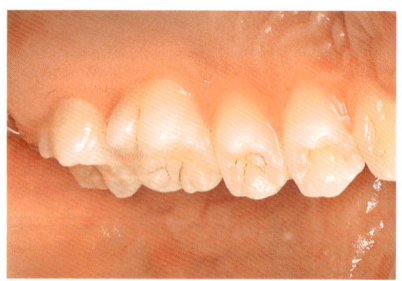

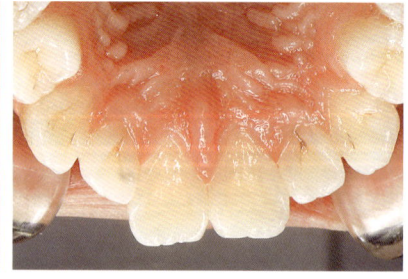

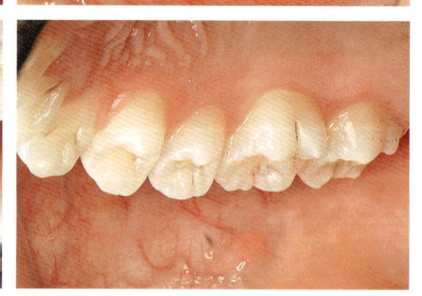

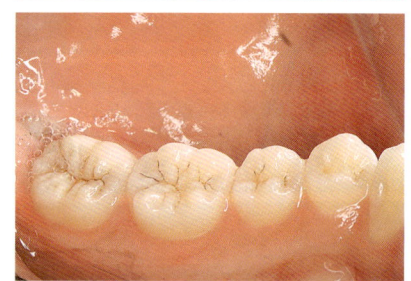

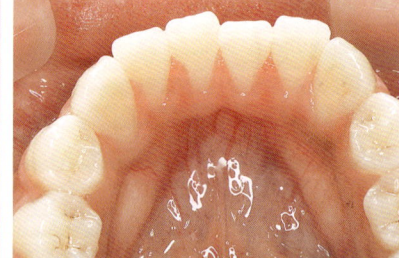

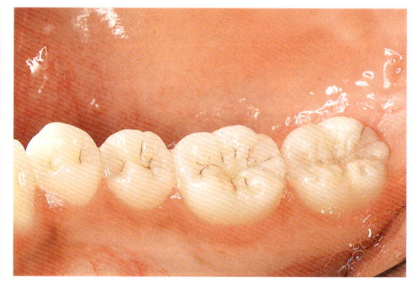

18歳

症例5-2-1d 15歳および18歳の口腔内状況および咬翼法エックス線写真。隣接面にもう蝕病変は認められない。この年齢で咬翼法を撮影するときには歯槽骨の状態にも目を配るが、この患者では問題を生じていない。メインテナンスも約10年経過し、患者は18歳となった。この年代は全身疾患などもなく、普通の生活をし、歯科医院との縁さえ切れなければ、比較的容易に口腔内を守っていけるはずである。

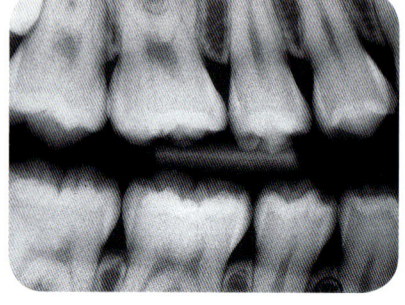

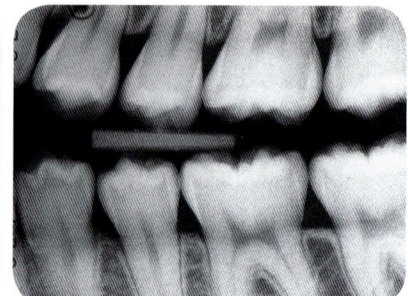

症例5-2-2
交換期の6歳までにミュータンス菌のリスクを軽減できた症例

初診来院時2歳・女性。「下の奥歯が痛い」を主訴に来院した。2歳にして乳臼歯部に実質欠損を生じてきたハイリスク患者であるが、6歳までにリスクを軽減できた。小学生のあいだは定期的に来院していたが、その後、来院が不定期になった。

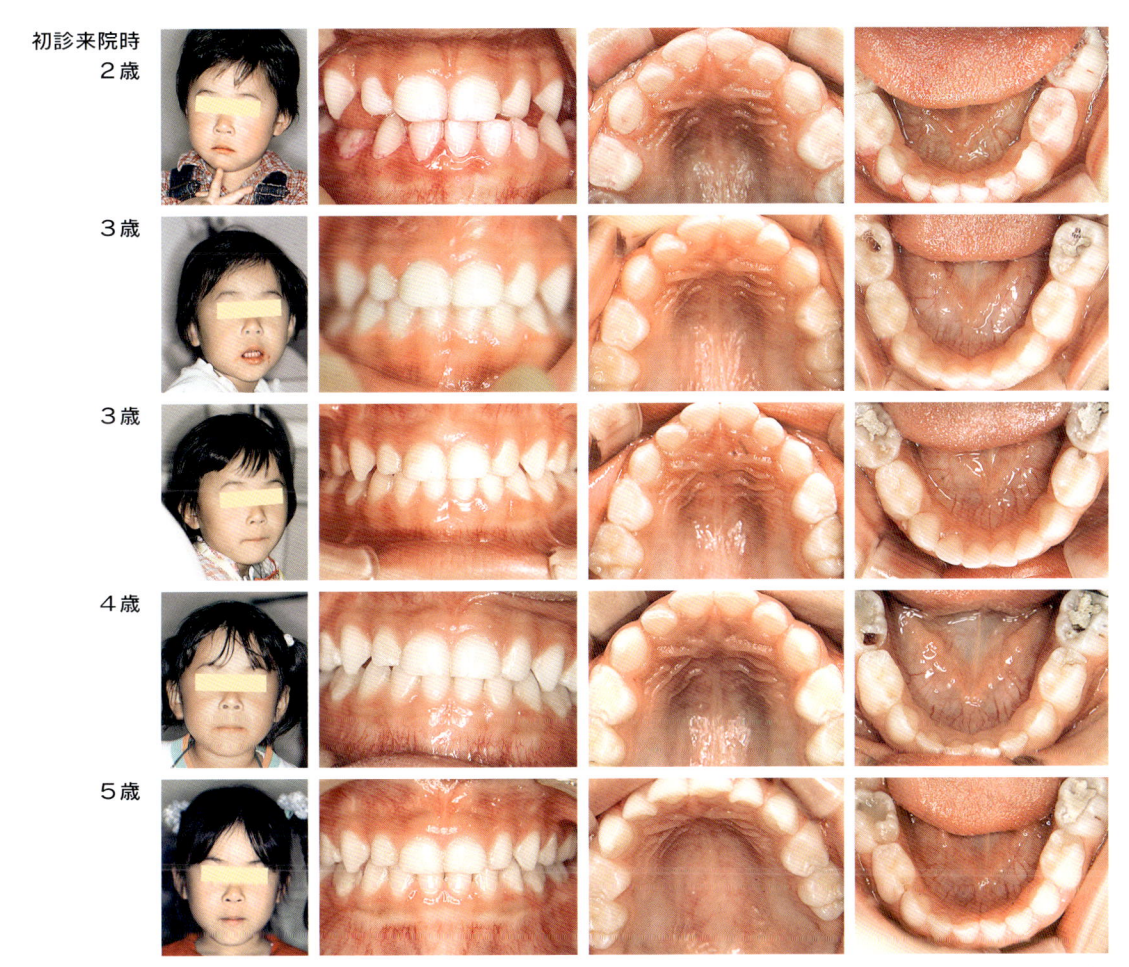

初診来院時 2歳

3歳

3歳

4歳

5歳

症例5-2-2a 初診来院時（2歳）から5歳の口腔内状況。低年齢で歯に実質欠損が生じている場合は、罹患歯質の削除や材料の接着よりも、まずは『う窩を埋める』ことを優先する。う窩が存在しているとう蝕原性細菌の生息部位が増えて、カリエスリスクがさらに高くなっていくと考えられるからである。

次ページに続く

6歳

7歳

9歳

10歳

11歳

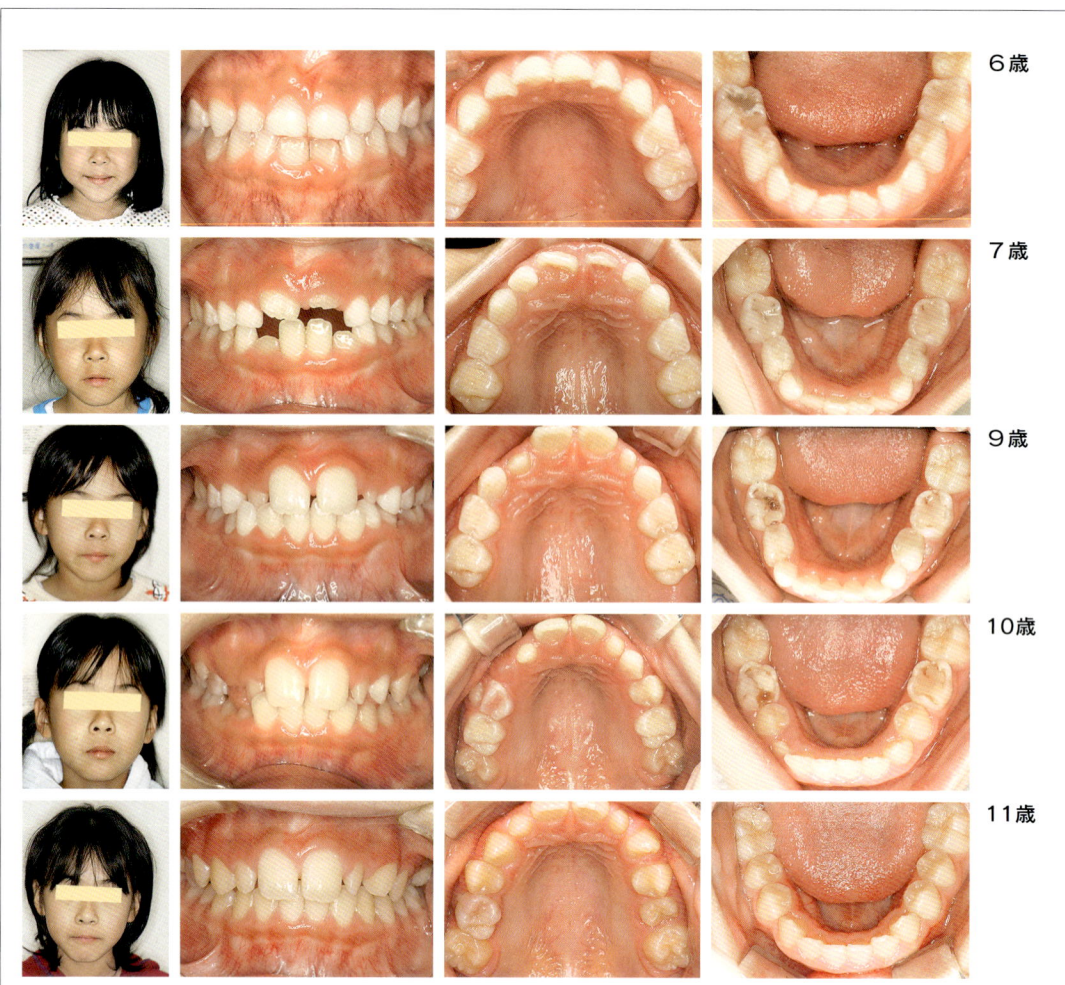

症例5-2-2b 6歳から11歳の口腔内状況。小学生のあいだは、定期的なメインテナンスを欠かさなかった。

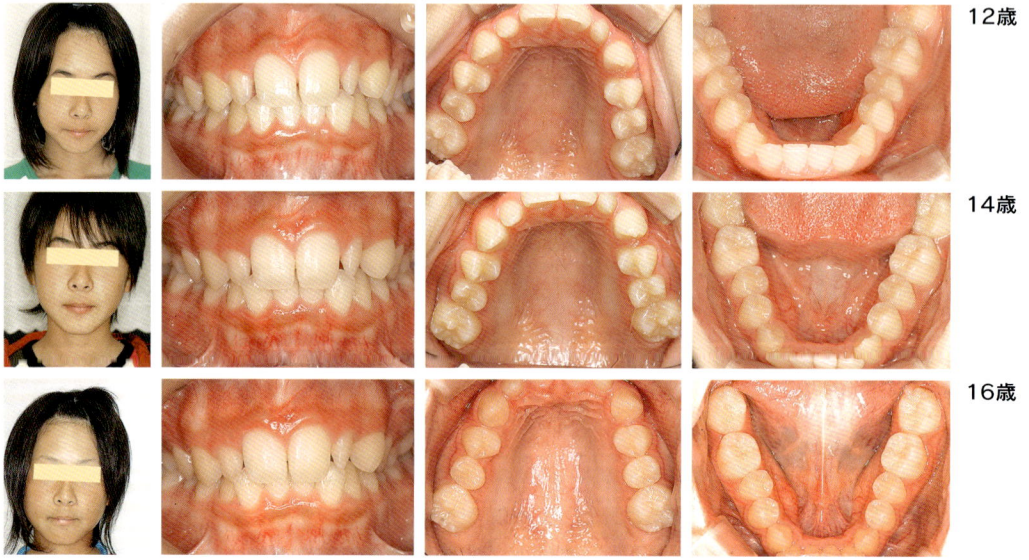

12歳

14歳

16歳

症例5-2-2c 12歳から16歳までの口腔内状況。小学校を卒業してからはクラブ活動に打ち込み、来院が不定期になったが、ホームケアと食生活は許容範囲内に収まっているようである。

194　Chapter 5　テーラーメイド医療としてのう蝕のマネジメント

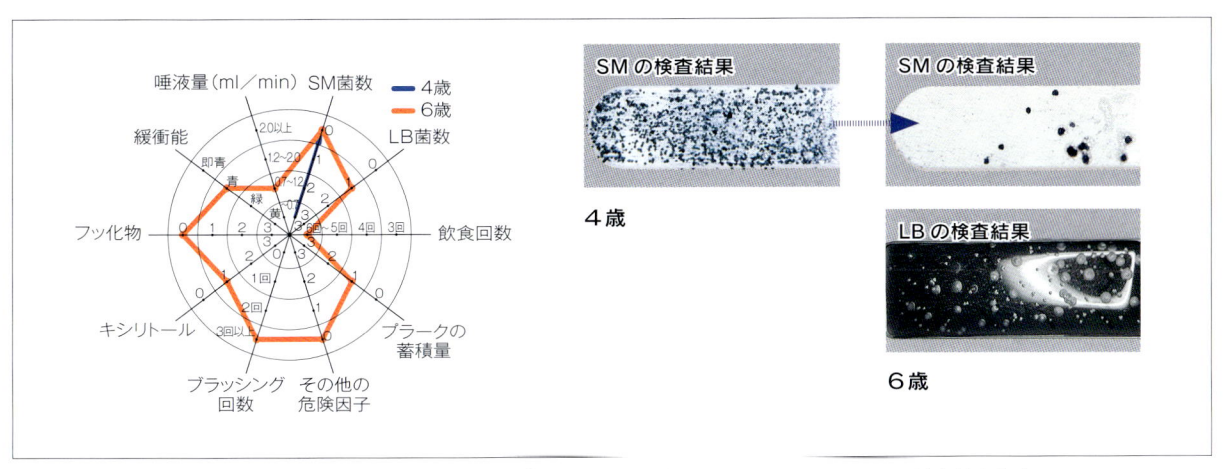

症例5-2-2d カリエスリスク検査結果。4・6歳で行っているが、6歳前後でSMスコアが改善された。

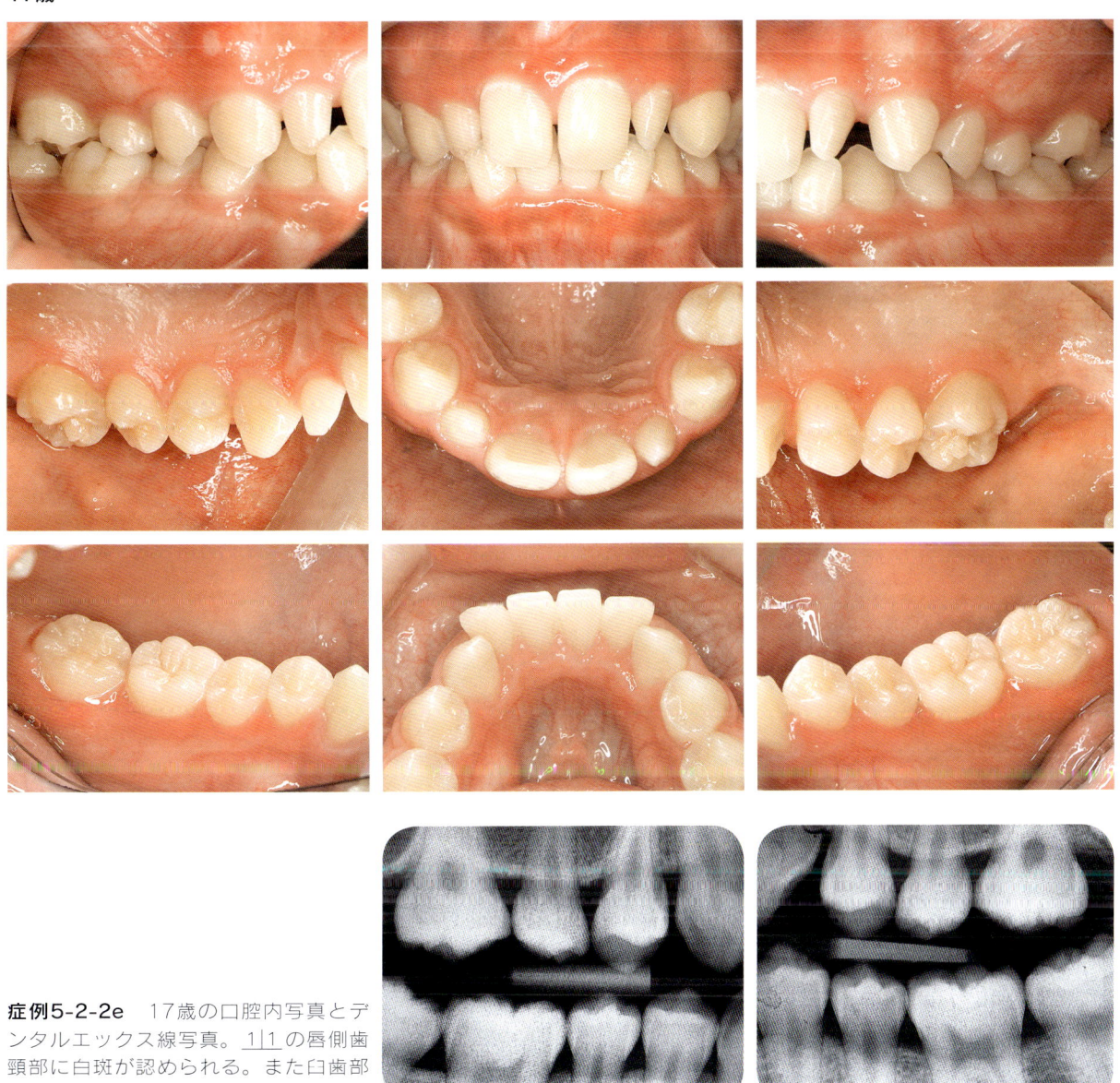

17歳

症例5-2-2e 17歳の口腔内写真とデンタルエックス線写真。1|1の唇側歯頸部に白斑が認められる。また臼歯部隣接面には脱灰の徴候は認められない。

症例5-2-3
細菌のリスクは低いが、唾液分泌量の減少に合わせて病変が発生した可能性のある症例

初診来院時5歳・男性。クリーニングを主訴に来院した。5歳からメインテナンスを継続してる患者だが、12歳時に唾液分泌の減少が認められた。

初診来院時　5歳

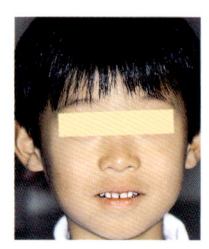

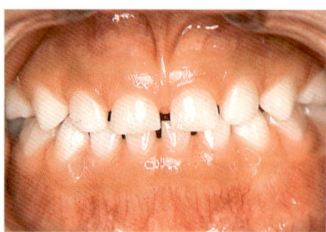

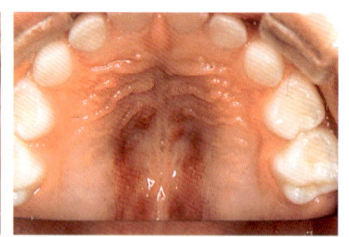

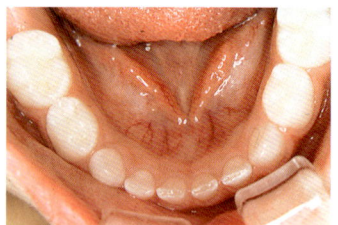

7歳

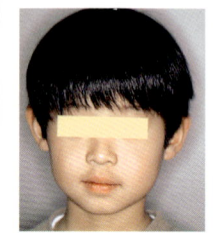

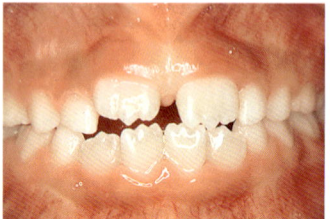

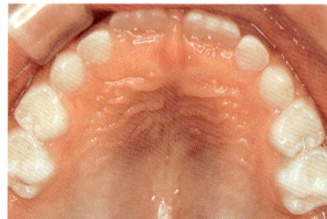

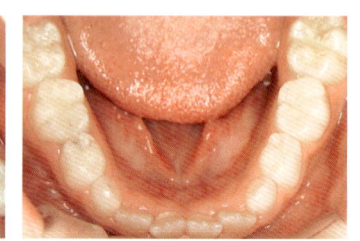

8歳

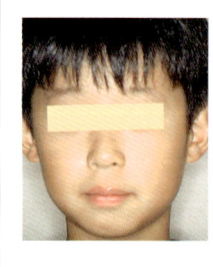

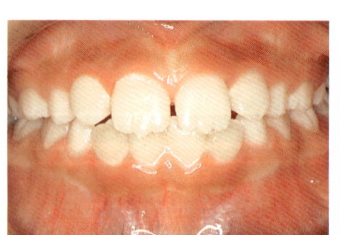

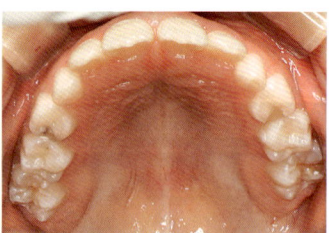

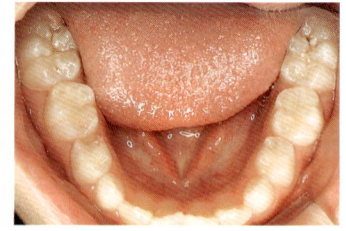

9歳

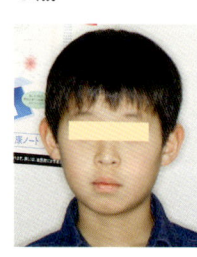

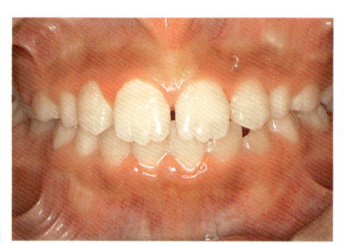

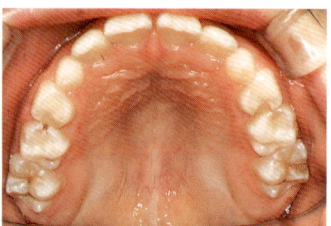

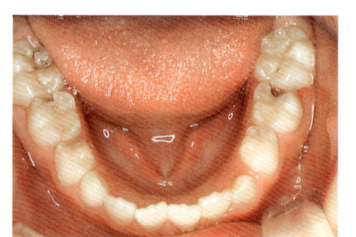

11歳

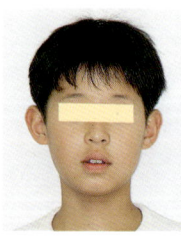

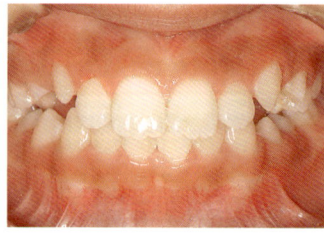

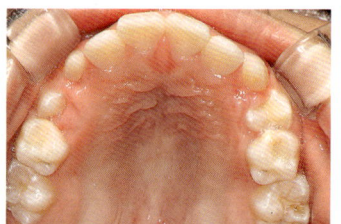

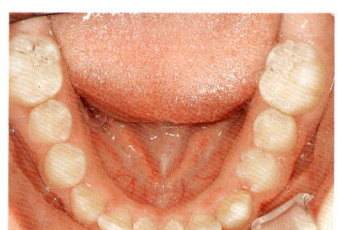

症例5-2-3a　初診来院時（5歳）から11歳までの口腔内状況。ホームケアが安定せず、歯肉の腫脹と乳臼歯の隣接面にう蝕病変が発生することもしばしばであった。

196　Chapter 5　テーラーメイド医療としてのう蝕のマネジメント

12歳

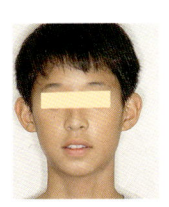

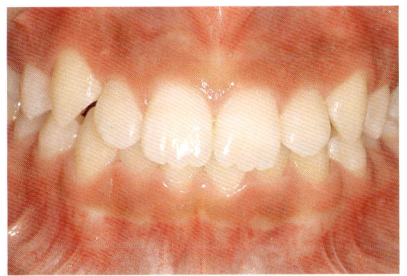

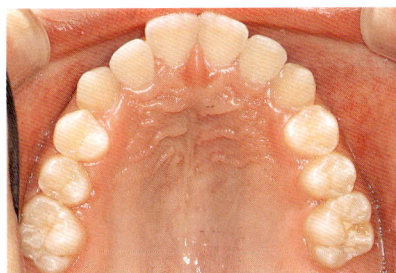

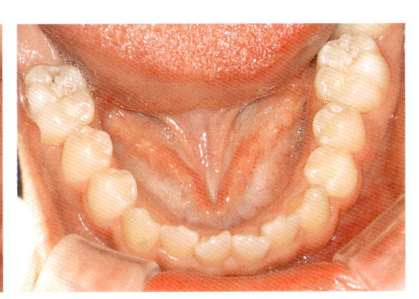

13歳

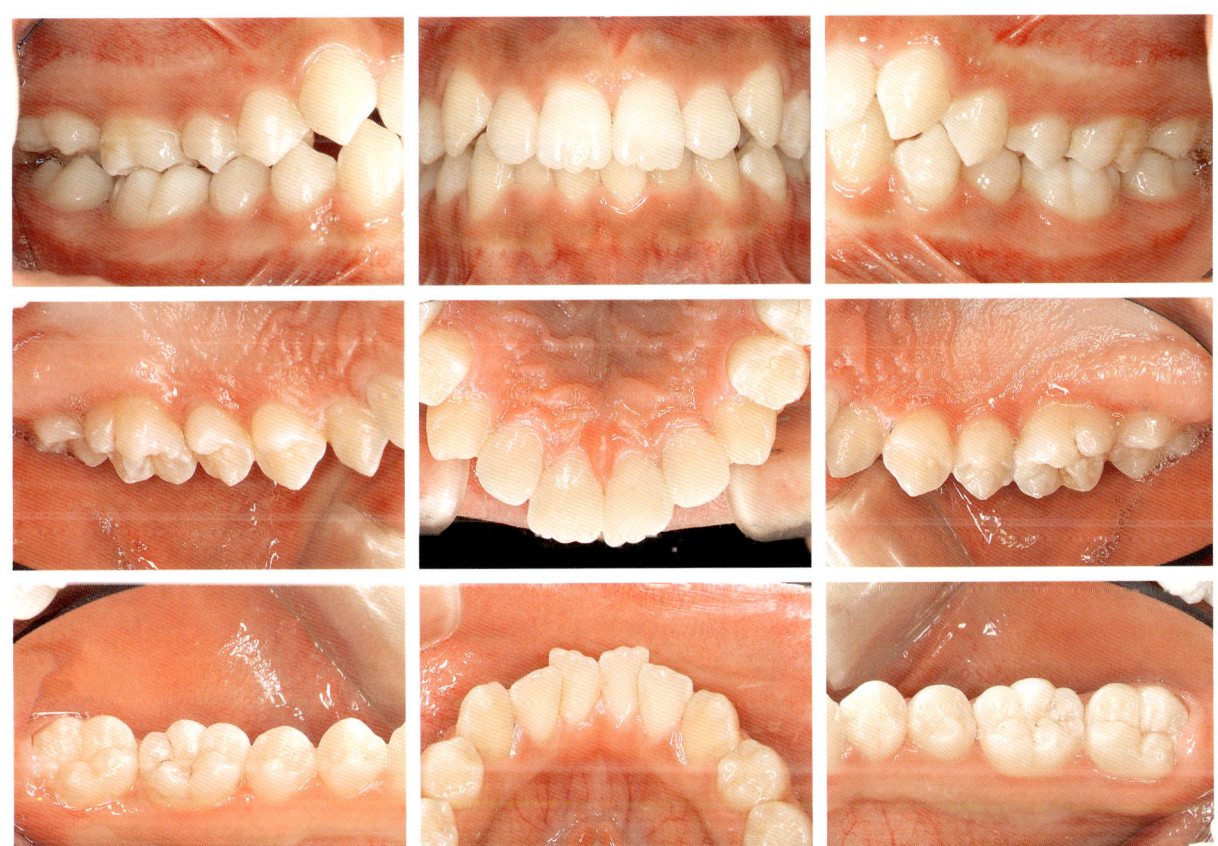

症例5-2-3h 12歳および13歳の口腔内状況。E|脱落時に6|近心面に実質欠損を認めたため、修復治療を行っている。また13歳時に6|近心にコンポジットレジン修復を行った。

次ページに続く

Chapter 5 テーラーメイド医療としてのう蝕のマネジメント 197

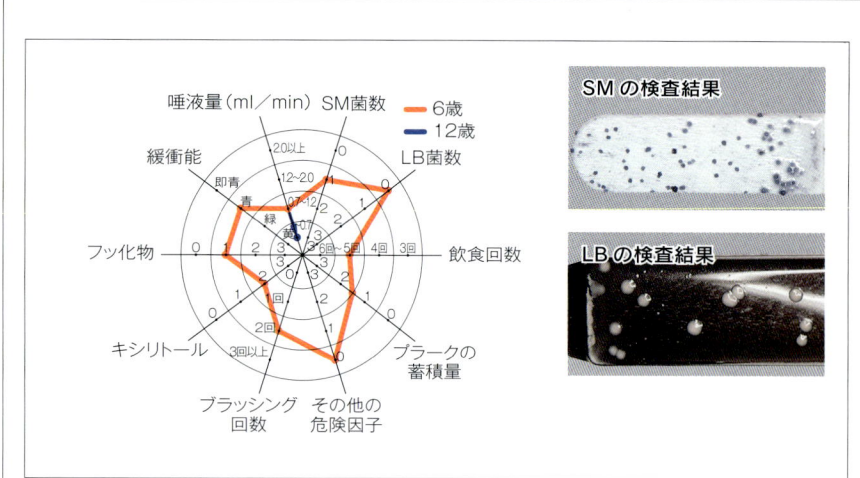

症例5-2-3c カリエスリスク検査結果（6歳および12歳）。6歳時は、プラークコントロールの不足とフッ化物の使用が不十分であることがリスクであった。12歳時では、唾液分泌量の減少を認めたが、原因は把握できなかった。

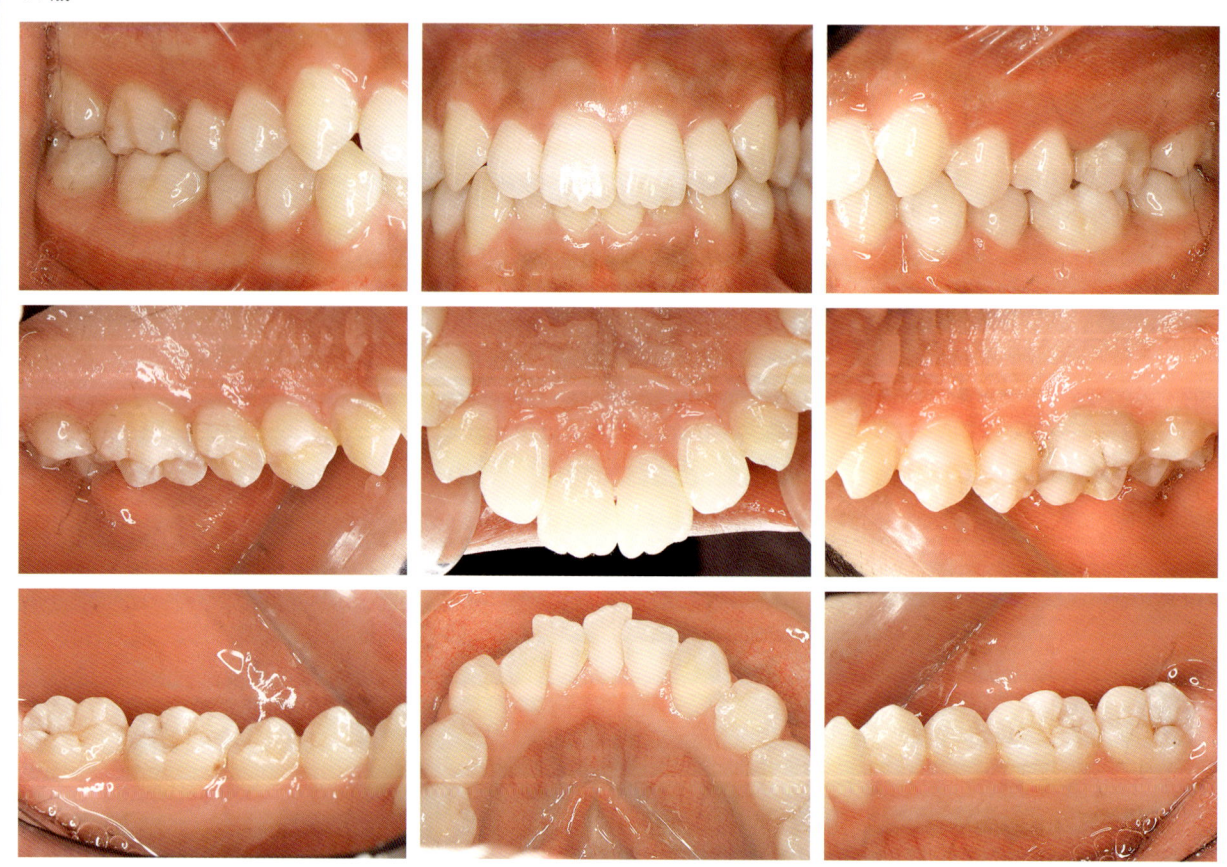

17歳

症例5-2-3d 17歳の口腔内状況。ややメインテナンスの来院が遅れることもあるが、メインテナンスは継続している。唾液分泌量は問題ない。歯石沈着が認められ、ホームケアの強化とともに歯周組織への配慮も必要となってくる。う蝕病変とともにエックス線写真によるモニタリングが必要である。

症例5-2-4
1年間のメインテナンス中断でう蝕病変が多発した症例

初診来院時5歳・男性。口腔内の精密検査を主訴に来院した。5歳からメインテナンスを続けてきたが、1年ほど来院が中断したあいだに修復治療を要する病変が多発した。修復後はメインテナンスが再開されたが、ややリスクの高さを感じながらマネジメントを行っている。

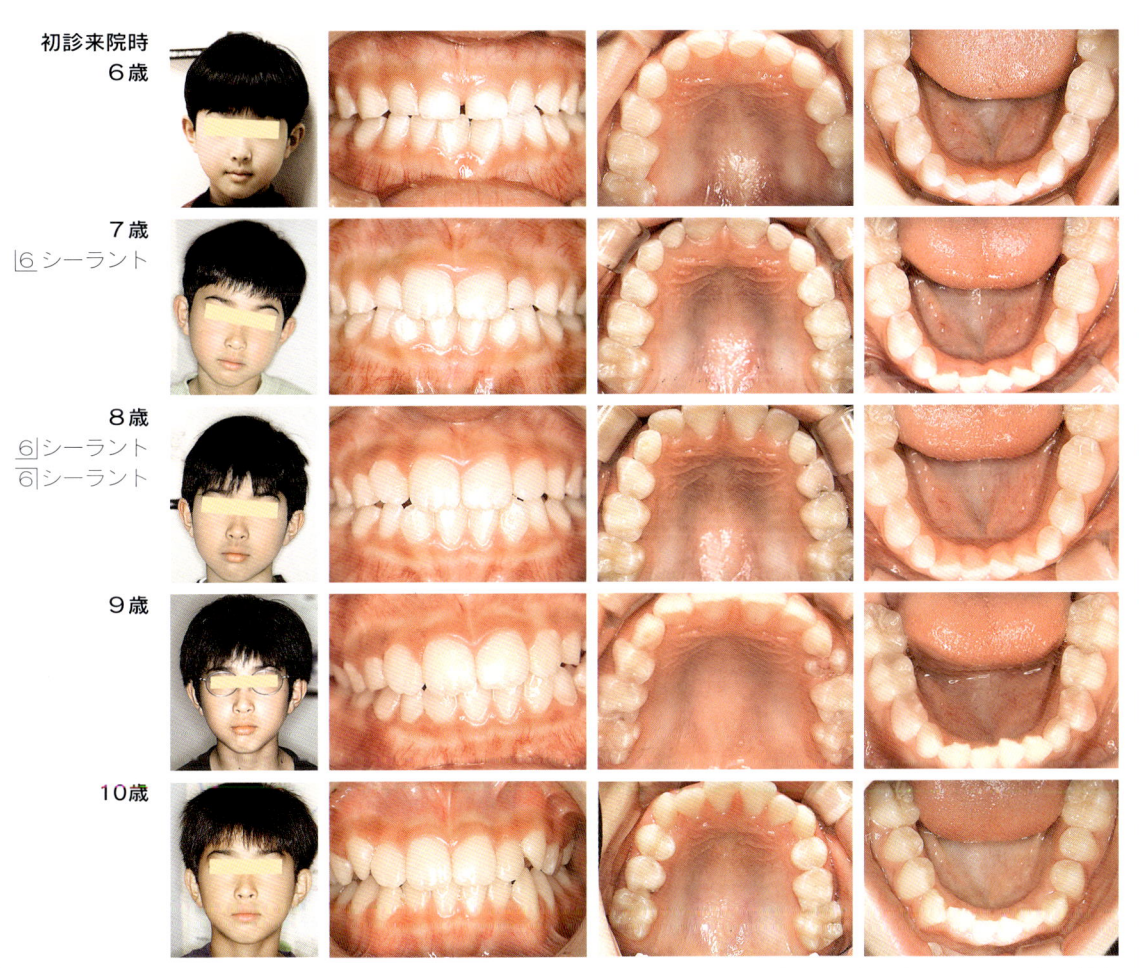

初診来院時 6歳

7歳
6̱ シーラント

8歳
6̱| シーラント
|6̱ シーラント

9歳

10歳

症例5-2-4a 初診来院（6歳）から10歳の口腔内状況。第一大臼歯の裂溝に脱灰傾向が認められると、シーラントで対応した。

症例5-2-4b カリエスリスク検査結果（6歳）。ホームケアの不足と飲食回数の多さが問題で、その結果、LBスコアが高くなっていると考えられる。フッ化物も使用しておらず、防御力が非常に弱い状態である。SMスコアが低いことに救われているともいえる。

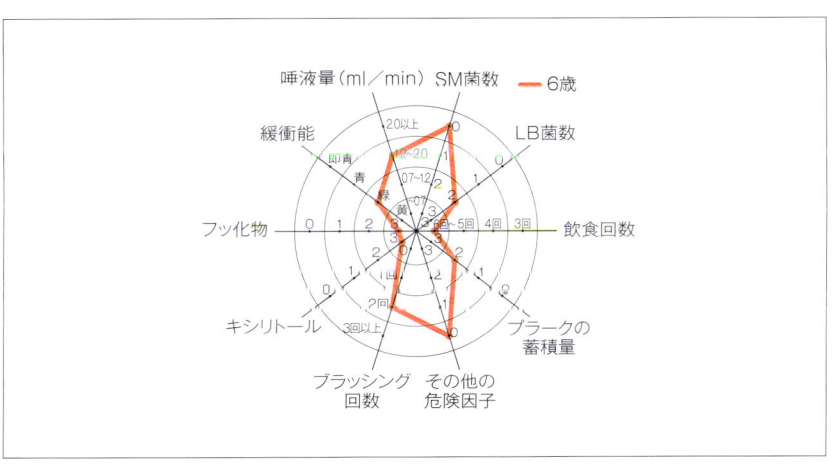

次ページに続く

Chapter 5 テーラーメイド医療としてのう蝕のマネジメント 199

12歳

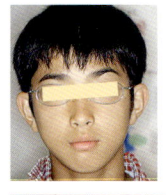

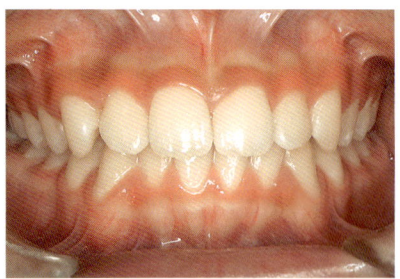

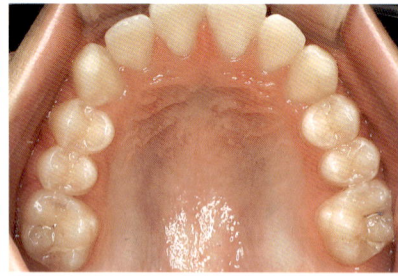

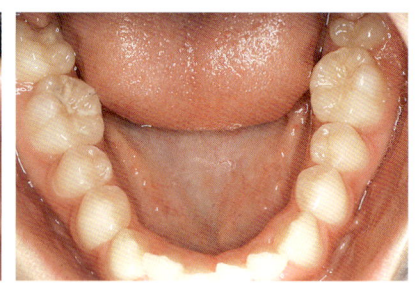

13歳

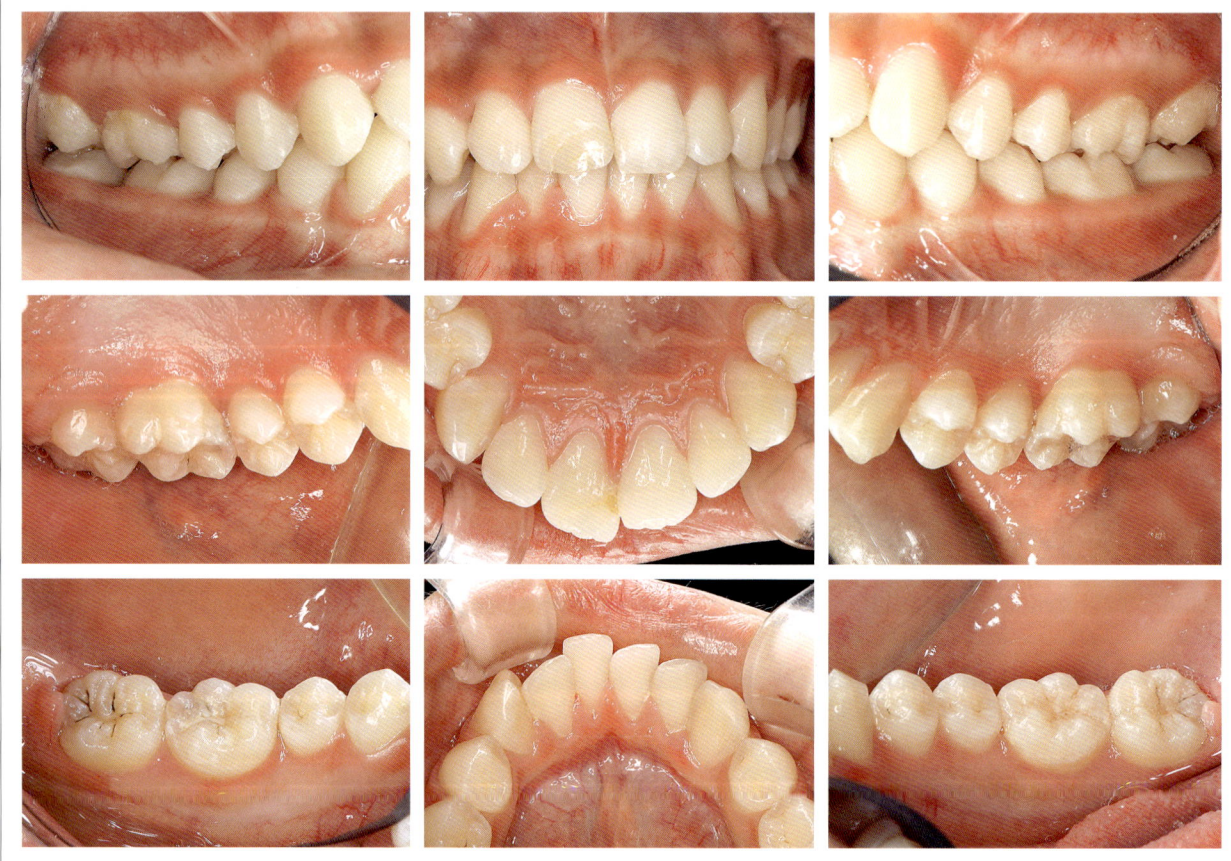

症例5-2-4c 12歳および13歳の口腔内状況。1|が外傷により歯冠破折した。また16歳から17歳にかけての1年間はメインテナンス来院がなく、17歳の再来院時に6|近心、7|遠心頬側、|6近心、|7遠心頬側の4か所にコンポジットレジンによる修復が必要となった。メインテナンスによってかろうじて保たれていたバランスが、崩れてしまったと考えられる。

19歳

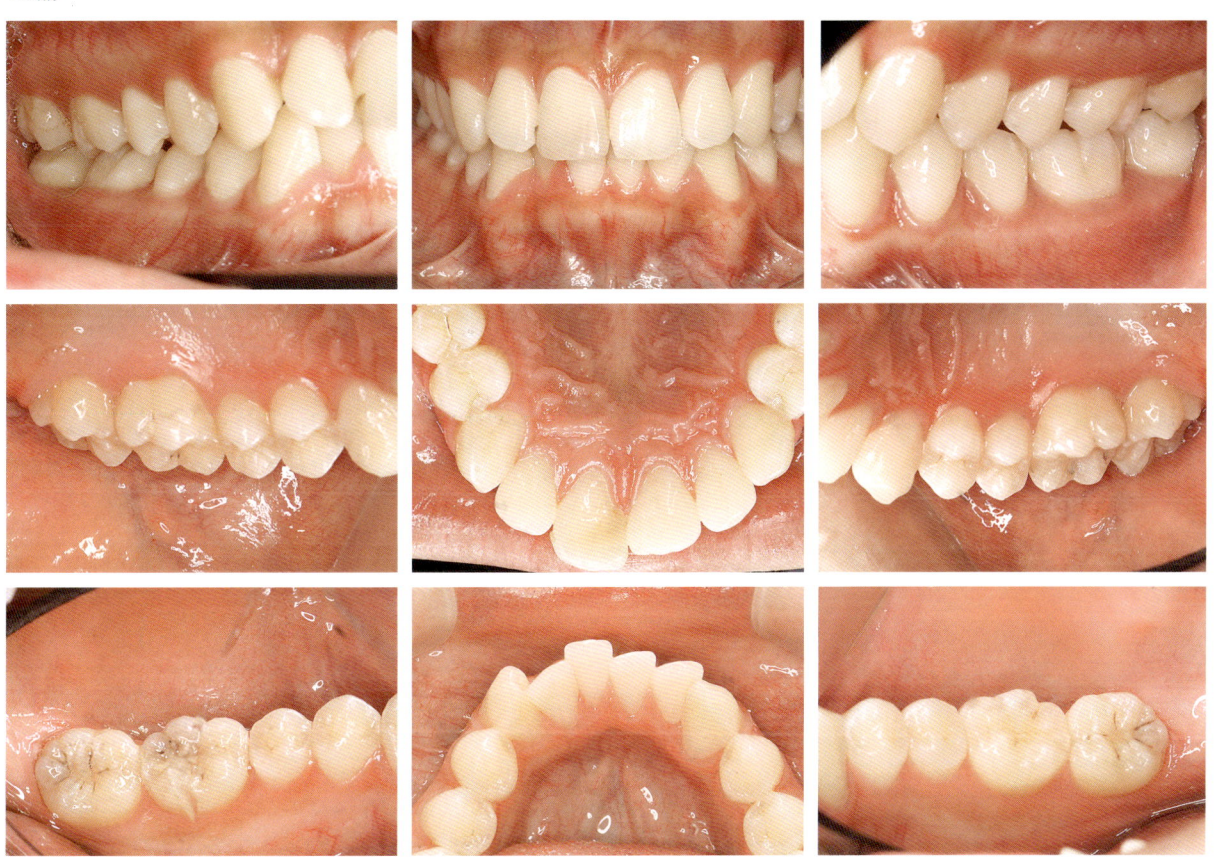

20歳

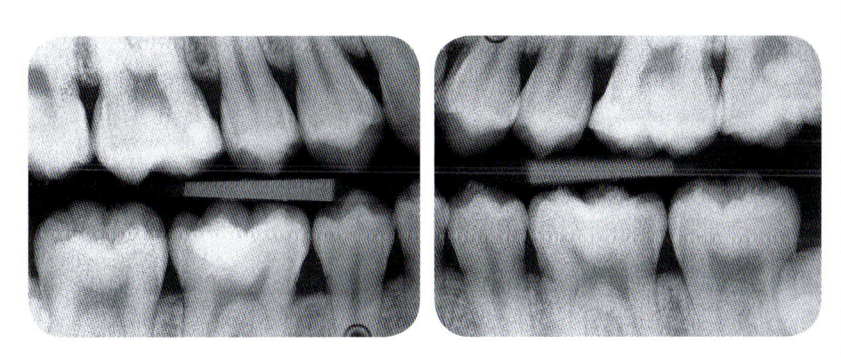

症例5-2-4d 19歳の口腔内状況および20歳のデンタルエックス線写真。7┘の二次う蝕病変、6┘のシーラントの二次う蝕病変を認め、修復処置を行っている。この症例は、もともとはローリスクとして扱ってよい症例であったが、5本の大臼歯に修復処置を行うこととなった。メインテナンス中断を境にハイリスク者に転じてしまった感も否めない。10歳代におけるう蝕病変の発生部位について調べた疫学研究[4]では、う蝕経験の少ない集団においてほとんどの病変が大臼歯の小窩裂溝に生じており、本症例のように隣接面や平滑面に病変を生じる個人のう蝕活動性は非常に高いと考えるべきであると述べられている。本来であれば、病変の多発した17歳ごろに再度カリエスリスクを把握し直すべきであったと反省している。

Chapter 5-3

う蝕のメインテナンスの考えかた

伊藤 中

1. う蝕のメインテナンスの目的

　歯周病における歯周サポート治療（SPT：Supportive Periodontal Therapy）ほど強調されることがないが、う蝕においてもメインテナンスが必須である[1]。もちろん現実の臨床におけるメインテナンスは、う蝕・歯周病を区別することなく行われる。両疾患とも細菌が慢性的に関与し、組織破壊が起こる疾患である。さらに生活習慣や全身疾患などのリスク要因の影響を受けることも共通点である（図5-3-1）。

　したがってメインテナンスの基本原則は、
- 病原性細菌を歯面から除去すること
- リスク要因の軽減
- 宿主の強化

ということになる。この原則から考えると、う蝕に関してのメインテナンスの目的は『う蝕病変の早期発見・早期治療』ではなく、

- 再石灰化が優位な状態を維持する
- 初期病変のモニタリングと再石灰化
- 新しいう蝕病変の有無のチェック
- 歯肉縁上プラークの除去
- 歯質の強化

ということになる。

　う蝕は、歯面と口腔内環境の間で起こる化学的反応の結果であるとみなすこともできる。免疫系やサイトカインネットワークなど複雑な生物学的反応が関与する歯周病と異なり、条件さえ整えばう蝕病変は容易に発生する。また、ホー

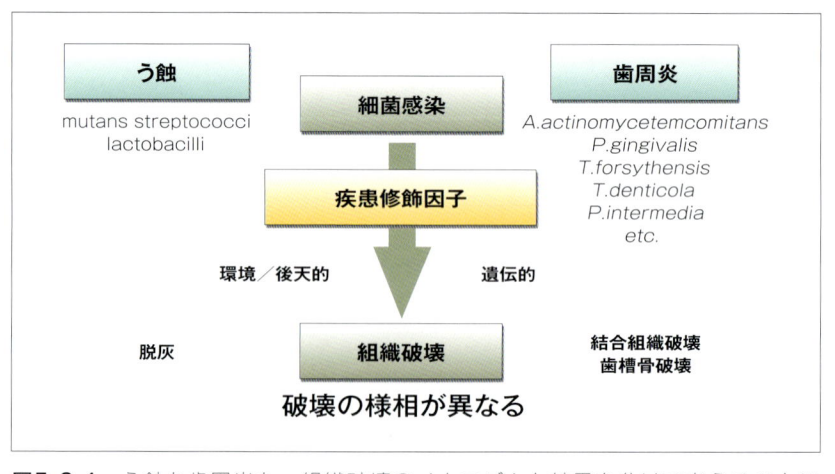

図5-3-1　う蝕も歯周炎も、組織破壊のメカニズムと結果を分けて考えることにより、まず何をすべきなのかが明確になる。

表5-3-1　CAMBRAのガイドラインにおけるリスクレベルによるリコール間隔、唾液検査の対応の違い

リスクレベル	リコール間隔	唾液検査
低い う蝕経験が少なく、リスク要因もない状態	6～12か月毎 カリエスリスクの再評価	初診患者の場合は、ベースライン時に実施してもよい
中等度 何らかのリスク要因があり、容易にハイリスクに変わりうる状態	4～6か月毎 カリエスリスクの再評価	初診患者の場合は、ベースライン時に実施してもよい あるいは、細菌がハイリスクであることが疑われる場合、治療効果を評価する場合、患者の協力が得られる場合に実施
高い う窩が存在している	3～4か月毎 カリエスリスクの再評価 フッ化物バーニッシュ	唾液分泌量の検査と細菌培養を、初診時、（患者の協力が得られる場合には）治療効果を評価するために毎リコール時に実施
非常に高い う窩が存在かつ唾液減少	3か月毎 カリエスリスクの再評価 フッ化物バーニッシュ	唾液分泌量の検査と細菌培養を、初診時、（患者の協力が得られる場合には）治療効果を評価するために毎リコール時に実施

カリエスリスクを考慮したう蝕のマネジメントのガイドラインの一例。さまざまなガイドラインが存在しているが、リスクの程度の基準やそれに対するマネジメントのしかたは、みな異なっている。ここに挙げたCAMBRA（Caries Management by Risk Assessment）は米国のガイドラインの1つである。ガイドラインには、各国の医療制度や経済状態なども反映されるため、そのままあてはめることはできないが、参考にはなる。

ムケアの質や食習慣といった、病変の発生に直接的に関与する生活習慣関連要因も多く、疾患のコントロールの成否が患者自身に依存する割合は歯周病よりも大きいと言えるかもしれない。う蝕のコントロールの難しさは、このような点にあるのではないだろうか。

2. う蝕のメインテナンスの実際

う蝕のメインテナンスにおいて術者の技術が求められるのはプラークの除去であるが、歯肉縁上での施術であることから難度は高くない。それよりも『いかに患者を観察するか』、そして『日常生活にどのように介入していくか』を個々の患者の事情に配慮して工夫することが難しい。

実際のメインテナンスは、204～205ページに示すような手順で進めていく。なおこれらの内容は、小児では30分、成人では、歯肉縁下のコントロールと合わせて30～60分で施術する。

3. 適正なメインテナンス間隔とは

現在までのところ、どのような判断基準でメインテナンス間隔を決定するかについては明らかになっていない[2～5]。現実的には、う蝕および歯周病のリスク、患者の希望を考慮してメインテナンス間隔を設定し、その後は、経過がよければ間隔をのばし、何らかの症状の発現や悪化が認められた場合には間隔の短縮を検討することになる[6, 7]（表5-3-1）。

筆者の診療室では、小児の場合は3～4か月に1回のペースでメインテナンスしている。成人の場合は、歯周組織の状態も加味して2～6か月に設定している。実際にはもっと長く設定しても問題ない場合もあるが、あまりメインテナンス間隔が長くなりすぎるとコンプライアンスが低下する傾向が見られるため、特に患者からの要望がない限りは、最長でも6か月に設定している。

Visual Guidance う蝕のメインテナンスの実際

STEP 1　全身状態、生活習慣の問診

脱灰を促進するような状況に変化がないかどうかを確認する。特に生活パターンに大きな変化がなかったかを把握することは、歯周病の管理のためにも重要なことである。

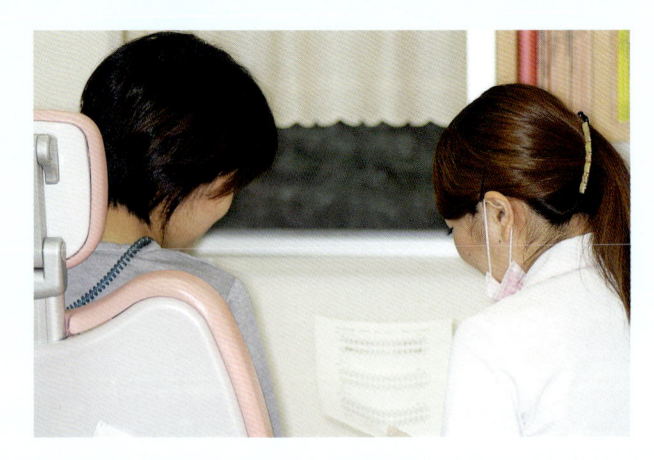

STEP 2　口腔内状態の把握

視診にて、新たな病変の発生、初期病変の進行、二次う蝕病変の発生などについて把握する。このとき、歯面乾燥、十分な照明、拡大視野のもとで観察するのが理想である。口腔内およびエックス線写真も、毎回ではないが撮影する。筆者の診療室では、口腔内写真は永久歯列完成までは年1回撮影、成人では4～5年に1回の撮影を目標にしている。

エックス線写真は、被曝の問題もあり慎重に考えている。若年者では咬翼法エックス線写真を撮影している。成人では口腔内写真と同じタイミングで全顎デンタルエックス線写真を撮影しているが、細菌に関するリスクが高く、補綴物の多い患者については、2～3年毎の撮影が望ましいと考えている。

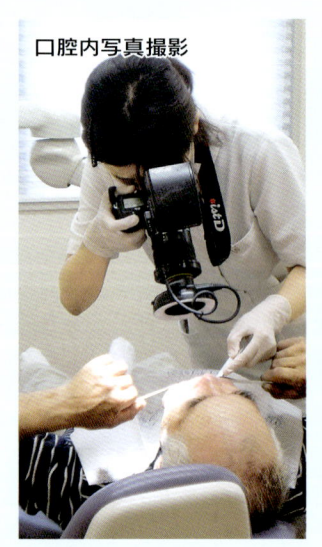

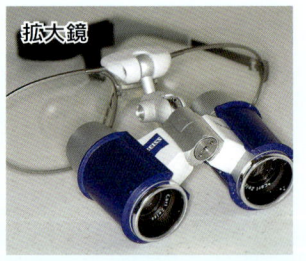

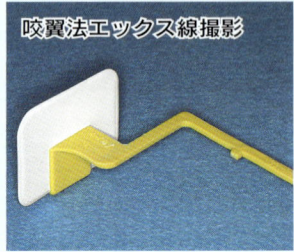

口腔内写真撮影　拡大鏡　咬翼法エックス線撮影

STEP 3　カリエスリスク（細菌、唾液）の把握

187ページにて解説したとおり、う蝕原性細菌に関する検査の結果は3年を超えて発生するう蝕病変（初発、二次病変）との関連性が弱いため、う蝕活動性が高いと感じられる患者に関しては、3年に一度の検査を行うことが望ましいのかもしれない。

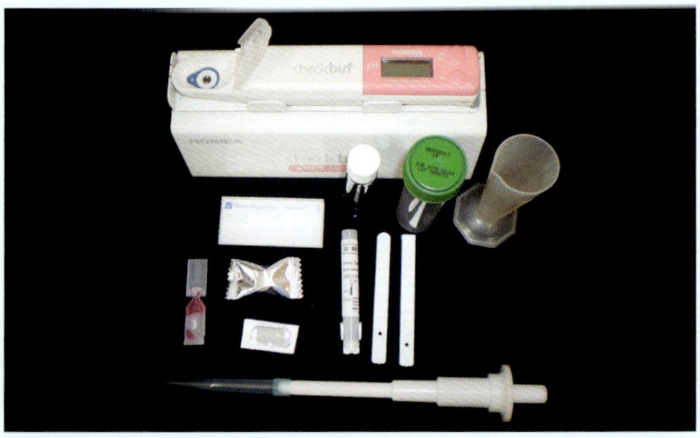

STEP 4　口腔清掃状態の評価、口腔衛生指導

プラークを染め出し、前回の指導の内容が定着しているか再評価する。その他、口腔衛生習慣について把握し、必要な指導を行う。

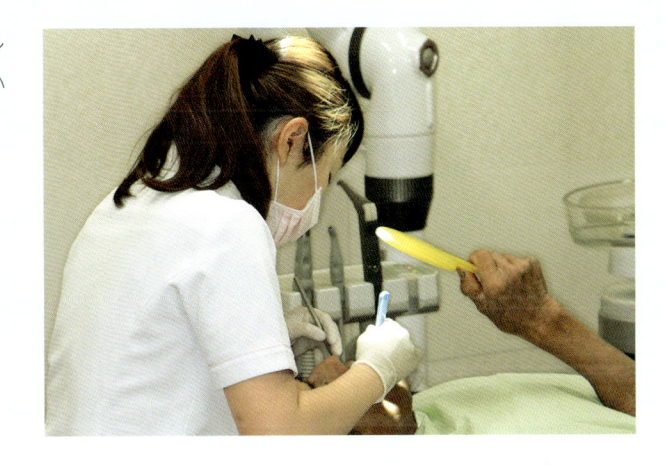

STEP 5　歯肉縁上プラークの除去

PTC、PMTC を実施し、歯面のプラークを完全に除去する。PMTC に用いるポリッシングペーストは粗さの異なるものを使い分けるが、最終仕上げに粒子の細かいペーストで終えるようにする。

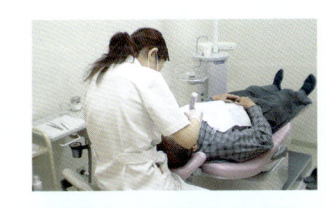

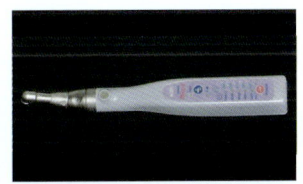

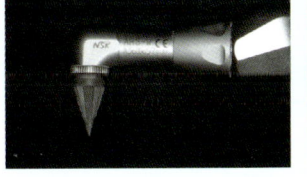

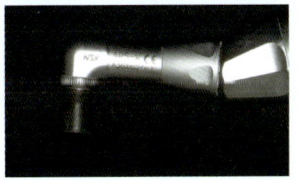

STEP 6　フッ化物の塗布

歯面に何も付着・沈着していない状況にしてから、最後にフッ化物を塗布し、歯質の強化、初期う蝕病変の再石灰化を図る。隣接面、修復、補綴物のマージンなど塗布の難しい部位には、歯間ブラシ、デンタルフロス、ワンタフトブラシなどの補助的清掃具を用いて塗布する。

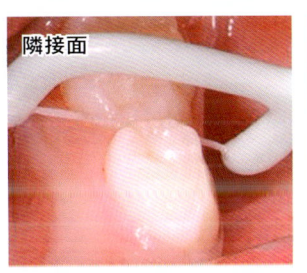

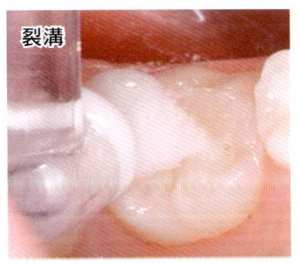

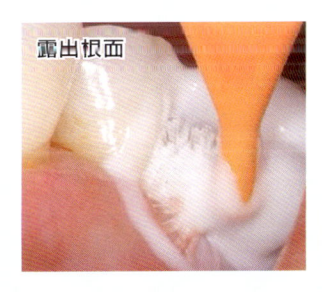

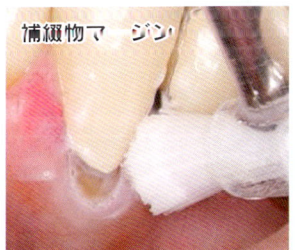

隣接面　　裂溝

露出根面　　補綴物マージン

Chapter 5-4

ヘルスプロモーションとしてのう蝕マネジメント

林 美加子

1．新しいう蝕マネジメントの枠組み

　近年のう蝕予防の考えかたは、過去あるいは現在にう蝕を発症した個人について、リスクアセスメントに基づいてリスクをコントロールし、『いかにう蝕が発症しにくい口腔環境へとマネジメントしていくか』という段階へ展開している。

　従来のう蝕への対応は、図5-4-1のように、歯面を観察し、う窩があれば修復材料および方法を選択するというような、いわば修復中心の対処のみであった。

　これに対して前出のICDASを推進するグループは、ICDAS-CMS（Caries Management System）[1]という新しいう蝕マネジメントの枠組みを提案している。ICDAS-CMSでは、図5-4-2のように、歯および歯面の診査と患者の状態に関する情報を統合することから始まる[2]。ここでいう歯および歯面の診査には、視診による歯面の精査、診査機器による病変の検出、そして病変の活動性の評価が含まれている。一方の患者の情報には、カリエスリスク、う蝕治療の経験、そして生活習慣といった行動パターンの評価が含まれている。そしてこれらの情報を統合して、う蝕病変の診断と経過の予測、そして、患者個人の評価と将来像とを総合的に判断し、患者1人1人に適した治療計画を立案するとしている。その治療計画のオプションには、日常生活の指導、予防的処置、修復処置、リコール、再評価、および経過観察が含まれる。

　きわめて重要なことは、外枠の矢印がサイクルになっていて、常にはじめの歯と患者個人の評価のステージに戻るようになっており、時間軸で口腔の状態とリスクを絶えず評価しながら包括的にマネジメントする枠組となっていることである。

　『歯および患者個人の情報を総合的に判断して治療計画を立案する』場合、患者の背景を理解し、患者と情報を共有しながら計画を進める姿勢が重要である。小児の場合は保護者の生活習慣や価値観にも配慮しながら進めることとなろう。ここでの特徴は、事前に準備した数式に数値をあてはめて治療方法を自動的に算出するといった、いわゆる『cook book（料理本）方式』ではなく、患者との綿密なディスカッションに基づいて治療計画を模索するところにある。これは、患者の局所の病態から全身状態、ひいては生活習慣や価値観までを把握することが疾患への対応に極めて重要であるというNarrative Based Medicine（NBM）アプローチとみなすことができる。一方、う蝕病変の検出、う蝕活動性の評価ならびに

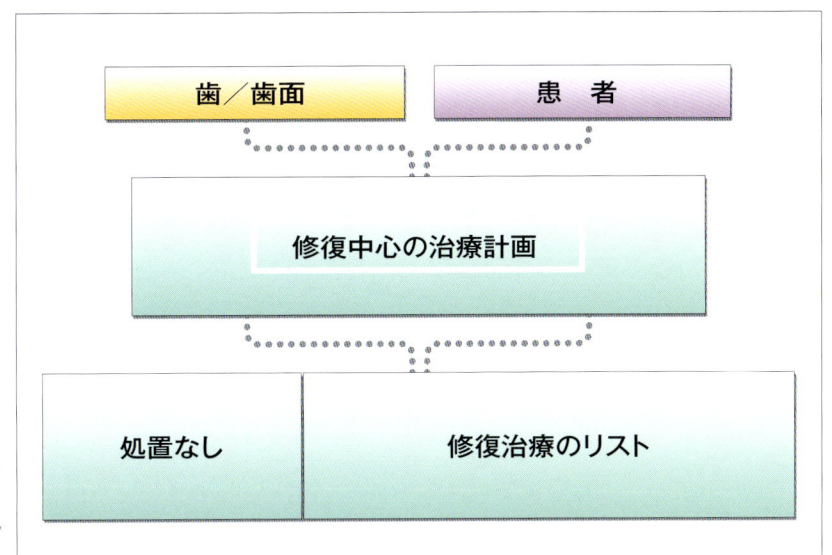

図5-4-1 従来は修復方法および材料など修復中心のう蝕（う窩）への対応であった。(ICDAS-CMS. http://www.icdas.org/cariesmanagement.html より引用改変)

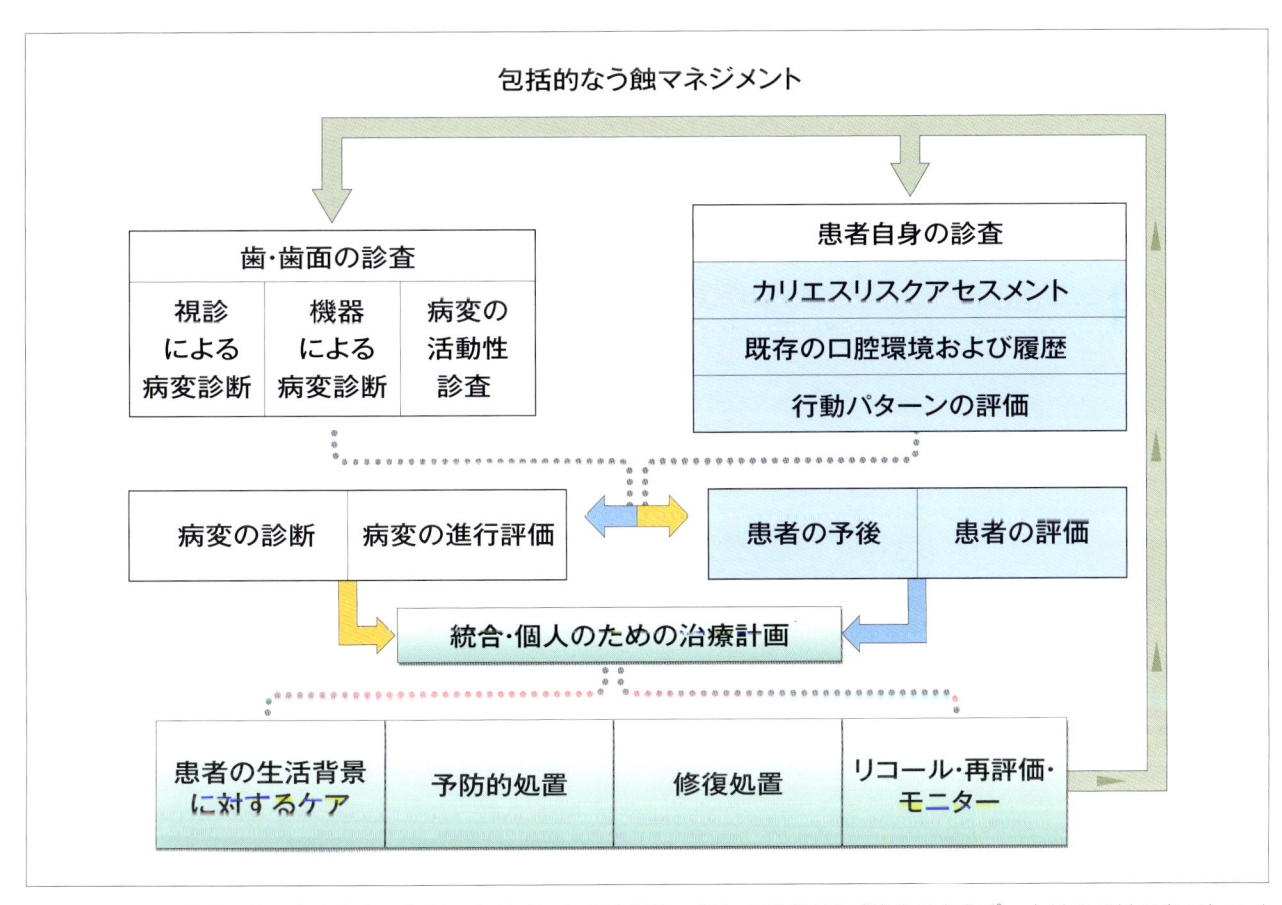

図5-4-2 ICDAS-CMS の患者中心のう蝕マネジメントの枠組み。歯および歯面の診査のみならず、カリエスリスクアセスメントに代表される患者個人の評価を実施し、時間のファクターをふまえたうえで両方の情報を統合し、個々の患者のための治療計画を立案することが推奨されている。そこでは、患者の生活背景に対するケアに始まり、予防的処置および修復処置、そして定期的なモニターにより歯および個人の状態を評価することで、包括的なう蝕のマネジメントが可能であるとしている。(Pitts[2]より引用改変)

リスクアセスメントは、現在までin vitroおよびin vivoにて蓄積された科学的根拠に立脚しており、これらの知見に基づくマネジメントはEvidence Based Medicine（EBM）の実践を意味している。すなわち、患者の背景や価値観を尊重するNBMのアプローチが効果を発揮してこそEBMのアプローチが機能するという図式を、このICDAS-CMSの枠組みは十分に理解して考案されている。

1人1人の患者の実情を理解し、最新のエビデンスに基づく最適の医療の提供をうたった『テーラーメイド医療』の考えかたは、まさに患者中心のう蝕マネジメントにもぴったりと当てはまるのである。

2. う蝕マネジメントの経験をヘルスプロモーションに生かす

ヘルスプロモーションとは、『人々が自らの健康をコントロールし、改善することができるようにするプロセス』とWHOでは定義し、2003年に国際オーラルヘルスプログラムの政策基盤を提言したことを受け、WHO、FDI、IADR（International Association for Dental Research）の共同作業で新たに『Global goals for oral health 2020』（2020年までの口腔保健の国際目標）を提示した[3]。そこで提示された目標は、国および地域の保健行政担当者にその枠組みを示すことを目的としているため、詳細な目標値などはあえて示さず、2020年までの総論的な目標および口腔保健の視点に立ったヘルスプロモーションの考えかたを以下のように示している。

- 口腔の健康は全身の健康に直結し、また全身の健康にとって重要なものである。
- 口腔の健康はQOLの決定要因である。
- 口腔の健康と全身の健康の関連性は明らかである。
- 適切な口腔ケアが早期死亡のリスクを減少させる。
- 口腔疾患と全身疾患に共通するリスクファクターがある。

その特色は、口腔の健康と全身の健康の関連を強調し、口腔の健康がQOLの決定要因であることを明確に述べている点である。さらに、う蝕のみを対象疾病とするのではなく、歯周組織の健康、口腔粘膜病変、口腔前がん病変、口腔がん、顎顔面部の外傷、疼痛、口腔保健に関連したQOLなど、他の重要な口腔疾患にも焦点を当てた新しい口腔目標が必要であるともしている。

このように、う蝕のみならず、口腔全体の多様な状態を対象としてヘルスプロモーションを展開しようとするWHOの構想は明らかである。それは、う蝕を解決済みの課題として軽視している訳ではない。これまでに蓄積されたエビデンスと長年の試行によって構築されてきた患者中心のう蝕マネジメントシステムのアプローチを、口腔領域全体のマネジメントシステムとして展開することで、患者1人1人の口腔保健を生涯にわたって把握することが可能となり、ひいては口腔保健の維持・向上に実質的に貢献できるという考えである。すなわち、歯科医院がオーラルヘルスプロモーションをとおして地域の健康増進の拠点となり得るのである。

おわりに

　歯科医療に従事していない人々は、歯科医師という職業から何を連想するであろうか？　きっと、あのエアタービンで歯を削られるときの音ではなかろうか。私たち歯科医師も『歯を削って詰める』のが主たる仕事だと思い、歯学部、歯科大学を志望したはずである。そして学生時代にはじめて歯を切削し、充填したときの気分の高揚を否定する人は少ないはずである。

　それほどまでに、う蝕の修復治療は歯科医師の代表的職務の1つであり、手順を正しく踏めば、形態を回復するという点においてはそれなりの結果が得られるのも事実である。そのような背景からか、歯科医師はややもすると修復処置に偏向しがちである。

　しかし、臨床現場で注意深く経験を重ねれば、う蝕病変の発生のしやすさに個人差があることや、病変にも進行しないものがあること、そして修復物が必ずしも永久不滅のものではないことに容易に気がつく。

　現在の問題は、そのような事実にう蝕治療の枠組みが対応しきれていないことではないかと考えている。たしかに削って詰めてしまえば何も考えずにすみ、楽なことこの上ないであろう。しかしそのような歯科医療は、『drilling, filling, billing dentistry』と揶揄されるように、もはや患者から支持されないものになりつつある。

　う蝕を慢性疾患と考えれば、継続的な疾患のコントロールが必須であることは自明である。それを実現するためには、歯科医師、歯科衛生士、パラデンタルスタッフの総力を結集する必要がある。う蝕、歯周病を時間軸を意識しながら長期にわたりコントロールしていける体制を整えることで、歯科の役割は大きな広がりを見せることになるであろう。

　本書では、臨床例を織りまぜながら、う蝕に関して今日までに得られている知見を整理することを試みた。しかし、まだまだ明らかになっていない領域も多く残されており、今後、さらにう蝕治療の考えかたは進歩していくはずである。その進歩に合わせた臨床を展開していくことを、今後の楽しみとしたい。

伊藤 中

参考文献一覧

● Chapter 1-2

1. Bratthall D. Dental caries: intervened--interrupted--interpreted. Concluding remarks and cariography. Eur J Oral Sci 1996;104:486-491.
2. Sheiham A, Sabbah W. Using universal patterns of caries for planning and evaluating dental care. Caries Res 2010;44:141-150.
3. Vehkalahti M, Tarkkonen L, Varsio S, Heikkilä P. Decrease in and polarization of dental caries occurrence among child and youth populations, 1976-1993. Caries Res 1997;31:161-165.
4. Kalsbeek H, Truin GJ, van Rossum GM, van Rijkom HM, Poorterman JH, Verrips GH. Trends in caries prevalence in Dutch adults between 1983 and 1995. Caries Res 1998;32:160-165.
5. Bratthall D. Introducing the Significant Caries Index together with a proposal for a new global oral health goal for 12-year-olds. Int Dent J 2000;50(6):378-384.
6. Fejerskov O. Strategies in the design of preventive programs. Adv Dent Res 1995;9(2):82-88.
7. Alm A, Wendt LK, Koch G, Birkhed D. Prevalence of approximal caries in posterior teeth in 15-year-old Swedish teenagers in relation to their caries experience at 3 years of age. Caries Res 2007;41:392-398.

● Chapter 1-3

1. FDI Policy Statement. Minimal Intervention in the Management of Dental Caries. 2002.
2. Pits N(ed). Detection, Assessment, Diagnosis and Monitoring of Caries. Basel: Karger AG, 2009.
3. Zero DT, Fontana M, Martínez-Mier EA, Ferreira-Zandoná A, Ando M, González-Cabezas C, Bayne S. The biology, prevention, diagnosis and treatment of dental caries: scientific advances in the United States. J Am Dent Assoc 2009;140 Suppl 1:25S-34S.
4. American Academy of Pediatric Dentistry. Guideline on Caries-risk Assessment and Management for Infants, Children, and Adolescents. 2011.
5. Diagnosis and management of dental caries throughout life. National Institutes of Health Consensus Development Conference statement, March 26-28, 2001. J Dent Educ 2001;65:1162-1168.

● Chapter 2-2

1. Keyes PH. Recent advances in dental caries research. Int Dent J 1962;12:443-463.
2. Fejerskov O. Changing paradigms in concepts on dental caries: consequences for oral health care. Caries Res 2004;38:182-191.
3. 熊谷 崇，熊谷ふじ子，Bratthall D，藤木省三，岡 賢二．クリニカルカリオロジー．東京：医歯薬出版，1996．
4. Bratthall D（著），柳澤いづみ，鈴木 章，眞木吉信（訳編）．カリエスリスク判定のてびき．東京：エイコー，1994．

● Chapter 2-3

1. Bratthall D. Introducing the Significant Caries Index together with a proposal for a new global oral health goal for 12-year-olds. Int Dent J 2000;50:378-384.
2. The Swedish Council on Technology Assessment in Health Care: Caries – diagnosis, risk assessment and non-invasive treatment. A systematic review. http://www.sbu.se/upload/Publikationer/Content1/1/Caries_summary_2008.pdf（2011年9月27日アクセス）
3. Cariogram Manual. http://www.mah.se/upload/OD/cariogram％20program％20caries/cariogmanual201net.pdf（2011年9月27日アクセス）
4. Featherstone JD, Adair SM, Anderson MH, Berkowitz RJ, Bird WF, Crall JJ, Den Besten PK, Donly KJ, Glassman P, Milgrom P, Roth JR, Snow R, Stewart RE. Caries management by risk assessment: consensus statement, April 2002. J Calif Dent Assoc 2003;31:257-269.

● Chapter 2-4

1. Gansky SA. Dental data mining: potential pitfalls and practical issues. Adv Dent Res 2003;17:109-114.
2. 伊藤 中，内藤 徹，米田雅裕，廣藤卓雄．う蝕・歯周病のプロセスに対する治療介入としてのリスクアセスメント．総論．一般歯科診療室におけるリスクアセスメントの位置づけをいま改めて問う．ザ・クインテッセンス 2005;24:2281-2300.
3. Ito A, Hayashi M, Hamasaki T, Ebisu S. Risk assessment of dental caries by using Classification and Regression Trees. J Dent 2011;39:457-463.
4. Marsh P, Martin MV. Oral Microbiology. 4th ed. Oxford: Wright, 1999.
5. Hausen H. Caries prediction--state of the art. Community Dent Oral Epidemiol 1997;25:87-96.
6. Chattopadhyay A. Oral Health Epidemiology: Principles and Practic. Sudbury:Jones and Bartlett Publishers, 2011.
7. Rothman KJ, Greenland S. Causation and causal inference in epidemiology. Am J Public Health 2005;95 Suppl 1:S144-150.

● Chapter 3-1

1. Whelton H. Overview of the impact of changing global patterns of dental caries experience on caries clinical trials. J Dent Res 2004;83 Spec No C:C29-34.
2. WHO. A Guide to Oral Health Epidemiological Investigations. Geneva: World Health Organization, 1979.
3. Pitts NB. Modern concepts of caries measurement. J Dent Res 2004;83 Spec No C:C43-47.
4. Tyas MJ, Anusavice KJ, Frencken JE, Mount GJ. Minimal intervention dentistry--a review. FDI Commission Project 1-97. Int Dent J 2000;50(1):1-12.
5. European Organisation for Caries Research (ORCA). http://www.orca-caries-research.org（2011年9月27日アクセス）
6. International Caries Detection Assessment System (ICDAS). http://www.icdas.org（2011年9月27日アクセス）
7. 日本ヘルスケア歯科学会．http://www.healthcare.gr.jp（2011年9月27日アクセス）
8. Ismail AI. Visual and visuo-tactile detection of dental caries. J Dent Res 2004;83 Spec No C:C56-66.
9. Topping GVA, Pitts NB. Clinical Visual Caries. In: Pitts NB (ed). Detection, Assessment, Diagnosis and Monitoring

of Caries. Basel: Karger, 2009:15-41.
10. ICDAS e-learning system. http://icdas.smile-on.com（2011年9月27日アクセス）
11. 日本歯科保存学会（編）. MI(Minimal Intervention)を理念としたエビデンス（根拠）とコンセンサス（合意）に基づくう蝕治療ガイドライン. 京都：永末書店, 2009.
12. 厚生労働省. 平成17年歯科疾患実態調査結果について. http://www.mhlw.go.jp/topics/2007/01/dl/tp0129-1g.pdf（2011年9月27日アクセス）
13. WHO. STEPwise approach to surveillance (STEPS). http://www.who.int/chp/steps/en/（2011年9月27日アクセス）
14. Pitts NB. Introducation. In: Pitts NB (ed). Detection, Assessment, Diagnosis and Monitoring of Caries. Basel: Karger, 2009:1-14.
15. Schulte AG、Pitts NB、Huysmans MCDNJM、Spleith C、Buchalla W. European core curriculum in cariology for undergraduate dental students. Eur J Dent Educ 2011;15:1-9.
16. Jenson L, Budenz AW, Featherstone JD, Ramos-Gomez FJ, Spolsky VW, Young DA. Clinical protocols for caries management by risk assessment. J Calif Dent Assoc 2007 ;35:714-723.
17. Pitts NB, Stamm JW. International Consensus Workshop on Caries Clinical Trials (ICW-CCT)--final consensus statements: agreeing where the evidence leads. J Dent Res 2004;83 Spec No C:C125-128.

● Chapter 3-3

1. Pitts NB. Introducation. In: Pitts NB (ed). Detection, Assessment, Diagnosis and Monitoring of Caries. Basel: Karger, 2009:1-14.
2. Ekstrand KR, Zero DT, Martignon S, Pitts NB. Lesion activity assessment. In: Pitts NB (ed). Detection, Assessment, Diagnosis and Monitoring of Caries. Basel: Karger, 2009:63-90.

● Chapter 3-5

1. Bader JD, Shugars DA, Bonito AJ. A systematic review of the performance of methods for identifying carious lesions. J Public Health Dent 2002;62:201-213.
2. Mialhe FL, Pereira AC, Pardi V, do Castro Meneghim M. Comparison of three methods for detection of carious lesions in proximal surfaces versus direct visual examination after tooth separation. J Clin Pediatr Dent 2003;28:59-62.
3. Novaes TF, Matos R, Braga MM, Imparato JC, Raggio DP, Mendes FM. Performance of a pen-type laser fluorescence device and conventional methods in detecting approximal caries lesions in primary teeth--in vivo study. Caries Res 2009;43:36-42.
4. Barbakow F, Imfeld T, Lutz F. Enamel remineralization: how to explain it to patients. Quintessence Int 1991;22(5):341-347.
5. American Dental Association Council on Scientific Affairs. The use of dental radiographs: update and recommendations. J Am Dent Assoc 2006;137:1304-1312.
6. Bader JD, Shugars DA. A systematic review of the performance of a laser fluorescence device for detecting caries. J Am Dent Assoc 2004;135:1413-1426.
7. Ekstrand KR, Martignon S, Ricketts DJ, Qvist V. Detection and activity assessment of primary coronal caries lesions: a methodologic study. Oper Dent 2007;32:225-235.
8. Braga MM, Mendes FM, Ekstrand KR. Detection activity assessment and diagnosis of dental caries lesions. Dent Clin North Am 2010;54:479-493.

● Chapter 4-2

1. Head J. Enamel softening and rehardening as a factor in erosion. Dental Cosmos 1910;52:46-48.
2. Fejerskov O, Clarkson BH. Dynamics of caries lesion formation. In: Fejerskov O, Ekstrand K, Burt BA (eds). Fluoride in Dentistry. Copenhagen: Munksgaard, 1996:187-206.
3. Arends J, ten Cate JM. Tooth enamel remineralization. J Crystal Growth 1981;53:135-147.
4. Backer Dirks O. Posteruptive changes in dental enamel. J Dent Res 1966;45:503-511.
5. Inaba D, Ruben J, Takagi O, Arends J. Effect of sodium hypochlorite treatment on remineralization of human root dentine in vitro. Caries Res 1996;30:218-224.
6. Arends J, Christoffersen J. Nature and role of loosely bound fluoride in dental caries. J Dent Res 1990;69 Spec No:601-605; discussion 634-636.
7. ten Cate JM, Duijsters PP. Influence of fluoride in solution on tooth demineralization. II. Microradiographic data. Caries Res 1983;17(6):513-519.
8. Silverstone LM. The significance of remineralization in caries prevention. J Can Dent Assoc 1984;50(2):157-167.
9. Jenkins GN. The Physiology and Biochemistry of the Mouth. 4th ed. Philadelphia: Blackwell Scientific Publications, 1978.
10. 稲葉大輔, 高木興氏. 根面再石灰化にともなうミネラル分布の変化. 口腔衛生学誌 1995;45:596-597.
11. Someya Y, Inaba D, Yonemitsu M, Arends J. The effect of intrapulpal pressure on caries-like lesion formation in human root surface in vitro. J Dent Hlth 1998;48:217-221.
12. Shellis RP. Effects of a supersaturated pulpal fluid on the formation of caries-like lesions on the roots of human teeth. Caries Res 1994;28(1):14-20.
13. Hoppenbrouwers PM, Driessens FC, Borggreven JM. The mineral solubility of human tooth roots. Arch Oral Biol 1987;32:319-322.

● Chapter 4-3

1. WHO/FAO. Diet, nutrition and the prevention of chronic diseases: report of a joint WHO/FAO expert, (WHO technical report series 916, Geneva, 2003. http://www.who.int/mediacentre/releases/2003/pr20/en/www.who.int/hpr/NPH/docs/who_fao_expert_report.pdf（2012年2月13日アクセス）
2. Moynihan PJ, Ferrier S, Jenkins GN. The cariostatic potential of cheese: cooked cheese-containing meals increase plaque calcium concentration. Br Dent J 1999;187(12):664-667.
3. Rugg-Gunn AJ, Edgar WM, Geddes DA, Jenkins GN. The effect of different meal patterns upon plaque pH in human subjects. Br Dent J 1975;139(9):351-356.
4. Rugg-Gunn AJ, Hackett AF, Appleton DR, Jenkins GN, Eastoe JE. Relationship between dietary habits and caries increment assessed over two years in 405 English adolescent school children. Arch Oral Biol 1984;29:983-992.
5. Gedalia I, Ben-Mosheh S, Biton J, Kogan D. Dental caries protection with hard cheese consumption. Am J Dent

1994;7:331-332.
6. 南 健太郎，小金井 恵，稲葉大輔，小田宗宏，米満正美．食品の再石灰化促進能評価法の検討．口腔衛生会誌 2003;53:320-321.
7. Shen P, Cai F, Nowicki A, Vincent J, Reynolds EC. Remineralization of enamel subsurface lesions by sugar-free chewing gum containing casein phosphopeptide-amorphous calcium phosphate. J Dent Res 2001;80(12):2066-2070.
8. Kamasaka H, Inaba D, Minami K, Nishimura T, Kuriki T, Imai S, Yonemitsu M. Remineralization of enamel by Phosphoryl-Oligosaccharides(POs) supplied by chewing gum: Part I. Salivary assessment in vitro. J Dent Hlth 2002;52:105-111.
9. Inaba D, Kamasaka H, Minami K, Nishimura T, Kuriki T, Imai S, Yonemitsu M. Remineralization of enamel by Phosphoryl-Oligosaccharides (POs) supplied by chewing gum; Part II. Intraoral evaluation. J Dent Hlth 2002;52:112-118.
10. Reynolds EC. Remineralization of enamel subsurface lesions by casein phosphopeptide-stabilized calcium phosphate solutions. J Dent Res 1997;76(9):1587-1595.
11. Takeuchi H, Senpuku H, Matin K, Kaneko N, Yusa N, Yoshikawa E, Ida H, Imai S, Nisizawa T, Abei Y, Kono Y, Ikemi T, Toyoshima Y, Fukushima K, Hanada N. New dental drug delivery system for removing mutans streptococci from the oral cavity: effect on oral microbial flora. Jpn J Infect Dis 2000;53:211-212.
12. Takeuchi H, Fukushima K, Senpuku H, Nomura Y, Kaneko N, Yano A, Morita E, Imai S, Nisizawa T, Kono Y, Ikemi T, Toyoshima Y, Hanada N. Clinical study of mutans streptococci using 3DS and monoclonal antibodies. Jpn J Infect Dis. 2001;54:34-36.
13. Arends J, ten Cate JM. Tooth enamel remineralization. J Crystal Growth 1981;53;135-147.
14. Arends J, Christoffersen J. Nature and role of loosely bound fluoride in dental caries. J Dent Res 1990;69 Spec No:601-5; discussion 634-636.
15. ten Cate JM, Duijsters PP. Influence of fluoride in solution on tooth demineralization. II. Microradiographic data. Caries Res 1983;17:513-519.
16. Sjögren K, Birkhed D. Effect of various post-brushing activities on salivary fluoride concentration after toothbrushing with a sodium fluoride dentifrice. Caries Res 1994;28:127-131.
17. Sjögren K, Birkhed D, Rangmar S, Reinhold AC. Fluoride in the interdental area after two different post-brushing water rinsing procedures. Caries Res 1996;30:194-199.
18. Inaba D, Tamura K, Orisaka M, Yonemitsu M. Distribution of Salivary Calcium and Phosphate Concentrations among 5,304 Japanese Adults. (55th ORCA Congress) Caries Res 2000;42:230.

● Chapter 4-2
1. 奥瀬孝一．ウ蝕象牙質の硬さと着色および細菌侵入度との関係．口病誌 1964;31:187-200.
2. 岩久正明．う蝕検知液による感染象牙質除去法．日歯医師会誌 1982;34:1047-1052.
3. 寺嶋節子．ウ蝕象牙質二層の染別に関する研究．口病誌 1970;37:279-286.
4. 総山孝雄，高津寿夫，伊藤和雄，山内淳一，柴谷亭一郎．齲蝕検知液の新組成について．日歯保存誌 1979;22:261-264.
5. 福島正義．接着性レジンのウ蝕象牙質内侵入に関する研究．口病誌 1981;49:362-385.

6. 佐野英彦．齲蝕検知液による齲蝕象牙質の染色性と構造について．齲蝕除去法の再検討を目指して．口病誌 1987;54:241-270.
7. Iwami Y, Shimizu A, Narimatsu M, Kinomoto Y, Ebisu S. The relationship between the color of carious dentin stained with a caries detector dye and bacterial infection. Oper Dent 2005;30:83-89.
8. 日本歯科色彩学会（編）．歯の色の話．東京：クインテッセンス出版，1999:16.
9. Iwami Y, Hayashi N, Yamamoto H, Hayashi M, Takeshige F, Ebisu S. Evaluating the objectivity of caries removal with a caries detector dye using color evaluation and PCR. J Dent 2007;35(9):749-754.
10. Oikawa M, Kusunoki M, Itoh K, Hisamitsu H. An experimental carious detector to stain the carious infected dentin. Dental Med Res 2008;28:7-12.
11. Tassery H, Déjou J, Chafaie A, Camps J. In vivo diagnostic assessment of dentinal caries by junior and senior students using red acid dye. Eur J Dent Educ 2001;5(1):38-42.
12. 清水明彦．スプーンエキスカベータによるう蝕象牙質削除法．日本歯科評論 2011;71:53-60.
13. Kidd EA, Ricketts DN, Beighton D. Criteria for caries removal at the enamel-dentine junction: a clinical and microbiological study. Br Dent J 1996;180:287-291.
14. 清水明彦．世界初のう蝕象牙質の硬さ測定システム「カリオテスター」の紹介とその応用について．日歯理工会誌 2011;30:29-32.
15. Iwami Y, Shimizu A, Narimatsu M, Hayashi M, Takeshige F, Ebisu S. Relationship between bacterial infection and evaluation using a laser fluorescence device, DIAGNOdent. Eur J Oral Sci 2004;112:419-423.
16. Iwami Y, Yamamoto H, Hayashi M, Ebisu S. Relationship between laser fluorescence and bacterial invasion in arrested dentinal carious lesions. Lasers Med Sci 2011;26:439-444.
17. 日本歯科保存学会（編）．MI(Minimal Intervention)を理念としたエビデンス（根拠）とコンセンサス（合意）に基づくう蝕治療ガイドライン．京都：永末書店，2009.
18. Iwami Y, Hayashi N, Takeshige F, Ebisu S. Relationship between the color of carious dentin with varying lesion activity, and bacterial detection. J Dent 2008;36:143-151.
19. 清水明彦，鳥井康弘．スプーンエキスカベーターに関する研究．第2報．スプーンエキスカベーターの刃先のシャープネスと易削能力との関係．日歯保存誌 1985;28:690-694.
20. 岩見行晃，山本洋子，永山智崇，成田寛子，恵比須繁之．新規う蝕検知液 Caries Check® によるう蝕除去の客観性．日歯保存誌 2009;52:384-392.
21. Ho TF, Smales RJ, Fang DT. A 2-year clinical study of two glass ionomer cements used in the atraumatic restorative treatment (ART) technique. Community Dent Oral Epidemiol 1999;27:195-201.
22. Mertz-Fairhurst EJ, Curtis JW Jr, Ergle JW, Rueggeberg FA, Adair SM. Ultraconservative and cariostatic sealed restorations: results at year 10. J Am Dent Assoc 1998;129:55-66.

● Chapter 4-5
1. Black GV. Black's Operative Dentistry. Vol. II Technical Procedures, Materials. 9th ed. London: Henry Kimpton, 1955.
2. 二階堂 徹，田上順次，豊島義博．G.V. Blackの窩洞の今日的意義―接着性修復との比較．日本歯科評論 1998;664:9-11.

3. Nakabayashi N. Bonding mechanism of resins and the tooth. Kokubyo Gakkai Zasshi 1982;49:410.
4. Nakajima M, Hosaka K, Yamauti M, Foxton RM, Tagami J. Bonding durability of a self-etching primer system to normal and caries-affected dentin under hydrostatic pulpal pressure in vitro. Am J Dent 2006;19:147-150.
5. Waidyasekera K, Nikaido T, Weerasinghe DS, Ichinose S, Tagami J. Reinforcement of dentin in self-etch adhesive technology: a new concept. J Dent 2009;37:604-609.
6. Nikaido T, Weerasinghe DD, Waidyasekera K, Inoue G, Foxton RM, Tagami J. Assessment of the nanostructure of acid-base resistant zone by the application of all-in-one adhesive systems: Super dentin formation. Biomed Mater Eng 2009;19:163-171.
7. Yoshida Y, Nagakane K, Fukuda R, Nakayama Y, Okazaki M, Shintani H, Inoue S, Tagawa Y, Suzuki K, De Munck J, Van Meerbeek B. Comparative study on adhesive performance of functional monomers. J Dent Res 2004;83:454-458.
8. 久保至誠, 仲佐理紀, 林 善彦. コンポジットレジンならびに鋳造修復の生存率. 日歯保存誌 2001;44:802-809.
9. 久保至誠. 接着性材料の進歩がもたらす修復物の耐久性―カリオロジーの研究成果と接着性材料の進歩を臨床で活かすには. 日本歯科評論 2009;69:67-76.
10. 青山貴則, 相田 潤, 竹原順次, 森田 学. 臼歯部修復物の生存期間に関連する要因. 口腔衛生会誌 2008;58:16-24.
11. 日本歯科保存学会(編). MI(Minimal Intervention)を理念としたエビデンス(根拠)とコンセンサス(合意)に基づくう蝕治療ガイドライン. 京都：永末書店, 2009.
12. 猪越重久(編). 猪越重久のMI臨床―接着性コンポジットレジン充填修復. 第1版. 東京：デンタルダイヤモンド社, 2005.
13. 角舘直樹, 須貝 誠, 藤澤雅子, 森田 学. 歯科医院における歯冠修復処置と定期歯科健診の歯科医業収支の比較. 口腔衛生会誌 2007;57:640-649.
14. ayasooriya PR, Pereira PN, Nikaido T, Tagami J. Effect of resin coating on bond strengths of resin cement to dentin. J Esthet Restor Dent 2003;15:38-45.
15. Nikaido T, Yoda A, Foxton RM, Tagami J. A resin coating technique to achieve minimal intervention in indirect resin composites: A case report. Int Chin J Dent 2003;3:62-68.

● Chapter 4-6

1. Elderton RJ. 科学的手法によるう蝕の予防・診断・管理と再発防止. 今日のう蝕の管理と予防修復法 1.―4. 従来の齲蝕の診断と処置の問題点―. 歯界展望 1997;90:817-827.
2. 日本歯科保存学会(編). MI(Minimal Intervention)を理念としたエビデンス(根拠)とコンセンサス(合意)に基づくう蝕治療ガイドライン. 京都：永末書店, 2009.
3. 田上順次, 千田 彰, 奈良 陽一郎, 桃井保子(監修). 保存修復21. 第四版. 京都：永末書店, 2011:303-305.
4. 久保至誠. 続 う蝕治療を見直す―接着修復の視点から. 4.補修(つぎはぎ)修復の実際. 日本歯科評論 2011;71:55-62.
5. 久保至誠, 横田広彰, 林 善彦. 修復物の耐用年数に関するアンケート調査. 第2報. コンポジットレジン修復と鋳造修復の比較および再修復の原因と判定基準. 日歯保存誌 2005;48秋季特別号:83.
6. 久保至誠, 横田広彰, 林 善彦. 再修復の判定基準に関するアンケート調査. 日本歯科医学教育学会 2006; プログラム・抄録集:123.
7. 久保至誠, 林 善彦. 辺縁着色への対処法に関する研究. 日本歯科保存学会平成23年度春季学術大会(第134回) 2011; 学術大会プログラム・抄録集:B-19.
8. Gordan VV, Garvan CW, Blaser PK, Mondragon E, Mjör IA. A long-term evaluation of alternative treatments to replacement of resin-based composite restorations: results of a seven-year study. J Am Dent Assoc 2009;140:1476-1484.
9. 二階堂 徹, 高野由佳, 田上順次. 口腔内リペアにおける各種前処理が歯質接着性に及ぼす影響. 接着歯学 2004;22:128-133.
10. 中島正俊. リペアの方法を教えてください. In：歯界展望別冊. 使いこなそうコンポジットレジン. 東京：医歯薬出版, 2004;121-127.
11. Kubo S, Kawasaki A, Hayashi Y. Factors associated with the longevity of resin composite restorations. Dent Mater J 2011;30:374-383.

● Chapter 5-2

1. Marsh P, Martin MV. Oral Microbiology. 4th ed. Oxford: Wright, 1999.
2. Ito A, Hayashi M, Hamasaki T, Ebisu S. How regular visits and preventive programs affect onset of adult caries. J Dent Res 2012;91(Suppl):52S-58S.
3. Fure S. Ten-year cross-sectional and incidence study of coronal and root caries and some related factors in elderly Swedish individuals. Gerodontology 2004;21:130-140.
4. Batchelor PA, Sheiham A. Grouping of tooth surfaces by susceptibility to caries: a study in 5-16 year-old children. BMC Oral Health 2004;4:2.

● Chapter 5-3

1. Axelsson P, Nyström B, Lindhe J. The long-term effect of a plaque control program on tooth mortality, caries and periodontal disease in adults. Results after 30 years of maintenance. J Clin Periodontol 2004;31:749-757.
2. Patel S, Bay RC, Glick M. A systematic review of dental recall intervals and incidence of dental caries. J Am Dent Assoc 2010;141(5):527-539.
3. Bader J. Risk-based recall intervals recommended. Evid Based Dent 2005;6:2-4.
4. Pitts N, et al. Dental Recall. Recall Interval Between Routine Dental Examinations. Clinical Guideline Series. London: National Institute for Clinical Excellence (NICE), 2004.
5. Beirne P, Clarkson JE, Worthington HV. Recall intervals for oral health in primary care patients. Cochrane Database Syst Rev 2007;(4):CD004346.
6. Jenson L, Budenz AW, Featherstone JD, Ramos-Gomez FJ, Spolsky VW, Young DA. Clinical protocols for caries management by risk assessment. J Calif Dent Assoc 2007;35:714-723.
7. Featherstone JD, White JM, Hoover CI, Rapozo-Hilo M, Weintraub JA, Wilson RS, Zhan L, Gansky SA. A randomized clinical trial of anticaries therapies targeted according to risk assessment (caries management by risk assessment). Caries Res 2012;46:118-129.

● Chapter 5-4

1. ICDAS-CMS. http://www.icdas.org/cariesmanagement.html (2011年9月27日アクセス)
2. Pitts NB. Introduction. In: Pitts NB (ed). Detection, Assessment, Diagnosis and Monitoring of Caries. Basel: Karger, 2009:1-14.
3. Hobdell M, Petersen PE, Clarkson J, Johnson N. Global goals for oral health 2020. Int Dent J 2003;53:285-288.

さくいん

【数字】
3DS 146

【C】
CAMBRA .... 74、203
caries-affected dentin 148
Caries Check .... 150、151
Caries Detector ...... 149、150
caries-infected dentin 148
CART 78
CAT21 64
causal pie model 88
Classification and Regression Trees 78
CPP-ACP .... 145、147

【D】
Dentobuff Strip 62
Dentocult LB 62
Dentocult SM Strip mutans 62
dft 指数 20
DIAGNOdent .... 120、122、152、153
DMFT 指数 20

【E】
Evidence Based Medicine (EBM) 60

【F】
Fiber Optic Transillumination (FOTI) 120

【H】
hidden caries 113

【I】
ICDAS .... 100、120
ICDAS-CMS 206
International Caries Detection Assessment System 100

【K】
Kaplan-Meier 法 185

【L】
lesion activity assessment 112

【M】
Minds 166
Minimal Intervention (MI) .... 157、166

【N】
Narrative Based Medicine (NBM) 60
natural history 45
non-cavitated lesion 113

【O】
Optical Coherence Tomography (OCT) 120

【P】
pH メーター 64
PMTC 146
POs-Ca 147

【Q】
Quantitative Light-Induced Fluorescence (QLF) 120

【S】
STEPS 107
Supportive Periodontal Therapy (SPT) 202

【い】
因果パイモデル 88

【う】
う窩 51
――を形成していない病変 ... 113
う蝕 51
――に関するドグマ 38
――の氷山 98
――のリスクアセスメントモデル 73
う蝕円錐 148
う蝕硬さ測定器 151
う蝕原性細菌 .... 43、62
う蝕検知液 ...... 149、150、151、152、153、154、155
う蝕象牙質 ...... 148、149、150、151、152、153、154
――外層 .... 148、149、151
――内層 .... 148、149、151
う蝕治療ガイドライン ...... 153、154、160、166

【お】
オッズ比 .... 82、187

【か】
回帰木 78
Keyes の輪 56
隠れう蝕 113
活動性病変 126
窩洞形態 157
カリエスキューブ 110
カリエスフリー率 20
カリエスリスクアセスメント .... 43、57
カリエスリスク検査キット 62
カリオグラム 74
カリオテスター .... 151、152
カルシウム含有製品 147
患者教育 172
感染象牙質 ...... 150、151、153、154、155
寒天－アルジネート連合印象 ... 164
感度 .... 82、86

【き】
偽陰性 86
キシリトール 145
機能性モノマー 158
臼歯部の修復 156
急性う蝕 .... 148、149、150、152、153、154
偽陽性 86

【け】
健康保健教育 188

【こ】
口腔乾燥 59
口腔常在細菌 188
口腔内写真 .... 60、204
合着用セメント 156
咬翼法エックス線写真 204
コクラン・レビュー 166

コンプライアンス……………… 45	唾液分泌量……………… 59	【ま】
コンポジットレジンインレー（修復）	多重ロジスティック回帰分析… 187	慢性う蝕……… 148、149、152、
……………… 156、164	脱灰……… 43、138、141	153、154
コンポジットレジン修復……… 156	脱灰性白斑……………… 141	
──の難易度………… 161	探針……………… 121	【み】
根面う蝕……………… 76		ミュータンス菌…………62、76
	【て】	
【さ】	停止性病変……………… 126	【め】
再石灰化…… 43、133、138、145	データマイニング………… 78	メインテナンス……………… 184
──を促す治療………… 119	デンタルフロス…………… 205	メインテナンス間隔………… 203
再治療		メタルインレー修復………… 156
──の意思決定………… 169	【と】	
──の判断基準………… 169	統計学的分析……………… 76	【も】
酸産生能……………… 76	特異度……………… 82、86	モニタリング………… 170、176
	ドライマウス……………… 61	
【し】	トンネル形成……………… 160	【ゆ】
歯科疾患実態調査…………20、21		有病率……………… 87
時間軸……………… 170	【に】	
歯冠部う蝕……………… 76	二次う蝕病変……………… 76	【ら】
歯間ブラシ……………… 205		ラウンドバー………… 154、155
刺激唾液分泌量……………… 62	【は】	ラクトバシラス菌…………62、76
歯周サポート治療…………… 202	バイオフィルム……………… 44	
実質欠損……………… 128	ハイドロキシアパタイト……… 138	【り】
修復治療……………… 119	白斑病変……………… 45、128	リスク評価モデル……………… 83
シュガーレスガム…………… 145		リスク要因…………………56、57
樹脂含浸層……………… 158	【ひ】	リピート・レストレーション・
初発病変……………… 76	光干渉断層法……………… 120	サイクル……………… 166
診査資料……………… 60	歪んだ分布……………… 22	リペア……………… 166
	病因モデル……………… 56	臨界 pH……………… 76
【す】	病因論………………45、56	リン酸化オリゴ糖…………… 145
スティッキー感……………… 121	表層化脱灰……………… 141	リン酸化オリゴ糖カルシウム… 147
ステップワイズアプローチ…… 106	病変	臨床疫学……………… 188
スプーンエキスカベータ	──の診査・診断………… 112	臨床成績……………… 160
……………… 154、155	──への不可逆的な介入…… 113	
	日和見感染……………… 188	【れ】
【せ】		レーザーう蝕診断器………… 152
生存曲線……………… 185	【ふ】	レーダーチャート…………75、76
生存分析……………… 185	フッ化物……………… 147	レジンコーティング法………… 162
セクショナルマトリックスシステム	フッ化物洗口剤……………… 147	
……………… 160	フッ化物配合歯磨剤………… 147	【わ】
接着システム……………… 158	Black の窩洞原則…………… 157	ワンタフトブラシ……………… 205
セラミックインレー修復……… 156	フルオロアパタイト…… 139、142	
	フロアブルレジン……………… 163	
【そ】	分類木……………… 78	
象牙質接着メカニズム………… 158		
	【ほ】	
【た】	防御的要因……………… 57	
多因子疾患……………… 185	補修修復……………… 166	
唾液緩衝能……………62、63		
唾液分泌……………… 145		

【監修・編集者略歴】

今里　聡（いまざと　さとし）
大阪大学大学院歯学研究科 顎口腔機能再建学講座
（歯科理工学教室）・教授
【略歴】
1986 年　大阪大学歯学部卒業
1988 年　大阪大学歯学部附属病院・医員
1991 年　大阪大学歯学部歯科保存学講座・助手
1992 年　大阪大学 博士（歯学）取得
1993 ～ 94 年　英国ニューカッスル大学歯学部客員研究員
1999 年　大阪大学歯学部歯科保存学講座・助教授
2000 年　大阪大学大学院歯学研究科口腔分子感染制御学講座（歯科保存学教室）・助教授に配置換
2011 年より現職
【所属学会など】
日本歯科保存学会（保存治療認定医・指導医、う蝕治療ガイドライン作成委員）、日本接着歯学会（接着歯科治療認定医、理事）、日本歯科理工学会（Dental Materials Senior Advisor、理事）、国際歯科研究学会（2008 ～ 09 年 Dental Materials Group, President）ほか

伊藤　中（いとう　あたる）
医療法人 伊藤歯科クリニック・理事長／院長
大阪大学歯学部・臨床准教授
【略歴】
1990 年　大阪大学歯学部卒業
1993 年　伊藤歯科クリニック開業
2010 年　大阪大学 博士（歯学）取得
2011 年～　大阪大学歯学部・臨床准教授
【所属学会など】
日本歯科保存学会、日本歯内療法学会、日本ヘルスケア歯科学会（認証診療室）

林　美加子（はやし　みかこ）
大阪大学大学院歯学研究科 口腔分子感染制御学講座
（歯科保存学教室）・教授
【略歴】
1987 年　大阪大学歯学部卒業
1994 年　大阪大学歯学部附属病院・助手
1998 年　大阪大学 博士（歯学）取得
2001 ～ 02 年　英国マンチェスター大学客員研究員
2005 年　大阪大学歯学部附属病院・講師
2011 年　大阪大学大学院歯学研究科・准教授
2012 年より現職
【所属学会など】
日本歯科保存学会（保存治療認定医・指導医、理事、う蝕治療ガイドライン作成委員）、日本歯科審美学会（認定医、評議員）、日本接着歯学会（評議員）、日本歯科理工学会（評議員）、日本歯内療法学会（理事）、国際歯科医学研究学会（IADR、JADR）、The Cochrane Collaboration Oral Health Group (2001-)、The American Association of Endodontists (Journal of Endodontics – Scientific Advisory Panel 2004-)

削るう蝕 削らないう蝕

2013年1月10日　第1版第1刷発行

監　　集　　今里　聡

編　　集　　林　美加子／伊藤　中

発 行 人　　佐々木　一高

発 行 所　　クインテッセンス出版株式会社
　　　　　　東京都文京区本郷3丁目2番6号　〒113-0033
　　　　　　クイントハウスビル　電話（03）5842-2270（代表）
　　　　　　　　　　　　　　　　（03）5842-2272（営業部）
　　　　　　　　　　　　　　　　（03）5842-2279（書籍編集部）
　　　　　　web page address　http://www.quint-j.co.jp/

印刷・製本　サン美術印刷株式会社

©2013　クインテッセンス出版株式会社　　　　禁無断転載・複写
Printed in Japan　　　　　　　　　　　　　落丁本・乱丁本はお取り替えします
　　　　　　　　　　　　　　　　　　　ISBN978-4-7812-0295-2　C3047

定価はカバーに表示してあります